皮膚專科醫師彙整

依季節判斷皮膚疾患

藤田醫科大學
BANTANE醫院綜合過敏科教授

矢上晶子 編集

SEASONAL SKIN DISEASES

Skin diseases: Treatment guide with tips for differential diagnosis by seasons.
(ISBN 978-4-7583-2190-7 C3047)

Editor：YAGAMI Akiko

2023.3.10　1st ed

©MEDICAL VIEW, 2023
Printed and Bound in Japan

Medical View Co., Ltd.
2-30 Ichigayahonmuracho, Shinjuku-ku, Tokyo, 162-0845, Japan
E-mail　ed@medicalview.co.jp

序文

　　皮膚疾病的症狀千變萬化，不少疾病僅透過觀察皮膚表面也難以確定診斷。平常問診時，醫師會詢問臨床症狀、發病部位、發病經過、患者的日常生活模式、職業和興趣等，再根據這些訊息列舉需鑑別診斷的相關疾病，並且決定檢查方式與治療方針，然而日常診療中無法順利從問診進展至確定病名也是常有的事。診斷臨床症狀如此多樣化的皮膚疾病時，我們注意到「季節」這個關鍵字與解開疾病之謎息息相關，於是本次以「試著以季節為靈感診斷皮膚問題」為主題編撰了這本書籍。

　　這本書不僅適合皮膚專科醫師閱讀，為了幫助非皮膚專科醫師，也為了基於患者就診的季節和皮疹症狀、部位特徵更進一步鎖定皮膚疾病，我們特地請專攻各種皮膚疾病的皮膚科醫師以容易理解的方式，撰寫各種皮膚疾病的檢查方式與治療方法，以及將患者轉介至皮膚專科的最佳時機。另外，值得一提的是本書收錄了大量臨床照片，這些照片多為其他專書或雜誌看不到的真實臨床照片，透過比對照片進行確認，有助於做出更準確的診斷。而皮膚疾病當然也包含無法根據「季節」分類的全年性皮膚病，我們一併將這類皮膚疾病也收錄於書中。

　　我們希望這本書不僅能讓醫師以季節為靈感，做出更精準的診斷，也能促使更專業的皮膚科醫師互相合作。最後，衷心感謝百忙中參與本書撰寫並且以簡明易懂的方式解說臨床照片與皮膚疾病的各位醫師。真的非常感謝你們。

2023年2月

矢上　晶子

目 錄

❶ 春季皮膚疾病

❷ 夏季皮膚疾病

Ⅲ 秋季皮膚疾病

Ⅳ 冬季皮膚疾病

Ⓥ 全年可見的皮膚炎

執筆者一覽

◆編集

矢上晶子　　　　藤田醫科大學BANTANE醫院綜合過敏科　教授

◆執筆（依文章順序）

高山KAORU　　　埼玉縣濟生會川口綜合醫院皮膚科　主任部長

福山國太郎　　　關西ROUSAI醫院皮膚科　部長

中原剛士　　　　九州大學大學院醫學研究院皮膚科學領域　教授

上出良一　　　　皮膚診所人形町　院長

清島真理子　　　朝日大學醫院皮膚科／岐阜大學　名譽教授

野村有子　　　　野村皮膚科醫院　院長

關東裕美　　　　稻田堤皮膚科診所

夏秋優　　　　　兵庫醫科大學皮膚科學　教授

益田浩司　　　　京都府立醫科大學大學院醫學研究科皮膚科學　副教授

小田川誠治　　　島根縣立中央病院地域總合醫育成科　部長

佐藤浩信　　　　佐藤皮膚科　院長

松倉節子　　　　丸子中央病院皮膚科　院長

馬場直子　　　　神奈川縣立兒童醫療中心皮膚科

室田浩之　　　　長崎大學大學醫院齒藥學綜合研究科皮膚病態學領域　教授

山崎研志　　　　利府皮膚科過敏科診所　院長

福永淳　　　　　大阪醫科藥科大學醫學部感覺器機能形態醫學講座皮膚科學

峠岡理沙　　　　京都府立醫科大學大學院醫學研究科皮膚科學　講師

上津直子　　　　上津診所／關西醫科大學附屬醫院過敏中心

望月隆　　　　　金澤醫科大學皮膚科學講座　名譽教授

加納宏行　　　　岐阜市民醫院皮膚科　部長

久保田由美子　　福岡山王醫院皮膚科　部長

服部友保　　　　HATTORI皮膚科醫院　院長

山口SAYAKA　　琉球大學醫學部皮膚科學教室　講師

田中諒　　　　　國立成育醫療研究中心皮膚科

吉田和惠　　　　國立成育醫療研究中心皮膚科　診療部部長

佐藤友隆　　　　帝京大學千葉綜合醫療中心皮膚科　教授

江川清文　　　　熊本大學醫院皮膚科

尾本陽一　　　　OMOTO皮膚科　院長

山本剛伸　　　　川崎醫科大學皮膚科學教室／川崎醫科大學綜合醫療中心皮膚科　副部長

伊藤明子　　　　NAGATA診所　副院長

二村恭子　　　　藤田醫科大學BANTANE醫院綜合過敏科　講師

藤井瑞惠	市立稚內醫院皮膚科
片桐正博	北千住皮膚科診所　院長
飯島茂子	HANAMIZUKI 診所　副院長
矢口順子	大內皮膚科外科診所
鷲崎久美子	大森町皮膚科　院長
菊地克子	仙台 TAIHAKU 皮膚科診所　院長
德毛典子	AICHI 兒童保健醫療中心免疫・過敏中心
松井照明	AICHI 兒童保健醫療中心免疫・過敏中心　醫師
伊藤浩明	AICHI 兒童保健醫療中心免疫・過敏中心　中心主任
松岡悠美	大阪大學研究所醫學系研究科內科系臨床醫學專攻情報整合醫學講座皮膚科學教室　教授
福田英嗣	東邦大學醫療中心大橋醫院皮膚科　副教授
千貫祐子	島根大學醫學部皮膚科學講座　副教授
小澤麻紀	東北大學大學院醫學系研究科皮膚科兼任講師／東照宮站前皮膚科診所　副院長
杉浦真理子	第一診所皮膚科・過敏科
杉浦啟二	第一診所皮膚科・過敏科　院長
矢上晶子	藤田醫科大學 BANTANE 醫院綜合過敏科　教授
淺井俊彌	淺井皮膚科診所　院長
小寺雅也	JCHO 中京醫院皮膚科　院長
山本俊幸	福島縣立醫科大學醫學部皮膚科學講座　教授
林昌浩	新中道皮膚科診所　院長
能登舞	秋田大學醫學部附屬醫院皮膚科
波多野豐	大分大學醫學部皮膚科學講座　教授
二村昌樹	國立醫院機構名古屋醫療中心小兒科／過敏科　主任醫師
森桶聰	廣島大學大學院醫系科學研究科皮膚科學
青山裕美	川崎醫科大學皮膚科學教室　教授
金澤伸雄	兵庫醫科大學皮膚科學　主任教授
磯貝善藏	國立長壽醫療研究中心　副院長・皮膚科部長
渡邉大輔	愛知醫科大學醫學部皮膚科學講座　教授
黑川一郎	明和醫院皮膚科・青春痘中心　中心主任
北佳奈子	明和醫院皮膚科・青春痘中心
豬又直子	昭和大學醫學部皮膚科學講座　主任教授
鈴木加余子	藤田醫科大學 BANTANE 醫院綜合過敏科　副教授
原田晉	HARADA 皮膚科診所　院長
檜垣祐子	若松町身心・皮膚科診所　院長
大月亞希子	Raffles Japanese 診所（新加坡）
於保麻紀	Japan Green Medical Centre（英國）

簡明易懂的皮膚科用語

潰瘍	不僅表皮，局部真皮也遭到破壞的狀態。
角質化	角質細胞經分化成熟，逐漸進入角質層。
角質	表皮的最外層，覆蓋皮膚表面的角質細胞。
角質肥厚	角質未自行脫落而不斷堆積，皮膚變得又厚又硬的狀態。
痂皮	乾燥的血清、血液或膿汁所形成。結痂的意思。
結節	直徑10～20mm左右的偏硬丘疹。
紅斑	形成於皮膚上的紅疹。以各種形式出現，像是大範圍擴散（泛發性、瀰漫性）、呈圓形突起（浮腫性）等。
丘疹	直徑小於10mm的局限性隆起性病變，呈粒狀。
漿液性丘疹	頂端有小水疱的丘疹。
溼疹	範圍廣泛的皮膚表層發炎。臨床症狀包含發紅、浮腫、鱗屑、小水疱等。
缺脂性溼疹	皮膚屏障功能受損導致皮膚鎖水功能下降，皮膚乾燥引起的溼疹。
水疱	直徑大於5mm，內部充滿透明液體的水疱。
飽滿型水疱	水疱飽滿且不易破裂。位於皮膚深層。
鬆弛型水疱	水疱沒有張力而容易破裂。位於表皮等皮膚淺層。
小水疱	直徑小於5mm，內部充滿透明液體的水疱。
搔癢	症狀為搔癢。因不斷抓搔皮膚而演變成皮膚炎。
苔癬化	皮膚局部變厚變硬的狀態。慢性化狀態。
膿痂疹	皮膚化膿，膿疱和痂皮混在一起的狀態。
囊腫	腺管因分泌物蓄積呈袋狀的狀態。
膿疱	類似水疱，內有膿液積聚的狀態。
疤痕	因外傷、燙傷、潰瘍等遭破壞的組織修復後形成的結果。瘢痕。
蟹足腫	面積超過傷口大小且凸起的疤痕。
增生性疤痕	紅腫凸起的疤痕。面積小於傷口，數年內消退。
萎縮性疤痕	增生性疤痕或蟹足腫是修復過程中產生的疤痕。表面光滑，沒有紅腫現象。
糠疹	皮膚角質增生，米糠狀的脫落狀態。
皮膚屏障功能	角質層作為屏障，防止異物入侵皮膚，也避免內部水分向外蒸發。
糜爛	形成於水疱破裂後。表皮局部或全層受損導致新生皮膚露出。
膨疹	如同蕁麻疹，皮膚局部出現輕微鼓起或膨出的紅疹，症狀為暫時性，數天後會自行消退。
癢疹	單次性且伴隨強烈搔癢感的丘疹或結節。
結節性癢疹	直徑達2cm左右，表面角質化且偏硬的結節，呈暗褐色。症狀會持續數年。
脫屑	鱗屑脫落的意思。
鱗屑	角質化上皮逐漸增厚堆積所形成。皮膚呈白色鱗狀。

春季

皮膚疾病

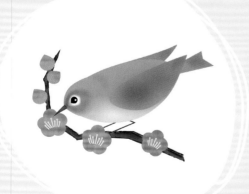

花粉皮膚病（日本柳杉）

埼玉縣濟生會川口綜合醫院皮膚科　高山KAORU

疾病概要

● 日本柳杉花粉紛飛的高峰期約在每年2～4月，皮膚接觸柳杉花粉而引起的皮膚炎，稱為（柳杉）花粉皮膚病。
● 花粉是異位性皮膚炎的季節性惡化因子。
● 除了日本柳杉，也有白樺、豬草等花粉引起的皮膚病病例。
● 典型症狀包含：發生於早春或秋季，視花粉種類而異，但其他季節不會出現的症狀。症狀容易出現在衣物外露出的部位，如臉部、頸部等容易觀察的地方；以及類似蕁麻疹般浮腫凸起的紅斑。
● 治療方法為針對花粉熱及各種症狀進行對症治療，像是服用第二代抗組織胺藥物等。另一方面，若皮膚嚴重發炎，則並用中弱效的外用類固醇藥物。

問診中應確認事項

□ 有無柳杉花粉熱的症狀：早春出現流鼻涕、鼻炎、眼睛搔癢等症狀
□ 其他季節是否也出現此症狀
□ 誘發臉部皮膚症狀的其他原因：是否更換化妝品、使用眼藥水、曝曬於紫外線下
□ 有無異位性皮膚炎

原因＆病型

1原因

原因是柳杉花粉抗原的Cry j 1及Cry j 2。

2病型

①患有基礎疾病的異位性皮膚炎

約30～90%的異位性皮膚炎患者容易因為柳杉花粉導致病症惡化[1、2]。無論是否有鼻炎或結膜炎等花粉熱症狀，在這種情況下，除了露出衣物外的部位，若全身都出現紅斑和丘疹，可確認為異位性皮膚炎惡化。

②空氣傳播接觸性皮膚炎

典型病例為疹子出現在臉上、眼睛周圍等衣物外的部位，以及容易摩擦的頸部。主要表現為乍看之下以為是蕁麻疹的鮮紅色浮腫紅斑（圖1）[3、4]。有強烈搔癢症狀。好發於年輕至中年女性，推測可能因化妝或過度清潔造成皮膚屏障受損而引起[5]。

接觸性皮膚炎是皮膚對接觸物產生遲發性過敏反應，但飄散於空氣中的物質附著在皮膚上引起溼疹反應，則稱為空氣傳播接觸性皮膚炎。柳杉花粉皮膚病的機轉至今尚未完全闡明，就浮腫嚴重的情況看來，一般認為是類似IgE引起的遲發性反應。

圖1 柳杉花粉皮膚病病例
50多歲女性。眼睛周圍、臉頰有浮腫性紅斑。

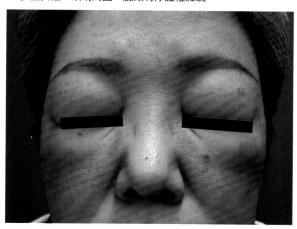

應該進行的檢查項目

進行柳杉花粉引發皮膚炎的最終診斷時，必須針對有上述臨床特徵的病例進行下列幾種檢查。

❶特異性IgE抗體檢測

檢測特異性IgE抗體（柳杉RAST）是否對柳杉抗原呈陽性反應。即便是沒有伴隨皮膚症狀的柳杉花粉熱，柳杉RAST也會呈陽性反應，因此對確定診斷不具有用性。

❷柳杉抓痕測試

在正常皮膚上滴一滴柳杉皮內反應液（1000倍原液，鳥居藥品），然後使用刺針等在皮膚上刮出淺淺傷痕以檢測即時反應。施行柳杉抓痕測試後，不僅要確認15分鐘後形成膨疹，還要確認24小時後出現伴隨丘疹的紅斑。

3 柳杉抓痕（剝離）斑貼測試

透過抓搔或膠帶等方式剝離皮膚角質層後，在貼布上滴一滴柳杉皮內反應液並貼於該部位，進行斑貼測試。柳杉抓痕（剝離）斑貼測試的特色是20小時後、48小時後、72小時後會出現陽性反應，對診斷柳杉花粉皮膚病最具有用性（圖2）[1]。雖然多數柳杉花粉熱的患者會呈陰性反應，但柳杉花粉皮膚病患者的陽性率很高。

圖2 剝離斑貼測試

針對圖1病例進行柳杉花粉的剝離斑貼測試，靜待72小時後的結果。根據ICDRG基準呈1+陽性反應，可確定診斷為柳杉花粉皮膚病。

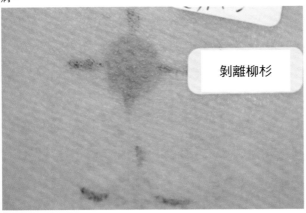

剝離柳杉

4 病理組織學

病理組織檢查有助於確定診斷。未合併異位性皮膚炎的柳杉花粉皮膚病病例中，皮膚病變的病理組織特徵是表皮內不存在海綿樣變化（spongiosis）的溼疹反應，只有表皮細胞間水腫、表皮內細胞浸潤現象[3]。真皮層有浮腫現象，血管周圍的嗜酸性白血球也有浸潤現象。

鑑別診斷疾病

柳杉花粉皮膚病的特徵包含①發生在早春，不會發生在其他季節；②好發於臉上和眼睛等衣物未遮蔽部位，以及頸部等容易摩擦的部位；③不同於典型的異位性皮膚炎，通常不會形成丘疹和水疱混雜在一起的溼疹狀態，早期出現宛如蕁麻疹的浮腫性紅斑[5]。臨床上會列舉眼部周圍出現溼疹病變表現的相關疾病以進行鑑別診斷。

異位性皮膚炎 （P.210、215）	症狀隨季節變化而加重的異位性皮膚炎，是進行鑑別診斷時最令人困擾的疾病。早春時若眼睛周圍的皮膚炎症狀惡化，必須確認是否有柳杉花粉以外的惡化因子。
接觸性皮膚炎	必須針對眼藥水、化妝品、染髮劑等過敏性接觸性皮膚炎和刺激性皮膚炎等進行鑑別診斷。針對只在柳杉花粉飄散的季節裡發病這一點，可以透過臨床上缺乏表皮變化的紅斑，以及柳杉花粉點刺測試、斑貼測試等方法進行鑑別診斷。進行斑貼測試時，建議同時檢測近來使用的眼藥水或化妝品是否引發皮疹。

治療 & 生活衛教

治療前注意事項

●治療之前注意盡量不要接觸柳杉花粉抗原。

●戴口罩、圍巾或是眼鏡、護目鏡等，勿讓柳杉花粉直接接觸皮膚。羊毛材質的衣服容易吸附大量花粉，盡量改穿表面光滑的上衣。進入屋內前，先拍掉身上的花粉。

●外出回家後先沖澡，洗臉、洗脖子、洗頭以除去柳杉抗原。除此之外，晾曬在戶外的床單、內衣褲、衣服等容易沾附柳杉抗原，而柳杉抗原可能進一步經由這些內衣褲或衣服接觸陰部和軀幹等部位，從而引發柳杉花粉皮膚病。建議患者將直接接觸皮膚的床單、內衣褲和衣服等晾曬於室內。

治療時注意事項

●基於可能是IgE引起的過敏反應，開立非鎮靜類第二代抗組織胺藥物⇒處方箋①等治療花粉熱的藥物。針對皮膚局部發炎嚴重的部位，開立中弱效外用類固醇藥物⇒處方箋②。

●針對異位性皮膚炎患者，使用Tacrolimus軟膏、Delgocitinib軟膏、Difamilast軟膏等抗發炎外用藥。⇒處方箋③

預防時注意事項

●關於柳杉花粉是否會突破角質層屏障進入皮膚內的問題，由於已經有研究證實抗原會經由角質層或毛孔進入皮膚，從而引發異位性皮膚炎[6]，因此推斷大分子的柳杉花粉蛋白也會通過皮膚角質層並引發柳杉花粉皮膚病。

●如果原本有眼睛周圍乾燥的皮膚問題，或者眼睛癢等症狀，可能因為抓破周圍皮膚導致角質層屏障遭受破壞。應避免過度清潔等造成屏障受破壞的行為，可使用具高效保溼力、保護力的乳膏或軟膏進行保溼保養工作。

●症狀強烈時，使用舌下減敏療法，或者在柳杉花粉散播期之前先服用抗組織胺藥物，都能有效抑制柳杉花粉熱的症狀。

⇒處方箋①

非索非那定鹽酸鹽錠（Fexofenadine Hydrochloride）
60mg 2T～4T／日，分2次（早晚餐後）服用，內服藥。

⇒處方箋②

Prednisolone Valerate Acetate 軟膏 0.3%
1天2次，外用藥。

⇒處方箋③

Delgocitinib 軟膏
0.5%
1天2次，外用藥。

轉介至皮膚專科的時機

●根據季節性臨床表徵疑似罹患該疾病時，進行特異性IgE檢測並投以抗組織胺藥物和外用藥，若1～2週後症狀仍未緩解，應轉介至皮膚專科。眼睛周圍出現紅斑的疾病很多，需要透過斑貼測試進行鑑別診斷，也需給予更具體的皮膚照護指示。

引用文獻

1) Yokozeki H, Takayama K, Katayama I, et al: Japanese cedar pollen as an exacerbation factor in atopic dermatitis: results of atopy patch testing and histological examination. Acta Derm Venereol 2006；86：148-51.
2) Nishie H, Kato M, Furue M: Symptom flares of atopic dermatitis during the Japanese cedar pollen season—a Website questionnaire study. Eur J Dermatol 2010；20：537-8.
3) Yokozeki H, Satoh T, Katayama I, et al: Airborne contact dermatitis due to Japanese cedar pollen. Contact Dermatitis 2007；56：224-8.
4) 小嶋理一，森　雅史：スギ花粉皮膚症の発疹学的検討．皮膚臨床 1992；34：961-5.
5) 浅井俊也：これがスギ花粉皮膚炎だ！ 皮膚アレルギーフロンティア 2017；15：50.
6) Jacobi U, Engel K, Patzelt A, et al：Penetration of pollen proteins into the skin. Skin Pharmacol Physiol 2007；20：297-304.

因寵物感染皮膚炎

關西ROUSAI醫院皮膚科　**福山國太郎**

疾病概要

- ●出現環形紅斑、禿斑等皮癬菌病常見症狀，但發炎情況嚴重且症狀最初出現的地方是身體露出的部位。
- ●常見於兒童及年輕人。
- ●症狀好發部位因寵物類型而不同。
- ●寵物培養檢驗的同時也必須進行治療。

問診中應確認事項

- □是否飼養寵物或曾經造訪寵物咖啡廳
- □小時候是否接觸過野貓
- □同住家人是否有相同症狀
- □治療史：診斷為皮癬菌病，以外用藥治療的同時持續長出新的皮疹。治療過程中，個別皮疹逐漸痊癒，但新生皮疹仍持續出現。有些病例在使用外用藥後，會出現看似發炎加劇或惡化的情況。持續使用外用藥的同時，直接顯微鏡檢法可能出現陰性結果。另一方面，外用類固醇藥物有助於減輕搔癢症狀，使皮疹顏色變淡，但病灶依舊會擴散。

原因＆病型

1 原因

　　致病菌為來自動物的皮癬菌，像是 *Microsporum canis*（貓、犬等）、*Trichophyton mentagrophytes*（兔、囓齒動物、犬、貓等）、*Trichophyton benhamiae*（兔、囓齒動物等）、*Trichophyton erinacei*（刺蝟、兔等）。

2 病型

頭癬（圖1）：形成覆蓋鱗屑的不完全脫毛斑疹。多半會出現毛囊性皮疹或膿疱。可能演變成化膿性結節病變，常見毛孔排出膿液的膿癬。

面癬（圖2）：形成發炎情況嚴重且混有毛囊性丘疹的環形紅斑。臉上布滿許多小紅斑。

體癬（圖3）：形成混有毛囊性丘疹的環形紅斑，有時呈現圓圈狀或多環狀。可能引發自體過敏反應，紅斑周圍散布小米大小的丘疹。

手癬（圖4）：被刺蝟毛刺到感染 *T. erinacei* 而引發手癬。不像念珠菌感染時症狀多出現在手指之間，而是發生在手掌和手指屈側。以皮癬菌入侵部位為中心，出現圓形紅斑且邊緣形成鱗屑。

圖1 被貓感染 *M.canis* 引發頭癬

a 膿癬

b 發炎情況輕微的灰斑型

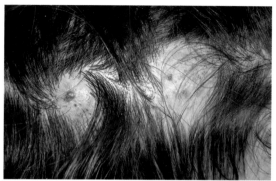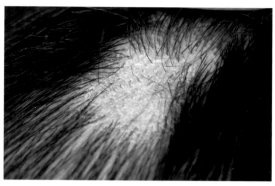

圖2 被倉鼠感染 *T. erinacei* 而引發面癬

圖3 體癬

a 被倉鼠感染 *T. mentagrophytes* 而引發體癬

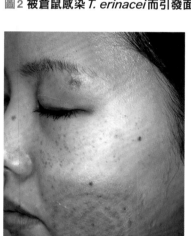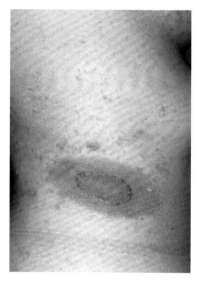

圖4 被刺蝟感染 *T.erinacei* 而引發手癬

b 被刺蝟感染 *T. erinacei* 而引發體癬

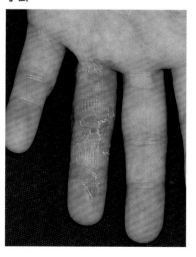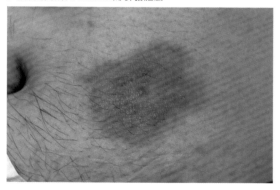

❶直接顯微鏡檢法（圖5）

有小水疱或膿疱時，戳破後取水疱壁進行直接顯微鏡檢法。若是環形紅斑，則在朝向外側靠近健康皮膚的部位，取樣紅斑邊緣的鱗屑作為檢體。患部若為頭部，採取容易隨鱗屑一起脫落的短髮作為檢體。水疱壁和鱗屑中可確認有菌絲形式的真菌成分，若觀察到毛外有大量孢子時，疑似 *Microsporum canis*。

圖5 直接顯微鏡檢法

a 圖4手癬的直接顯微鏡檢法結果：
看到許多呈連替狀關節孢子和菌絲形式的真菌成分。

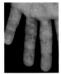

b 毛外有許多孢子（孢子鞘）：*M. canis* 感染病例。

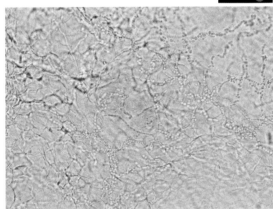

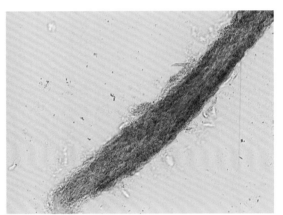

鑑別診斷疾病

手部溼疹（P188）	通常是雙側皆有症狀，但左右側可能有差異，伴隨乾燥症狀。 直接顯微鏡檢法呈陰性結果。
環形紅斑	有時臨床鑑別診斷有一定難度。紅斑不帶鱗屑時，皮癬菌病的可能性較小；而紅斑帶有鱗屑時，則需要透過直接顯微鏡檢法，確認是否有菌絲形式的黴菌成分存在。
嗜伊紅球性膿疱性毛囊炎	症狀極為相似。 直接顯微鏡檢法呈陰性結果，需要透過皮膚切片檢查，進行病理學診斷。
傳染性膿痂疹（P118）	許多紅斑伴隨鱗屑痂皮的糜爛現象，需要進一步鑑別診斷。毛囊性丘疹的情況不明顯，也沒有環形紅斑。培養檢驗後發現鏈球菌和葡萄球菌。直接顯微鏡檢法呈陰性結果。
脂漏性皮膚炎	好發於容易摩擦的部位和富含皮脂腺的部位，多為左右對稱。皮疹呈環形，但沒有丘疹。直接顯微鏡檢法呈陰性結果。
圓禿	沒有鱗屑附著，沒有紅斑。毛髮呈驚嘆號「！」的形狀。直接顯微鏡檢法呈陰性結果。

治療&生活衛教

治療

- 針對寵物造成感染的皮癬菌病,基本上進行內服藥治療。⇒處方箋①、②

  ⇒處方箋①

  兒童患者

  1.**Itraconazole** 3～5mg／kg／天(內服液劑為2～4mg／kg／天),1天1次,餐後立即服用

  或者

  2.**Terbinafine** 3～5mg／kg／天,1天1次,餐後

  體重換算後若超過成人劑量,改為服用成人劑量。

  ⇒處方箋②

  成人患者

  1.**Itraconazole**(100mg)1天1次,餐後立即服用(膿癬患者服用200mg)

  或者

  2.**Terbinafine**(125mg)1天1次,餐後

- 針對頭癬,根據症狀和梳子檢測法[*1]結果,施以6～8週的治療。針對其他部位,觀察症狀發展的同時施以4週左右的治療。
- 注意用藥過程中可能發生血球減少或肝功能異常現象,定期抽血檢驗。
- 使用抗黴菌外用藥劑可能導致發炎症狀惡化。
- 若強烈搔癢影響日常生活,短期間並用中弱效～強效類固醇外用塗抹藥膏。
- 必須同時治療感染源的寵物。提供相關資訊供獸醫參考,共同合作進行治療。

> ＊1:以圓形梳子在病變部位用力摩擦數次,再將梳子用力按壓於平板培養基以進行黴菌培養的方法。

生活衛教

- 有皮膚症狀的寵物務必接受治療,而沒有皮膚症狀的寵物也必須檢查是否帶菌。同時飼養多隻寵物的情況下,諮詢獸醫該如何照顧沒有症狀的寵物。
- 近來寵物咖啡館(貓、刺蝟等)感染病例逐漸增加,指導患者使用該設施後應澈底洗淨雙手,並且使用該設施期間不要用臉頰磨蹭寵物。

轉介至皮膚專科的時機

- 直接顯微鏡檢法呈陽性結果且疑似寵物引起的皮癬菌病時,建議治療之前先諮詢專攻皮膚真菌感染的皮膚科醫師。檢體採樣和寵物檢查等黴菌培養過程需要專業知識。一旦開始接受治療,容易導致黴菌培養過程出現各種變數,進而造成治療更加窒礙難行。

引用文獻

1) 佐藤友隆:ペットから感染する白癬の特徴. 医事新報 2013;4664:17-20.
2) 佐野文子:真菌症を理解する エキゾチックペットの新興・再興真菌症. 獣医畜新報2013;1099:109-15.

冷熱溫差引起的皮膚炎
－屏障功能異常＆乾燥引起－

九州大學大學院醫學研究院皮膚科學領域　**中原剛士**

■■■■■■■ **疾病概要** ■■■■■■■

● 冬春交替之際，早晚溫差大且每天氣候忽冷忽熱，再加上溼度偏低，這些都會破壞皮膚屏障功能。

● 除了上述因素，再加上春季風大、時值花粉或沙塵等PM2.5細懸浮微粒四處飛散的時期，更容易引起發炎或造成症狀惡化。

● 氣溫急速上升且轉為溫暖，流汗和紫外線的影響導致皮膚症狀。

● 亦即冬春交替之際的冷熱溫差造成皮膚屏障功能異常，再加上環境因素和流汗等各種刺激，進一步引發溼疹、皮膚炎或促使症狀惡化。

■■■■■■■ **問診中應確認事項** ■■■■■■■

□ 發病日期時間
□ 發病部位、自覺症狀
□ 原有的過敏原因或過敏疾病的病史、家族病史
□ 是否有搬家等環境變遷因素
□ 是否從事戶外工作或休閒活動
□ 關於平日的沐浴方式和皮膚照護

原因＆病型

■1 異位性皮膚炎惡化（圖1）

　　異位性皮膚炎惡化的季節因患者而異，但不難想像乾燥的冬季和容易出汗的夏季是症狀最容易惡化的季節。然而在臨床上，不少患者表示症狀容易在季節交替的時候惡化。症狀包含冷熱溫差造成乾燥或出汗，使得搔癢情況加劇，以及過度抓搔的部位糜爛或發炎情況惡化，甚至出現苔癬化現象。

圖1 異位性皮膚炎惡化

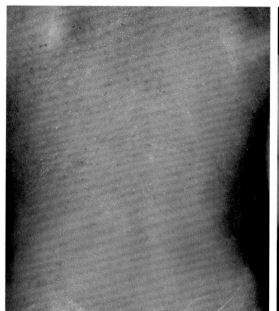
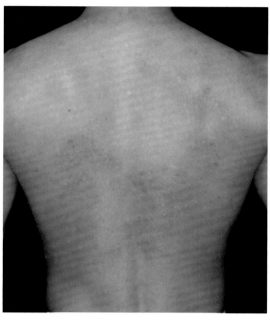

2 花粉、PM 2.5 細懸浮微粒、沙塵引發皮膚炎（圖2）

空氣中的廢氣或粉塵等可能引發皮膚炎，而PM 2.5細懸浮微粒和沙塵則容易誘發各種過敏反應並造成症狀加劇。邁入春季後，花粉、PM 2.5細懸浮微粒、沙塵等增加，導致皮膚屏障功能受損的部位出現皮膚發炎現象。尤其臉部、頸部等露出部位更是常見紅斑和強烈搔癢症狀。

圖2 花粉、PM 2.5 細懸浮微粒、沙塵引起眼周皮膚炎

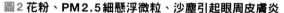
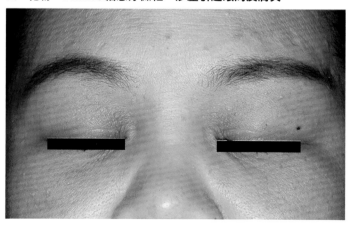

3 缺脂性皮膚炎（圖3）

　　缺脂性皮膚炎經常被認為是好發於冬季的皮膚疾病，但事實上，春季溼度低且皮脂分泌量少也是容易誘發缺脂性皮膚炎的時期。初期症狀為皮膚乾燥、有細小鱗屑、輕微脫屑情況。隨著病程進展，皮膚會變得粗糙且脫屑情況增加，患部因搔癢抓破而發炎，進一步演變成溼疹。

　　好發部位是小腿和背部。若出現搔癢症狀，洗澡時過度清洗反而容易促使症狀惡化。

圖3 小腿部位的缺脂性皮膚炎

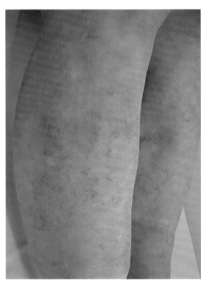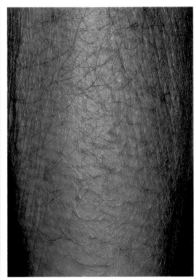

4 汗疹（圖4）

　　冷熱溫差大，白天氣溫上升，手掌、手指指腹、手指邊緣等部位長出許多小水疱，通常會伴隨強烈搔癢症狀。水疱會逐漸乾燥且脫屑，症狀也多伴隨著季節更迭而自然緩解，但一段時間後容易再次復發。

圖4 汗疱疹

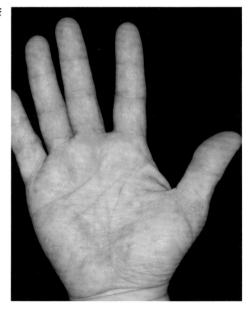

治療＆生活衛教

● 相比於冬季，春季時多數人普遍不在意皮膚的保溼護理工作。再加上冷熱溫差，不少患者更是不喜歡臉上殘留保溼品的黏膩感。然而這個時期皮膚屏障功能受損往往是引起各種皮膚症狀的主因，務必指導患者使用自己偏好的保養品質地，確實做好保溼工作，洗臉時也需小心不要傷害皮膚。

● 將肥皂或洗面乳擠在掌心，加水搓出綿密泡沫，用手掌在臉上輕柔按摩清潔。最後澈底沖洗乾淨，避免清潔用品殘留於臉上。

● 冷熱溫差大，隨時依氣溫增減衣物。預防汗水造成皮膚炎症狀惡化。

● 從戶外回到家後，快速洗臉或視情況沖澡，透過物理方式確實除去戶外帶回來的各種過敏原或導致惡化的因素。

● 出現皮膚炎時，使用適當強度的外用類固醇藥物，抑制與鎮靜發炎部位。

常見的光敏感症

皮膚診所人形町　**上出良一**

疾病概要

●對正常人不構成任何影響的太陽光，對某些人而言卻是一種過敏原，可能引起皮膚搔癢、紅斑、丘疹等異常反應，這種情況統稱為光敏感症。

●光敏感症包含多種疾病，不同疾病好發於不同年齡層。

●門診中常見的光敏感症包含多形性日光疹、日光性蕁麻疹、藥物引起光敏感症等。

問診中應確認事項

□確認疹子發生在露出（陽光照射）部位，覆蓋部位則沒有症狀

□透過系統性問診（**表1**）和關鍵問題（key Question）進行診斷

□患者自己拍的症狀照片有助於診斷

表1 光敏感症鑑別診斷所需問診項目

①**發病年齡**：
②**發病季節**：
③**發病部位**：臉部／頸部／耳廓／前胸部／前臂伸側／手背／小腿／足背
④**覆蓋部位是否有症狀**：
⑤**出疹子**：紅斑／浮腫性紅斑／蕁麻疹／紅色丘疹／苔癬化／水疱、糜爛、痂皮／疤痕／色素沉著
⑥**自覺症狀**：搔癢／灼熱感／無
⑦**從陽光照射到發現症狀的時間**：照射中出現／當天傍晚過後
⑧**皮疹持續時間**：1小時以內／數天／1週以上
⑨**防曬效果**：
⑩**隔著窗戶的陽光是否引起症狀**：
⑪**硬化現象**：
⑫**造成光敏感的物質**：藥物、化妝品、香料、植物、膳食補充品
⑬**家人是否有相同症狀**：
⑭**過往病史**：異位性皮膚炎、脂漏性皮膚炎、金屬過敏、結締組織疾病、肝功能異常、C型肝炎、壓力、精神疾病

疾患&病型

1 疾病

　　光敏感症的原因五花八門，包含遺傳性、代謝性、過敏性等[1]。診斷時參考好發年齡以進行鑑別（**圖1**）。春季邁入初夏之際，陽光逐漸強烈，在戶外活動時，皮膚曝曬於太陽下的機會增加，主訴對陽光過敏的患者也愈來愈多。門診中最常見的就是多形性日光疹、日光性蕁麻疹、藥物引起光敏感症等。

2 系統性問診

　　診斷光敏感症時，首先要找出「不是這種」能夠否定假設的依據，最後得出與陽光有關的結論時，才透過系統性問診（**表1**）進行鑑別診斷。

①首先以好發年齡（**圖1**）為依據，從年齡條件限縮鑑別診斷的疾病項目。

②症狀多半出現在陽光強烈的初夏～夏季，但偶爾曝曬在冬季陽光下也可能發病。
　另外，無關季節，到陽光強烈的國家旅遊也可能是觸發原因。

③症狀出現部位是非常重要的線索，確認疹子是否分布於曝曬在陽光下的部位。假設疹子多出現在露出部位，亦即臉部／頸部／耳廓／前胸部／前臂伸側／手背／小腿／足背，代表可能是陽光（紫外線）導致。然而患者為女性且症狀只出現在臉部，則可能不是光敏感症。

④髮際線多少受到頭髮的保護，所以症狀通常較輕微。皮疹只出現在手臂伸側，不會出現在屈側。露出部位中，衣物遮蓋、戴手錶或手套等區域沒有出現症狀，僅交界處有明顯皮疹，這些都證明與陽光照射有密切關係[*1]

⑤皮疹部分多為紅斑（多形性日光疹、藥物引起光敏感症），但必須確認是否伴隨腫脹（血球合成性原紫質症）、是否有膨疹（日光性蕁麻疹）、是否有丘疹（多形性日光疹）等情況。嚴重時可能出現水疱、糜爛、痂皮（紫質症）。而抓破疹子則可能導致苔癬化（慢性日光性皮膚炎）、雀斑狀色素沉著（著色性乾皮症）。

⑥自覺症狀多半為搔癢（多形性日光疹、日光性蕁麻疹、藥物引起光敏感症），也可能有強烈灼熱感（血球合成性原紫質症）。

⑦另外，開始發疹的時間也非常重要，是曝曬於陽光下時發疹（日光性蕁麻疹），還是當天傍晚以後才發疹（多形性日光疹）。

⑧至於皮疹消退的時間，是進入陰涼處即消退（日光性蕁麻疹），或是持續2～3天以上（多形性日光疹、血球合成性原紫質症、藥物引起光敏感症、A群著色性乾皮症）。

> ＊1：確認衣服覆蓋部位沒有出現症狀。

圖1 光敏感皮膚炎好發年齡

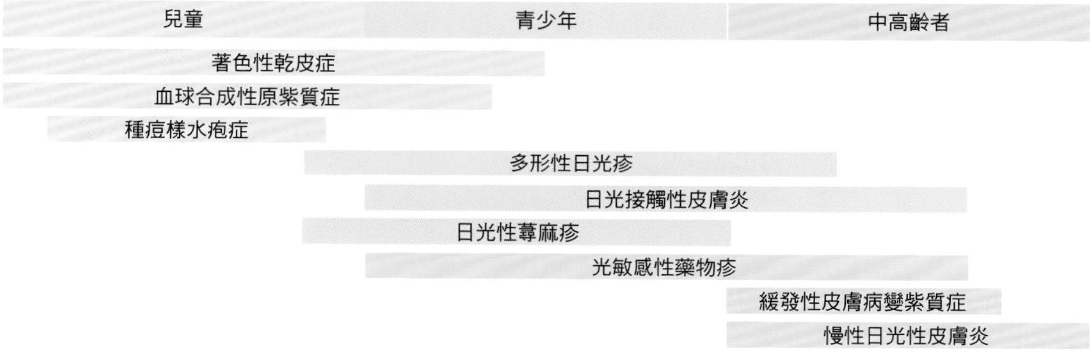

兒童	青少年	中高齡者
著色性乾皮症		
血球合成性原紫質症		
種痘樣水疱症		
	多形性日光疹	
	日光接觸性皮膚炎	
	日光性蕁麻疹	
	光敏感性藥物疹	
		緩發性皮膚病變紫質症
		慢性日光性皮膚炎

圖2 引起過敏反應的紫外線波長因病而異

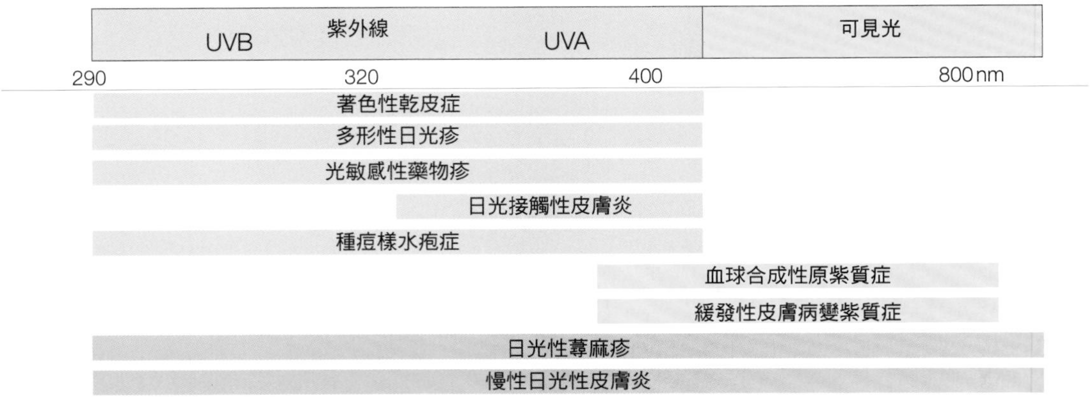

UVB	紫外線	UVA	可見光

290　　　　　320　　　　　400　　　　　　　　800 nm

著色性乾皮症
多形性日光疹
光敏感性藥物疹
日光接觸性皮膚炎
種痘樣水疱症
血球合成性原紫質症
緩發性皮膚病變紫質症
日光性蕁麻疹
慢性日光性皮膚炎

⑨、⑩了解防曬乳的有效性與作用波長中間的關係相當重要。若防曬乳有效，推測作用波長為紫外線。由於玻璃能夠阻斷UVB，所以透過玻璃的陽光引起皮膚炎的話，推測作用波長為UVA或可見光。各疾病都源自獨特的作用波長（圖2）。

⑪硬化現象容易出現在初夏而非盛夏。這是獲得耐受性的關係所致，這種情況經常出現在多形性日光疹中。

⑫詢問是否攝取含有造成光敏感的物質，以及接觸史。確認是否服用內用藥物或膳食補充品等作用於全身的藥物，或者使用外用藥、貼布、化妝品等外用藥妝。使用外用藥妝的情況下，通常接觸部位曝曬於陽光下才初次發生症狀。

⑬對於遺傳性的光敏感症，家族史非常重要，形態因顯性或隱性而有所不同。

⑭過往病史中的肝功能異常對診斷紫質症來說很重要。也要詢問是否有金屬過敏、陽光會造成惡化的疾病，像是異位性皮膚炎等。

3 常見的光敏感症

①多形性日光疹

這是臨床上最常見的光敏感症，關鍵問題：是否於曝曬強烈陽光後的傍晚才出現症狀？

由於日光性蕁麻疹是曝曬陽光當下出現症狀，所以這一點是鑑別診斷的重要關鍵。多形性日光疹的典型症狀為「紅色發癢的顆粒狀疹子，並於傍晚後陸續出現在手臂、胸口、頸胸部一帶，約數天後才會消失」[2]（圖3、4）。好發於10～40歲左右的女性。作用波長多為UVB、UVA，可以視為IV型過敏反應，亦即對紫外線引起的內源性光敏感物質（自體抗原？）產生過敏反應。

②日光性蕁麻疹

是僅次於多形性日光疹的常見光敏感症。關鍵問題：是否於曝曬強烈陽光當下出現症狀？進入陰涼處30分鐘內不留痕跡地完全消退？

典型症狀為伴隨發癢的紅斑、膨疹出現在曬太陽的露出部位，「曬太陽10分鐘後，疹子又紅又癢且嚴重凸起，但進入陰涼處30分鐘內自然消退」（圖5、6）。

防曬乳幾乎沒有發揮功效時，作用波長多為可見光。若塗抹防曬乳有效，則可能是紫外線引起（請參考稍後介紹的「簡單的光測試」）。這可能是I型過敏反應，亦即對陽光照射引起的內源性過敏原產生過敏反應。對外源性光敏感物質產生過敏反應的可能性非常小。

圖3 多形性日光疹①

前臂伸側出現伴隨搔癢的小米粒大小的漿液性丘疹。

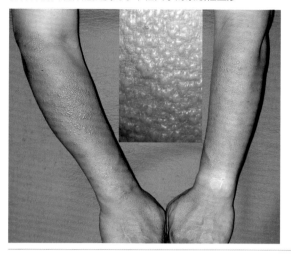

圖5 日光性蕁麻疹①（3歲男童）

2個月前曾經因為發高燒而服用藥物。之後只要曬太陽10分鐘左右，露出部位就會出現伴隨輕微搔癢的紅斑，進入室內1小時後逐漸消退。塗抹防曬乳無效。

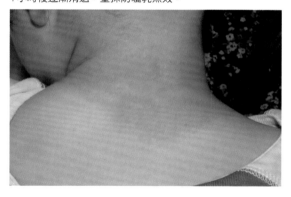

圖6 日光性蕁麻疹②

患者以手機拍攝的照片。發疹部位與露出部位一致的膨疹，1小時內消退。由於來院看診時已經沒有皮疹，所以照片對診斷來說非常有幫助。

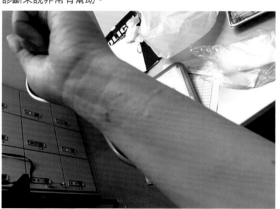

圖4 多形性日光疹②

患者以手機拍攝的照片。來院看診時已經消退，但照片對於診斷非常有幫助。帶症狀照片前往看診，有助於醫師透過簡單問診即能立即進行診斷。

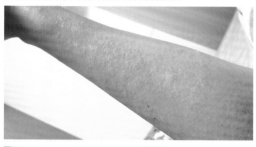

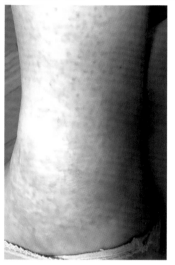

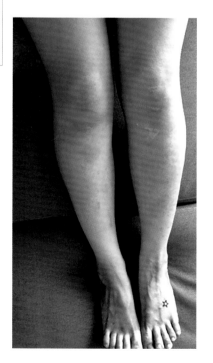

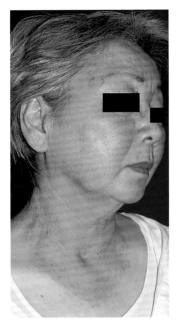

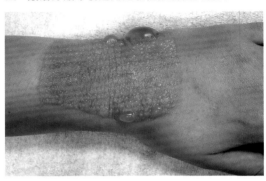

圖8 酮洛芬貼布引起光過敏性接觸性皮膚炎

圖7 並用氫氯塞治錠（Hydrochlorothiazide）引起的光敏感性藥物疹

③藥物引起的光敏感症

根據投藥路徑，若是作用於全身的藥物（內服藥、注射、栓劑）且症狀出現在露出部位，這種情況稱為光敏感性藥物疹。若是外用藥物且皮疹只出現在接觸外用藥物並曝曬於陽光下的該部位，這種情況稱為藥物引起的光敏感症（過敏性居多）。引起光敏感的藥物通常會隨時代變遷而有所改變[3]。

①光敏感性藥物疹

多為急性，強烈搔癢的浮腫性紅斑出現在露出部位（圖7），關鍵問題：最近是否開始使用藥物？

根據報告顯示，近來經常引起光敏感性藥物疹的藥物包含氫氯塞治錠（多為並用藥物）、5-FU、Tegafur、Pirfenidone、Flutamide、Bicalutamide、Voriconazole、Dabrafenib、Vemurafenib等。

②藥物性接觸性皮膚炎

陽光照射在接觸外用藥物部位時，該部位長出界線明顯的紅斑、漿液性丘疹，嚴重時甚至長出小水疱皮疹（圖8）。關鍵問題：最近是否貼過藥布？該部位是否曬太陽？

目前的誘發藥物幾乎都是酮洛芬貼布。雖然製藥公司一再建議謹慎開立此藥物，但因為容易轉讓而導致問題層出不窮。

應該進行的檢查項目[4]

▉1簡單的光測試（圖9）

對於內源性過敏的多形性日光疹和日光性蕁麻疹，先請患者進行簡單的日光照射誘發試驗，然後拍下照片供醫師參考（圖10）。說到光測試，大家容易聯想到費時費力的最低致紅斑劑量測試[*2]，然而患者自行操作的簡單光測試對診斷其實相當有幫助。測試中若露出部位沒有出現任何變化，首先可以排除光敏感症的可能性，或許可以認定為是陽光造成惡化的疾病。

＊2：minimal erythema dose（MED）

圖9 簡單的光測試

①陽光普照的晴天中午，將手臂曝曬在陽光下20～30分鐘。

②將長袖襯衫捲至手肘部位，露出的前臂中半截塗抹高係數防曬乳（SPF50＋、PA++++），手臂整圈充分塗抹至泛白的程度。前臂屈側的前端確實露出，不覆蓋任何衣物。

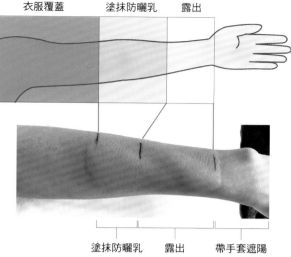

衣服覆蓋　塗抹防曬乳　露出

塗抹防曬乳　露出　帶手套遮陽

圖10 光測試結果

患者施行光測試後的照片。晴天正午曬了20分鐘的太陽後，出現伴隨搔癢的膨疹，約2小時後消退。

診斷：防曬乳沒有發揮功效，判定作用波長為可見光的日光性蕁麻疹。

②光斑貼測試、口服光敏感劑測試

必須確定誘發原因物質，但測試本身有難度，需要由專業機構操作。

③血液檢查

一般不需要血液檢查，但疑似血球合成性原紫質症時，需要檢驗紅血球原紫質，並且檢驗有無肝功能異常，以及血清鐵數值。

④基因檢查

是診斷著色性乾皮症的必要檢測項目，需由專門機構（大阪醫科藥科大學皮膚科）操作。若是罕見病型如紫質症，DNA診斷也非常有幫助（弘前大學皮膚科）。

治療＆生活衛教

多形性日光疹

●外用類固醇藥物和口服抗組織胺藥物通常能在1週內治好相關症狀。指導患者外出時使用衣物阻擋紫外線並塗抹防曬乳。⇒處方箋①

日光性蕁麻疹[*3]

●外出前1～2小時服用雙倍劑量的抗組織胺藥物（僅限醫師允許服用雙倍劑量的藥物，注意嗜睡副作用）。⇒處方箋②

●作用波長為可見光的情況下，防曬乳或許不具效果，而且因為可能提高過敏反應，建議不要使用，改以穿著輕薄衣物防曬。另外，不建議使用室內日曬機，因為作用波長可能產生無法預期的反應。

⇒處方箋①
Betamethasone Butyrate Propionate 乳膏 5g
1天塗抹2次；
Rupatadine Fumarate 錠
1天1T，
晚餐後服用，
服用1週。

⇒處方箋②
Bepotastine Besilate 錠
1天2T，
外出2小時前口服。

＊3：針對日光性蕁麻疹，非保險給付的抗IgE藥物、窄波紫外線B光（UVB）照光治療、UVA光化治療等均為有效的治療方法。

轉介至皮膚專科的時機

●疑似頑固性慢性日光性皮膚炎、攸關生命的紫質症、著色性乾皮症時，應該轉介至皮膚專科。尤其是擅長治療光敏感症的醫療院所。

引用文獻

1) 上出良一：光線過敏症診斷のフローチャート. Derma 2005；96：1-12.
2) 佐藤純子，上出良一：多形日光疹. アレルギーの臨床 2013；444：522-5.
3) 上出良一：「露光部の皮膚トラブル」を訴える患者のみかた・考え方. 薬局 2020；8：2768-73.
4) 佐藤純子，上出良一：光線過敏症檢查. 皮臨 2013；55：1528-35.

成人病毒性皮疹　麻疹及德國麻疹

朝日大學醫院皮膚科／岐阜大學　**清島真理子**

疾病概要

●麻疹的特色病徵為雙波型發燒、鼻咽炎、柯氏斑點和全身性紅斑。

●罹患麻疹時需留意肺炎、中耳炎、腦炎等併發症。

●罹患德國麻疹的特徵為發燒、淋巴結腫大、全身性紅色丘疹。約3天後消退，症狀多半輕微。

●孕婦感染德國麻疹時，需留意可能造成胎兒罹患先天性德國麻疹症候群。

問診中應確認事項

□前驅症狀（咽喉痛等）、皮疹型態與分布、黏膜疹、淋巴結腫大

□患者身邊有無感染者（麻疹、德國麻疹、傳染性紅斑等）

□有無出國史（登革熱等）、是否去登山或健行（恙蟲病或日本紅斑熱等）

□用藥史（藥物疹）

原因＆病型

好發於春夏交際的成人病毒型急性發疹性疾病中，尤需注意麻疹和德國麻疹。

■麻疹[1]

麻疹病毒經由空氣、飛沫傳播、直接與病人的鼻腔或咽喉分泌物接觸而感染，傳染力非常強。根據公共監測資料顯示，季節性發生率已有降低趨勢，但仍舊好發於春夏交際時。日本曾於2007～2008年爆發全國性麻疹疫情，但施行麻疹疫苗接種後，病例大幅減少，目前僅有零星案例發生。

感染麻疹後有10～12天潛伏期，接著出現高燒（38～39℃）、全身倦怠、流鼻水、鼻塞、咳嗽、結膜炎（眼屎、充血、畏光）、咽喉痛等黏膜症狀（黏膜期）。通常也伴隨腹瀉、腹痛。高燒持續3～4天後，下降至正常體溫或37度C左右的微燒。退燒後口腔黏膜、牙齦、硬顎處可能出現1～2mm大小的白色斑點（柯氏斑點）[2]（圖1），約1～2天後消退。但這時體溫再次上升（雙波型發燒），隨著黏膜症狀變嚴重，耳後、臉部陸續出現典型斑丘疹（圖2）（出疹期），呈現麻疹特有容貌。

皮疹逐漸擴散至頭皮和軀幹，然後慢慢移至四肢。出現毛孔性斑丘疹，大小約1mm，遍布範圍擴大至全身（圖3）。接著皮疹有逐漸融合的傾向，並於不久後轉為全身瀰漫性紅斑，但仍保有局部健全皮膚。眼瞼及其周圍皮膚可能不會出現皮疹（圖4）。部分病例則是同時出現紫斑或嚴重的黏膜症狀。大約4～5天後不再發燒，皮疹依出現先後順序開始消退，伴隨脫皮現象且留下棕色的色素沉著（恢復期）。

另一方面，麻疹可能併發肺炎、中耳炎、哮吼、心肌炎、腦炎。併發中耳炎的機率為5～15％，這是最常見的併發症，往往因細菌或病毒重複感染而發生。

即便是已開發國家，麻疹的死亡率約為千分之一，尤其麻疹併發的肺炎和腦炎[1]更是二大致死原因。就肺炎來說，除了病毒性肺炎，還有肺炎鏈球菌、嗜血桿菌等引起的細菌性肺炎併發症，也可能是免疫不全狀態下引發巨細胞肺炎。

＊1：根據日本統計資料顯示，腦炎發生率為千分之一，致死率為15％。20～40％的倖存者會留下後遺症。

圖1 臉頰黏膜的柯氏斑點斑

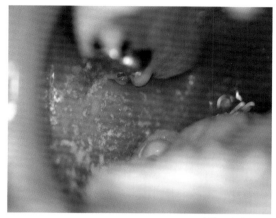

（引用自文獻2）

圖2 麻疹：臉部紅斑、浮腫

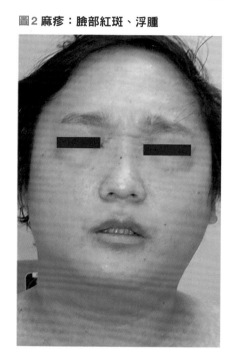

圖3 麻疹：全身浮腫性紅斑、丘疹，局部融合在一起

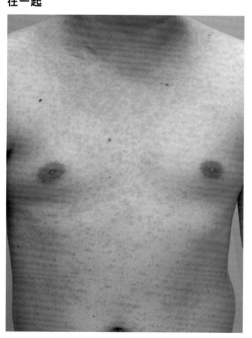

圖4 麻疹：臉部遍布紅斑，眼瞼周圍沒有紅斑

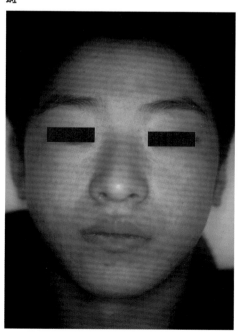

❷德國麻疹[3]

　　德國麻疹病毒經飛沫或直接接觸病人而傳播，感染後病毒再經由淋巴結引起病毒血症。德國麻疹的傳染力不如麻疹，好發於春季～初夏。曾於2004年、2013年、2018～2019年爆發大流行。

　　潛伏期約2～3週（平均為16天），接著會輕微發燒、全身不舒服、食慾不振和表層淋巴結腫大，由於病徵溫和，或許不容易察覺。持續1～2天後，開始迅速出現皮疹，約3～5天後消退（三日疹）。皮疹最初發生在臉部，接著急速擴散至軀幹、四肢（圖5）。疹子為1mm大小的紅色丘疹，沒有融合現象，偶爾伴隨貧血暈眩症狀。皮疹消退後會脫屑，但不會形成暗色沉著斑。常見耳後、頭枕部、頸部淋巴結腫大（圖6）。也伴隨結膜充血、軟顎處有點狀紅斑或紫斑（Forschheimer斑）。

圖5 德國麻疹：軀幹上的淺紅色丘疹

圖6 德國麻疹：耳後淋巴結腫大

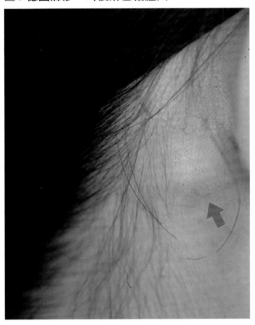

應該進行的檢查項目

　　診斷麻疹、德國麻疹需要進行病毒抗體檢測或病毒檢測。以EIA法（酵素免疫分析法）測定IgG抗體，或血球凝集抑制試驗（HI法）檢測急性期和恢復期的配對血清中，是否存在轉陽反應，或抗體效價是否顯著上升（HI法中上升4倍以上）。若EIA法檢測到IgM抗體效價上升，也可作為診斷感染期的指標。以鼻咽拭子或末梢血液淋巴球進行PCR法、病毒分離法也可以用於檢測病毒。

　　一般血液檢查中的白血球數量和血液檢查（嗜中性白血球增加、嗜酸性白血球增加、有無非典型淋巴球）、CRP值、紅血球沉降速率、肝功能、腎功能都可以作為診斷時的參考依據。

　　罹患麻疹時，發疹期的白血球和血小板數量會減少，同時出現非典型淋巴球。偶爾也會出現暫時性肝功能異常現象[4]。罹患德國麻疹時，末梢血液中的白血球數量減少，同樣也會出現非典型淋巴球。

鑑別診斷疾病

　　成人出現伴隨發燒的急性發疹性疾病時，通常涉及多種疾病和各式病徵。其中多種疾病都有浮腫性紅斑或散布性紅斑丘疹等臨床表現，初期比較難以鎖定。涵蓋好發於春季～初夏的疾病，以及無關季節的疾病（**表1**）。

　　感染症涵蓋病毒、立克次體、細菌感染。非感染症涵蓋紅斑症（成人型史迪爾氏病、史維德氏症候群等）、發炎性角化症的膿疱性乾癬等，需要進行鑑別診斷加以釐清。藥物疹則包含散布性紅斑丘疹、滲出性多形性紅斑等病型。

表1 麻疹及德國麻疹的鑑別診斷

		疾病	季節性／好發時期	症狀特徵
感染症	病毒	傳染性紅斑 感染性單核球增多症 登革熱	冬季～初夏 沒有季節性 春季～秋季	臉頰上紅斑、四肢網狀紅斑、關節痛 發高燒、淋巴結腫大、肝脾腫大、散布性紅斑丘疹 發高燒、眼窩痛、關節痛、肌肉痛、軀幹上紅斑
	立克次體	恙蟲病 日本紅斑熱	夏季～秋季 夏季～秋季	發燒、螫口、軀幹上浮腫性紅斑、紅色丘疹 發燒、螫口、軀幹上浮腫性紅斑、紅色丘疹
	細菌	A型β溶血性鏈球菌感染 葡萄球菌毒素中毒性休克症候群	冬季、春季～初夏 沒有季節性	發高燒、對磨部位有嚴重的全身瀰漫性紅斑、草莓舌 發高燒、對磨部位有嚴重的全身瀰漫性紅斑
非感染症	藥劑性	藥物疹	沒有季節性	散布狀紅斑丘疹型、滲出性多形性紅斑型 藥物過敏症候群 史蒂芬強生症候群／毒性表皮溶解症
	紅斑症	成人型史迪爾氏病 史維德氏症候群	沒有季節性 沒有季節性	發燒時出現淡淡紅斑（類風溼疹）、關節痛 發燒、疼痛性紅斑、關節痛、口內炎
	發炎性角化症	膿疱性乾癬	沒有季節性	發燒、全身性紅斑和無菌性小膿疱

治療&生活衛教

❶麻疹

- 麻疹目前沒有特殊治療方法，僅能對症治療。患者應盡量多休息，適時補充水分或投予口服補充液以預防脫水，發燒時服用乙醯胺酚藥物。接受免疫抑制治療的人若罹患麻疹，由於症狀相對嚴重，評估投予γ-球蛋白製劑。針對因再次細菌感染併發的肺炎、中耳炎，給予抗菌藥物。

- 麻疹屬於第五類法定傳染病（台灣為第二類法定傳染病），診斷後需立即通報衛生單位。而根據日本學校衛生安全法，麻疹為第二種學校傳染病，患者即便已經退燒，仍必須在家休息3天，禁止到校。雖然預後良好，但必須注意中耳炎、麻疹肺炎、哮吼症候群、大腸炎、麻疹腦炎、心肌炎等併發症。孕婦若感染麻疹，恐出現流產、早產現象。

- 麻疹症狀消失的5～15年（平均為7年）後，仍可能發生亞急性硬化全腦炎（SSPE）。根據統計資料顯示，每10萬名麻疹患者中，僅1～2人發病，發生率雖然不高，但預後通常不佳。

- 建議接種2劑麻疹疫苗。通常於1歲時接種第1劑，小學入學前1年追加第2劑。

2 德國麻疹

- 目前針對德國麻疹也只有對症治療。預後大致良好，但偶爾會出現腦炎、血小板低下紫斑症、肝炎、多發性神經病變、關節炎、溶血性貧血等併發症。

- 先天性病毒感染會導致新生兒全身布滿紫斑，這種情況稱為藍莓鬆餅症候群（blueberry muffin lesions），通常於3週內消退。

- 孕婦懷孕5個月內感染德國麻疹的話，胎兒可能出現先天性德國麻疹症候群。孕婦懷孕3個月內感染德國麻疹，胎兒可能罹患白內障或先天性心臟疾病；4～5個月內感染德國麻疹，胎兒可能出現聽覺障礙，也可能出現視網膜病變、肝脾腫大、血小板減少症。

- 德國麻疹同樣屬於第五類法定傳染病（台灣為第二類法定傳染病），診斷後需立即通報衛生單位。根據日本學校衛生安全法，德國麻疹為第二種學校傳染病，患者於皮疹消退之前禁止到校。

- 日本自2006年導入MR（麻疹及德國麻疹）混合疫苗作為常規疫苗，取代過去單次接種的德國麻疹疫苗。不曾感染德國麻疹或未接種疫苗且屆臨生育年齡的男女性，應接受德國麻疹抗體檢測，呈陰性結果或數值低者，建議接種疫苗。

- 面對疑似感染麻疹或德國麻疹的患者，護理人員應配戴口罩，並且安排個人病房（疑似麻疹時，最好集中於負壓隔離病房）。

〈修飾過麻疹〉
即使接種疫苗也無法充分獲得免疫力，或者雖然獲得抗體，但抗體效價下降，導致對麻疹的免疫力不足，這樣的個體一旦罹患麻疹，潛伏期通常較長、症狀輕微，而且沒有典型病徵，這種情況稱為修飾過麻疹。僅從臨床症狀表現難以確定診斷，必須參考是否接觸麻疹患者、抗體效價測定、病毒檢測等資訊來進行診斷。

◤ 轉介至皮膚專科的時機

- 發高燒且全身長出皮疹，無法做出正確診斷時。
- 全身性皮疹伴隨末梢血液檢查與肝功能等出現異常現象時。

引用文獻

1) 麻疹. 国立感染症研究所ホームページ（2022年9月9日閲覧）.
   https://www.niid.go.jp/niid/ja/diseases/ma/measles.html
2) 清島真理子：口腔粘膜のみかたをマスターしよう. Visual Dermatol 2017; 16: 14-7.
3) 風疹. 国立感染症研究所ホームページ（2022年9月9日閲覧）.
   https://www.niid.go.jp/niid/ja/diseases/ha/rubella.html
4) Seishima M, Shibuya Y, Kato G: Measles with overt jaundice in an adult aged over 60 years. Clin Exp Dermatol 2009; 34: e252-3.

季節性敏感肌

野村皮膚科醫院　**野村有子**

疾病概要

● 春季容易出現皮膚搔癢、發紅、刺痛等過敏症狀。
● 春季紫外線及氣溫開始上升、強風（尤其立春之後的起風）等氣候因素最容易影響皮膚狀況。
● 展開新生活的時候，受到環境變遷的影響。
● 找出皮膚變敏感的原因才能有效進行治療。

問診中應確認事項

☐ 何時、何地出現什麼樣的皮膚症狀
☐ 有無花粉熱、氣喘、異位性皮膚炎
☐ 是否曾在風大時出門，或者曝曬在紫外線下
☐ 是否改用新的化妝品或保養品
☐ 是否搬家、使用新添購的家具等生活環境有所改變

原因&病型

　　其實並沒有「季節性敏感肌」這種疾病，但早春時總有不少患者因皮膚問題前往醫院看診。這時加上這麼一句話「季節轉換，皮膚變敏感，所以出現不少皮膚症狀吧」，他們多半能夠理解且認同。

　　春季時皮膚變敏感的原因有以下幾種：
● 冬季空氣乾燥且寒冷，皮膚處於乾燥狀態。
● 邁入 3 月後，紫外線指數開始急速上升。
● 氣溫逐漸回升，開始容易流汗，皮脂腺分泌也變得比較旺盛。
● 春一番（春天第一陣風）、柳杉花粉、沙塵暴[*1]、PM 2.5[*2]等過敏原物質增加。
● 春季新色上市，使用新的化妝品或保養品的機會增加。
● 展開新生活或搬家等環境變化大。換言之，皮膚乾燥導致皮膚屏障功能下降，再加上紫外線、出汗和皮脂、花粉和沙塵暴、保養品內含的化學物質，以及生活變化帶來的壓力，從而產生春季特有的過敏症。對患者而言，首要之務是透過問診和症狀找出影響最大的因素，針對病因擬訂對策並進行適當治療。

---

*1：沙塵暴：強風從東亞沙漠（戈壁沙漠、塔克拉瑪干沙漠等）或黃土地區吹起大量沙塵（泥沙和塵埃），然後隨著氣流遠程傳輸後沉降的現象。日本的沙塵暴現象多出現在春季。〔資料來源：氣象廳 沙塵暴基礎知識（lma.go.jp）〕
*2：PM2.5：懸浮在空氣中且粒徑小於 2.5μm 的粒子，通稱為細懸浮微粒。燃燒排放、空氣中的粉塵、硫氧化物（SOx）、氮氧化物（NOx）、揮發性有機化合物（VOC）等氣態空氣汙染物在空氣中產生化學反應而形成細懸浮微粒。〔資料來源：細懸浮微粒 PM2.5相關資料：空氣環境、汽車對策，環境省（env.go.jp）〕

1 異位性皮膚炎（圖1）

　　皮膚屏障功能下降的異位性皮膚炎，不僅受到花粉影響，也容易受到春季強風揚起的沙塵和PM2.5細懸浮微粒的影響。以臉部、頸部、上肢等露出部位為中心，出現紅斑、丘疹、伴隨浸潤的丘斑，以及強烈搔癢造成的抓痕。尤其刮強風那天起數日內症狀可能嚴重惡化，務必多加留意。另外，環境變化和壓力也容易造成症狀惡化，透過問診找出惡化原因是重要環節之一。

2 沙塵引起的接觸性皮膚炎（圖2）

　　大量沙塵飛散那天起的數日內，臉部、頸部、上肢等露出部位出現紅斑、丘疹、刺痛感和搔癢等症狀。尤其眼睛周圍和臉頰的症狀特別嚴重。

圖1 異位性皮膚炎
進入春季後，受環境變遷影響急速惡化。

圖2 沙塵引起的接觸性皮膚炎
眼睛周圍至臉頰出現皮膚炎症狀，伴隨刺痛感。

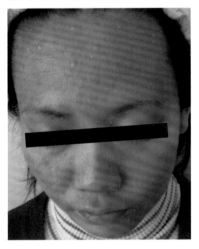
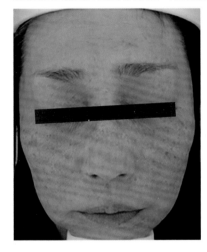
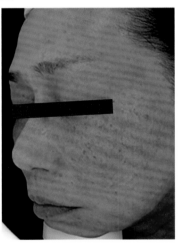

3 檜木花粉引起的接觸性皮膚炎（圖3）

　　柳杉花粉會誘發皮膚炎，而檜木花粉飛散的時間點雖然晚於柳杉花粉，但同樣也會引起皮膚炎。尤其常見眼睛周圍出現紅斑、浮腫和強烈搔癢等症狀。

圖3 檜木花粉引起的接觸性皮膚炎
額頭上有紅斑，眼睛周圍浮腫且出現紅斑、強烈搔癢感。

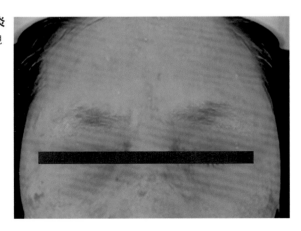

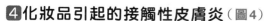

4 化妝品引起的接觸性皮膚炎（圖4）

使用新化妝品後的數天～數個月後，以使用部位為中心出現紅斑、丘疹、小水疱、浸潤性丘斑，偶爾有嚴重發紅且伴隨強烈搔癢等症狀。雖然症狀常出現在使用產品不久後，但也有數個月後才發疹的案例。在沒有察覺的狀態下繼續使用，該部位會反覆搔癢，皮膚整體泛紅且色素沉著。

圖4 化妝品引起的接觸性皮膚炎

使用新上市的除皺精華液3天後，使用部位強烈搔癢且發紅。

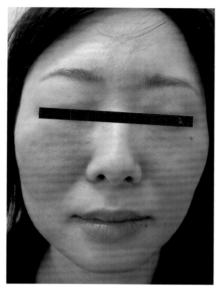
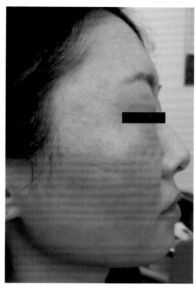

5 脂漏性皮膚炎（圖5）

眉間、鼻翼側至臉頰、下巴部位等脂漏性區域出現伴隨脫屑的紅色丘斑、輕度搔癢症狀。在天氣變暖且汗水和皮脂分泌量增加的春季容易惡化。除此之外，環境變化引起的壓力、睡眠不足、飲食不規律等也可能造成病情惡化。

圖5 脂漏性皮膚炎

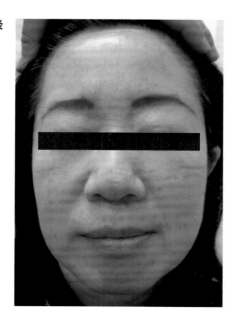

6 尋常性痤瘡（圖6）

臉部或軀幹長出非炎症性皮疹的面皰，以及炎症性皮疹的紅色丘疹、膿疱、囊腫，局部伴隨疼痛。皮膚乾燥時毛孔容易堵塞，當天氣轉暖和，皮脂分泌量增加時便容易長出尋常性痤瘡。

再加上新生活或環境變遷帶來壓力、睡眠不足、飲食不規律等更容易加劇症狀惡化。另一方面，使用新的保養品或化妝品也可能誘發尋常性痤瘡。

圖6 尋常性痤瘡

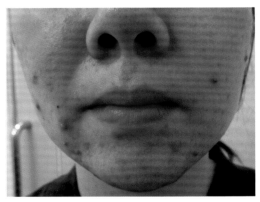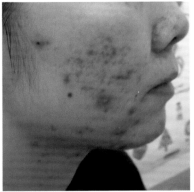

應該進行的檢查項目

1 血液檢查

疑似春季的花粉（日本柳杉、檜木、日本檔木、白樺等）或出汗（皮屑芽孢菌）等因素引起過敏時，進行免疫球蛋白IgE值檢測和View 39檢測（39項過敏原檢測）[*3]等過敏檢測。

> ＊3：賽默飛世爾科技公司（Thermo Fisher Scientific）提供的抗原檢測試劑，可以同時針對39項過敏原檢測特異性IgE抗體。

2 斑貼測試

針對疑似沙塵或含有PM 2.5的金屬、化學物質，抑或是化妝品引起的接觸性皮膚炎，進行斑貼測試。

3 顯微鏡檢法（必要時進行檢測）

為了鑑別脂漏性皮膚炎或皮癬菌病，或者為了鑑別尋常性痤瘡或蠕形蟎蟲（demodex），取脫屑或部分膿疱進行顯微鏡檢法。

鑑別診斷疾病

日光性皮膚炎（P14、66）	曝曬紫外線的部位長出界線明顯的紅斑或小水疱。
紅斑性狼瘡	紫外線逐漸強烈的早春，臉上長出紅斑和小水疱且伴隨刺痛感。也可能出現微燒、關節痛、全身倦怠等症狀，根據身體外觀和血液檢查確認抗核抗體。
滲出性多形性紅斑	手腳和肘膝等關節部位長出左右對稱的小紅斑，呈離心狀擴散。好發於春夏季，可能每年反覆發作。
蕁麻疹（P220）	伴隨搔癢的膨疹於數小時內冒出又消失。需要與疹子浮腫的接觸性皮膚炎進行區別，但接觸性皮膚炎的疹子通常不會於數小時內消失。

治療＆生活衛教

生活衛教

- 充分掌握沙塵和PM2.5的預報消息。一般而言，風大或氣溫上升的日子常見沙塵或PM2.5飛揚，而雨天則有利沙塵等的沖刷沉降。
- 飛散量多的期間，將衣物、寢具等晾曬於室內或使用烘乾機，盡量不要放置於室外。
- 外出時戴口罩、太陽眼鏡、帽子等覆蓋露出部位，避免化學物質或花粉進入口鼻，也可以避免沾附於毛髮上。穿戴外套時，選擇表面光滑的材質而非毛茸茸的布料。
- 到家後先在玄關處脫掉外套並刷理一番，清除沾附在外套上的髒汙塵埃。進入屋內後，立即更換衣服並漱口、洗手和洗臉。
- 由於皮膚變敏感，保養皮膚時需格外留意且輕柔。異位性皮膚炎或接觸性皮膚炎的患者使用敏感肌膚專用的肥皂輕柔洗臉，並且務必使用刺激性低的保溼產品充分做好保溼工作。患有尋常性痤瘡或脂漏性皮膚炎時，由於皮脂分泌相對旺盛，建議使用不易形成粉刺的肥皂和保溼產品。
- 新生活造成睡眠和飲食不規律時，給予正確的生活衛教是非常重要的環節。除此之外，建議適時轉換心情以避免壓力累積。

治療

- 依皮膚炎患者的症狀輕重給予強度適中的外用類固醇藥物。此款藥物切莫長期使用於臉部，當症狀有所好轉即改用非類固醇外用藥物。⇒處方箋①
- 搔癢感強烈時，投以抗組織胺藥。⇒處方箋②
- 腫脹現象嚴重時，並用傳明酸（Tranexamic Acid）。⇒處方箋③
- 患有脂漏性皮膚炎時，開立酮康唑（Ketoconazole）藥物。搔癢病灶並用外用類固醇藥物，搔癢症狀緩解後立即停止使用。⇒處方箋④
- 因尋常性痤瘡而長出炎症性皮疹時，使用過氧化苯（Benzoyl Peroxide）和短期服用抗菌藥物。⇒處方箋⑤
- 尋常性痤瘡但只有非炎症性皮疹時，使用第三代外用A酸（Adapalene）。伴隨乾燥症狀時，並用保溼劑。⇒處方箋⑥

（乾燥症狀嚴重時，塗抹第三代外用A酸前，先使用類肝素保溼擦劑。）

轉介至皮膚專科的時機

- 針對皮膚炎使用外用類固醇藥物1週左右仍不見改善跡象時。
- 搔癢和皮膚炎症狀反覆出現，需要進行斑貼測試或血液檢查以鎖定誘因時。
- 口服抗菌藥物無法改善尋常性痤瘡，或者改善後沒多久又復發，需要進一步皮膚保養指導。

可在日本氣象廳官網確認沙塵最新消息，在環境廳官網確認PM2.5最新消息。

⇒處方箋①
臉部整體塗抹 Dimethyl Isopropylazulene 軟膏
1天2次；
皮疹部位塗抹
Diflucortolone Valerate 乳膏
1天2次，僅塗抹4天
→自第5天起 Tacrolimus Hydrate 軟膏（0.03%）
1天2次

⇒處方箋②
Rupatadine Fumarate 錠 1錠，晚餐後服用
（症狀嚴重者可1次服用2錠）

⇒處方箋③
傳明酸（250mg）
1次1錠，1天3次

⇒處方箋④
發紅部位塗抹酮康唑2%乳膏
1天2次；
僅發癢部位塗抹
Hydrocortisone Butyrate 乳膏
1天2次

⇒處方箋⑤
炎症性皮疹部位塗抹
過氧化苯凝膠
1天1次，僅晚上使用；
Doxycycline hydrochloride hydrate 錠（100mg）
1次1錠，1天2次

⇒處方箋⑥
非炎症性皮疹部位塗抹
第三代外用A酸
1天1次，僅晚上使用；
針對乾燥部位塗抹類肝素擦劑（Heparinoid）
1天2次

化妝品過敏

稲田堤皮膚科診所　**關東裕美**

疾病概要

● 在我們日常生活中隨處可見保溼及防紫外線化妝品、美容抗老等各式各樣的產品，有時部分產品容易誘發皮膚問題。

● 尤其在免疫系統不穩定的春季，更是常見初次使用化妝品的女性主訴各種皮膚症狀。

● 出現臉部溼疹難以治癒的情況時，務必重新審視自己的生活習慣，而且為了安全使用化妝品，也要積極找出誘發症狀的原因。

● 化妝品和保養品豐富我們的生活，同時也是維持健康皮膚的手段，只要使用得宜，甚至具有治療效果。

問診中應確認事項

☐ 何時開始使用疑似誘發症狀的化妝品？使用期間

☐ 症狀從哪個部位開始且如何蔓延？自覺症狀的經過

☐ 臉部清潔方式與使用的產品

☐ 有無異位性體質、金屬過敏

☐ 職業關聯性：臉上容易沾附懸浮物及粉塵

☐ 日常生活變化：有無內臟相關疾病、接受牙齒治療、更年期症狀

原因&病型

❶刺激性接觸性皮膚炎（圖1）

　　這是化妝品皮膚炎中最常見的臨床表現，初期症狀為洗面乳等引起眼周、嘴邊乾燥與伴隨鱗屑的輕微紅斑。隨著刺激性症狀轉為慢性，各種化妝品都可能造成刺激，進而使眼周和嘴邊出現腫脹症狀。牙膏也可能加劇嘴唇的乾燥，而頻繁舔抿嘴唇甚至會併發皮膚炎。有時不當撕扯嘴皮也可能造成糜爛。

　　當今社會裡敏感性肌膚的人愈來愈多，但能夠確實掌握自己的膚質並根據每天膚況更換化妝品和保養品的人並不多。或者皮膚雖然健康，卻無視年齡帶來的變化而持續使用相同化妝品。

　　日常門診中常見過度清潔（過度摩擦或使用洗淨力過強的洗面乳）引起刺激性接觸性皮膚炎。除了邁入中高齡後理當多加留意，年輕族群若沒有確實掌握自己的膚質而經常過度清潔，也可能造成眼睛周圍的皮膚受到刺激或引起各種皮膚問題。長期受到物理性、化學性刺激，容易出現發炎後色素沉著，甚至進一步誘發或合併過敏性接觸性皮膚炎。

2 過敏性接觸性皮膚炎（圖2）

特徵性臨床表現包含接觸原因物質的部位長出帶搔癢的漿液性丘疹，而且混雜紅斑丘斑，疹子慢慢擴散超出接觸部位。若沒有鎖定原因物質，恐造成症狀逐漸惡化，疹子分布範圍也會隨之擴大。浸潤性紅斑丘斑有愈加溼潤的傾向，伴隨浮腫、淋巴液滲漏現象。若持續接觸過敏原，皮疹不僅會布滿全身，也會變得更難以治療，部分病例可能出現色素沉著型接觸性皮膚炎的臨床表現。

建議先暫時停用日常生活中使用的所有化妝品，改用其他替代品並進行治療。透過斑貼測試釐清原因物質，有助於提高治癒機率。

3 異位性皮膚炎引起的臉部症狀（圖3）

異位性皮膚炎的定義為「擁有異位性體質的人因皮膚屏障功能受損，導致症狀隨季節反覆惡化、緩解，並且根據年齡出現不同的特徵性臨床表現，是一種過程慢性化且反覆發作的皮膚炎」[1]。

人體天生具備防止外界刺激物入侵體內的屏障功能，一旦屏障功能下降，再加上欠缺神經醯胺和天然保溼因子，就算看似健康的皮膚也容易受到外界刺激而產生刺激性接觸性皮膚炎。臉部嘴唇、頭皮、頸部大範圍乾燥，因反覆出現伴隨鱗屑的瀰漫性紅斑和發炎會形成色素沉著。

圖1 清潔用品造成的刺激性接觸性皮膚炎

眼睛周圍有界線明顯的紅斑。

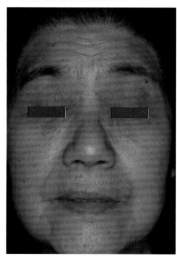

圖2 染髮劑造成的過敏性接觸性皮膚炎

顳部～耳朵周圍出現溼潤性紅斑丘疹，手指也有相同症狀。

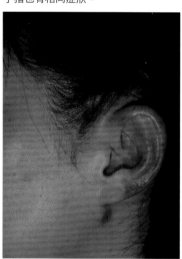

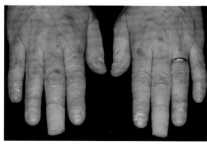

圖3 異位性皮膚炎

慢性刺激性反應一再復發，發炎後色素沉著現象愈發明顯。

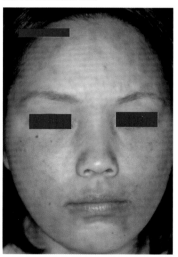

⁴酒糟肌引起的化妝品刺激症狀（圖4）

　　酒糟肌的發生原因複雜，通常與遺傳、環境因子有關，最具特色的臨床表現是滿臉發紅。患者有明顯的微血管擴張現象，溫度變化、暴露於寒冷空氣中、紫外線、自律神經、過度運動、抽菸習慣、荷爾蒙失衡等則是促使惡化的危險因素。種種負擔導致微血管擴張，泛紅的臉更為明顯，皮膚也更加敏感。

　　由於摩擦使泛紅現象更明顯，有些患者以為是使用不合適的外用藥物或化妝品而引起，因此就醫希望接受斑貼測試。雖然酒糟肌患者的斑貼測試結果顯示對清潔用品產生刺激反應，但未必合併化妝品過敏。治療酒糟肌的過程中，應確實掌握各種惡化因子，由於紫外線可能造成症狀惡化，反而需要使用化妝品輔助。指導患者盡可能降低摩擦力道和摩擦次數，除此之外，泛紅並非溼疹性病變，指導患者勿於發紅部位塗抹外用類固醇藥物。

圖4 酒糟肌

患者被診斷為接觸性皮膚炎而接受外用類固醇藥物治療，因症狀未見改善而到院看診。化妝品斑貼檢測呈陰性結果，停用外用類固醇藥物長達2年，並在正確的化妝品使用指導下逐漸好轉。

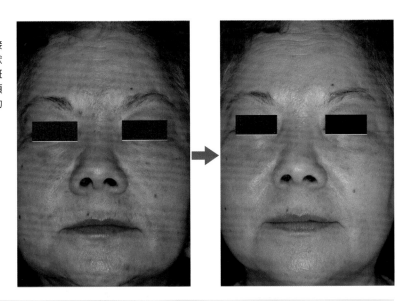

應該進行的檢查項目

¹血液檢查

　　確認是否為異位性體質、檢測是否與內臟疾病、自體免疫疾病有關。

²斑貼測試

　　反覆出現臉部皮膚症狀時，斑貼測試是鎖定原因物質的必要檢查。將日常生活中使用的產品貼於健康皮膚上，並於閉塞條件下反應48小時，檢測是否出現遲發性過敏反應。而針對必須沖洗的產品，則於稀釋100倍後貼在健康皮膚上，同樣在閉塞條件下反應48小時。含有揮發性成分的化妝品則在開放條件下，僅塗抹於健康皮膚上進行檢測，並且於揮發性成分蒸發後再次進行閉塞條件的檢測，比較兩種檢測後的反應差異。

　　除了化妝品，也要針對平時使用的醫藥外用品及醫藥品進行斑貼測試，確認這些用品是否為惡化因子。難治性化妝品皮膚炎可能合併金屬過敏，進行斑貼測試時，建議使用直接附有致敏原的斑貼器®（S）（佐藤製藥）進行測試。

鑑別診斷疾病

　　根據臨床症狀、血液檢查、皮膚檢測結果進行鑑別，但有些病例需要病程觀察才能做出最終診斷。

異位性皮膚炎（P210、215）	確認異位性體質、全身皮膚乾燥
酒糟肌（P80）	微血管擴張的臨床表現，透過斑貼測試掌握惡化因子
斑狼瘡	因光敏感而出現蝶形紅斑（圖5）、血液檢查
皮肌炎	因光敏感而引起眼瞼腫脹和向陽性皮疹（圖6），指甲周圍紅斑
面癬	帶有鱗屑且界線明顯的紅斑（真菌顯微鏡檢法）

圖5 呈現蝶形紅斑的全身性紅斑狼瘡

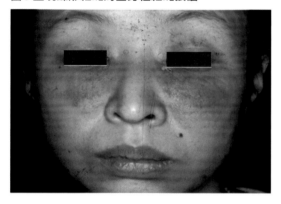

圖6 皮肌炎的上眼瞼浮腫與紫色紅斑症狀

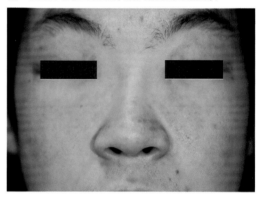

治療＆生活衛教

化妝品使用指導
● 臉頸部、頭皮出現溼疹病變時，暫時停用所有日常生活中使用的化妝品。高齡者尤其要停用清潔用品，刺激性接觸性皮膚炎患者只需要停用清潔用品，症狀通常會於停用後逐漸好轉。
● 使用最低限度的化妝品，並且給予如下所示的具體指導：

清潔用品
● 限制或停用清潔用品過度清洗臉部和頭皮，因為膚質關係而需要使用清潔用品時，建議更換產品或提供患者合適的樣品。建議停用兼具卸妝和清潔雙重功效的清潔用品，建議高齡者只用清水或溫水洗臉就好。部分病例通常在給予洗髮指導後，症狀就有所好轉。另外，為了卸除粉底和外用藥物，有時醫師會開立滅菌橄欖油供患者使用。

保溼產品
● 洗完臉後使用類肝素外用藥（依年齡和季節選用噴霧劑、擦劑、乳膏等劑型）、凡士林、親水軟膏、親水乳膏等。

防曬產品

- 雖然暫時停用化妝品，但還是必須做好防曬工作。建議患者使用無化學成分配方防曬乳，可以的話提供樣品。由於粉底液相較不會誘發過敏，可以作為保溼後的防曬使用。

治療

- 根據皮疹的嚴重程度給予適合強度的外用類固醇藥物。
- ➡頭皮（含 Betamethasone Valerate、Prednisolone Valerate Acetate、Betamethasone Butyrate Propionate 等洗髮劑）
- ➡臉部（含 Clobetasone Butyrate、Hydrocortisone Butyrate、Alclometasone Dipropionate、Prednisolone Valerate Acetate 等軟膏，偶爾搭配乳膏劑型）

使用測試

- 發炎緩解後開始化妝時，建議先針對可能使用的化妝品進行斑貼測試。但有些情況下即使進行檢測也沒有出現任何反應。而在無法進行檢測的機構裡，可以先選擇想要使用的產品進行簡單的使用測試。
- 針對低刺激性清潔用品和保溼產品，更換後在使用上若沒有出現任何問題，可以繼續沿用，但希望使用自己購買的產品時，患者可自行將產品塗抹於容易觀察的前臂內側，進行過敏測試。將醫生建議使用且穩定的產品和自己原有的產品塗抹於前臂內側並標記清楚，持續 7～10 天，觀察比較皮膚變化。沒有出現任何異狀後可嘗試塗抹於臉上。但務必事先提醒，即便手臂上的測試沒有任何問題，使用於臉上仍可能出現不適感或刺激感。

指導患者注意事項

- 隨時留意自己的膚質變化。
- 覺得有緊繃感時，停止使用洗面乳。
- 重視自己的皮膚感覺，使用最低限度的化妝品（僅保溼與防曬）。
- 皮膚的防禦功能隨年齡增長而下降，指導患者學會感覺皮膚屏障功能隨溫度、溼度、環境所產生的變化。並且指導患者依據皮膚乾燥程度、出汗、皮脂分泌狀況，隨時變更洗面乳的使用量。
- 根據氣候變化選用適合的化妝品，就能即時保護過敏肌膚。雖然防曬產品能夠治療光敏感患者，但塗抹防曬產品也可能造成刺激。建議使用不含紫外線吸收劑的無化學成分配方防曬乳、氧化鋅軟膏、蜜粉等。

◀ **轉介至皮膚專科的時機** ▶

- 限制使用化妝品或對症治療仍無法改善症狀時，或者出現強烈搔癢症狀時。
- 溼疹一再復發，必須進行斑貼測試或點刺測試以鎖定原因物質時。

引用文獻

1) 佐伯秀久, 大矢幸弘, 古田淳一, ほか：アトピー性皮膚炎診療ガイドライン2021. 日皮会誌 2021；131：2691-777.
2) 関東裕美 編："顔の赤み"鑑別・治療アトラス. Derma増刊号 2020；294.
3) 日本香粧品学会：皮膚をみる人たちのための化粧品知識. 南山堂, 東京, 2022.

II

夏季
皮膚疾病

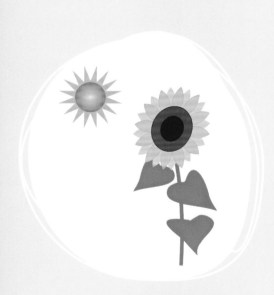

毛毛蟲皮膚炎

兵庫醫科大學皮膚科學　夏秋優

疾病概要

- ●毒蛾科幼蟲身上長滿許多長度約0.1mm的細微刺毛，刺毛刺入皮膚造成人體對有毒成分產生過敏反應而引起皮膚炎。
- ●刺毛引起的毛毛蟲皮膚炎，臨床表現為許多左右不對稱且搔癢感強烈的紅色丘疹。
- ●如果遭刺蛾科幼蟲的毒刺刺入皮膚，受到有毒成分的刺激時，患部會立刻產生疼痛、紅斑和膨疹等症狀。
- ●毒刺引起的毛毛蟲皮膚炎容易出現遲發性過敏反應，並且形成伴隨搔癢感的紅斑。
- ●熟悉容易吸引有毒毛毛蟲聚集的植物，盡量避免徒手接觸。

問診中應確認事項

- □是否會觸摸出現毛毛蟲的植物（整理植栽或戶外工作等）
- □毛毛蟲的形態（大小、顏色等）
- □皮疹出現時間、部位、經過

原因＆病型

1 毒蛾科引起的毛毛蟲皮膚炎

　　毒蛾科（茶毒蛾、毒蛾、黃尾毒蛾等）的幼蟲身上布滿數十萬根長度約0.1mm的細微刺毛（圖1），刺毛接觸皮膚或衣物時會脫落而刺入皮膚。刺毛所含的有毒成分是過敏原，只要確定致敏就會產生過敏反應。多數情況會產生遲發性過敏反應，但頻繁接觸刺毛也可能引發立即性過敏反應。

　　臨床表現為頸部和上肢等部位冒出許多伴隨搔癢的紅色丘疹且聚集成塊狀，四周則有分散性丘疹（圖2）。皮疹分布為非對稱性。

　　日本本州、四國、九州經常傳出茶毒蛾（圖3）引起毛毛蟲皮膚炎的案例，幼蟲出沒在山茶花和茶梅等植物上，如果在庭院或公園裡接觸到這類植物，便容易誘發皮膚炎。幼蟲每年出現2次，約在5～6月和8～9月。另一方面，毒蛾科的刺毛並非只有幼蟲才有，成蟲（圖4）身上也會長出刺毛，所以接觸朝亮光處飛來的成蟲也可能誘發皮膚炎。

2 刺蛾科引起的毛毛蟲皮膚炎

　　刺蛾科（刺蛾、麗綠刺蛾、縱帶球鬚刺蛾）的幼蟲身上長滿具毒性的棘刺，接觸皮膚且注入毒液的當下即產生刺痛感。西日本常見遭到麗綠刺蛾（圖5）螫刺的案例，由於幼蟲以植栽的櫻花樹、樟樹、楓樹等闊葉樹種的葉子為糧食，所以公園、一般家庭裡經常發生麗綠刺蛾幼蟲引起的皮膚炎。幼蟲每年出沒2次，大約在7～9月。毒刺引起的疼痛現象通常於數小時內緩解，但隔天容易因為遲發性過敏反應而出現伴隨搔癢的浮腫性紅斑，也可能腫脹得非常嚴重（圖6）。

圖1 茶毒蛾幼蟲的刺毛

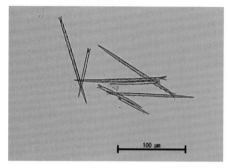

100 μm

圖2 茶毒蛾幼蟲引起的皮膚炎

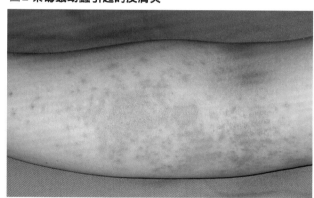

圖3 茶毒蛾終齡幼蟲

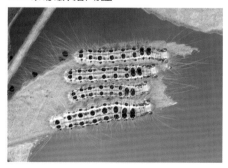

圖4 茶毒蛾成蟲

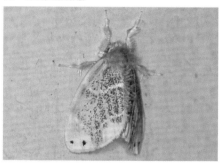

圖5 麗綠刺蛾終齡幼蟲

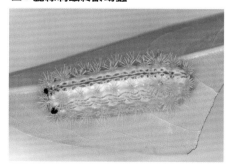

圖6 麗綠刺蛾幼蟲毒刺引起的皮膚炎

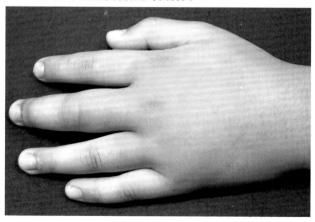

麗綠刺蛾終齡幼蟲的尾端部和繭蛹表面密布長度0.5～1mm的毒刺毛（圖7）。接觸這些毒刺毛的瞬間會產生輕微的刺痛感，隨後同部位冒出紅斑，隔天形成伴隨搔癢的紅色丘疹（圖8）。症狀於接觸後2～3天達到高峰，然後逐漸好轉，通常1週左右會痊癒。

圖7 麗綠刺蛾繭蛹表面密布毒刺毛

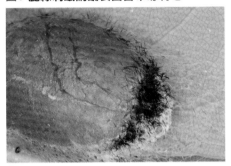

圖8 麗綠刺蛾繭蛹刺毛引起的皮膚炎

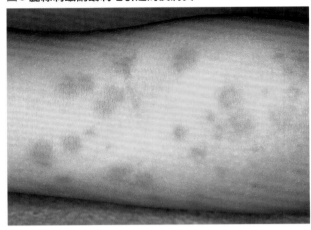

應該進行的檢查項目

將透明玻璃膠紙貼在被毒蛾科刺毛螫刺的部位，接著轉貼於載玻片上並以顯微鏡觀察，可以發現殘留在皮膚上的刺毛。不過在實際情況下，若沒有在接觸後立即檢查，通常檢出率非常低。

接觸刺蛾科幼蟲的情況下，由於毒刺僅將毒液注入皮膚，不會留在皮膚上，所以不需要特別進行檢查。但如果是接觸麗綠刺蛾的毒刺毛，而且肉眼可見刺入皮膚的毒刺毛，這時可以透過放大鏡或皮膚鏡檢查加以確認（圖9）。

圖9 針對遭麗綠刺蛾毒刺毛螫刺的皮膚進行皮膚鏡檢查

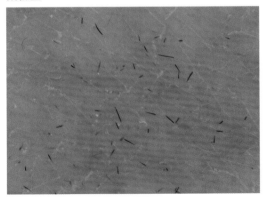

鑑別診斷疾病

帶狀疱疹（P238）	皮疹沿著單側神經節支配的神經分布。初期為群聚性紅色丘疹，之後形成伴有紅暈的水疱。多數病例有神經抽痛症狀，但有些病例僅稍微感到不適與搔癢。
中毒疹	全身分布左右對稱的紅斑與紅色丘疹。
皮膚念珠菌	腋下、乳房下方、胯下等較為潮溼的部位有群聚性紅色丘疹，部分伴有膿疱。患者多半有糖尿病。經真菌顯微鏡檢法可檢測出念珠菌。
皮屑芽孢菌毛囊炎	好發於夏季高溫高溼的環境，頸部、肩膀周圍、背部等長出同毛孔位置的紅色丘疹與膿疱。

治療＆生活衛教

●針對刺毛引起的皮膚炎，並用外用類固醇藥物和口服抗組織胺藥物。⇒處方箋①、②

●發炎反應強烈時，短期並用類固醇口服藥。⇒處方箋③

●如果剛接觸毒蛾科的刺毛，立即使用玻璃膠紙等膠帶黏起附著於皮膚上的刺毛，並且用肥皂和清水沖洗，避免刺毛刺入皮膚內。

●徹底洗滌接觸刺毛時穿戴的衣物。衣物上沾滿大量刺毛時，建議直接丟棄。

●針對毒刺引起的初期疼痛，使用冰敷袋加以冰敷。針對隔天產生的紅斑和腫脹，塗抹外用類固醇藥物。

●不少患者沒有意識到是毛毛蟲引起的不適症狀，因此務必仔細詢問是否接觸植物或曾經前往野外等活動史。

●針對日常防範對策，指導患者盡量不要靠近有毒毛毛蟲出沒的植物（山茶花、茶梅、櫻花樹、楓樹等）。

⇒處方箋①
Betamethasone Butyrate Propionate 乳膏
1天2次，外用

⇒處方箋②
Fexofenadine Hydrochloride
2錠，分2次口服（早晚餐後）

⇒處方箋③
Prednisolone（5mg）
4錠，分2次口服（早晚餐後），3～5天

轉介至皮膚專科的時機

●使用外用藥及口服藥都無法改善症狀時。
●疑似罹患其他皮膚疾病的情況下。

引用文獻
1) 夏秋　優：Dr.夏秋の臨床圖鑑 蟲と皮膚炎. 学研メディカル秀潤社,東京,2013.
2) 夏秋　優：毛蟲皮膚炎. 小兒內科 2022；54:1395-7.

螫刺症（室內）

兵庫醫科大學皮膚科學　夏秋優

疾病概要

● 室內常見叮咬人體的昆蟲包含蚊子、跳蚤、溫帶床蝨、熱帶鼠蟎等。
● 人體對昆蟲吸血時注入的唾液腺物質產生過敏反應，身上出現皮疹且症狀因人而異。
● 蚊子、溫帶床蝨多半叮咬身體露出部位；跳蚤叮咬小腿和足部；熱帶鼠蟎則叮咬腋下、下腹部和大腿內側等衣物覆蓋部位。
● 必須根據昆蟲種類進行除蟲策略。

問診中應確認事項

□ 遭蚊蟲螫咬（推測）的場所、時間、初期症狀等
□ 蚊蟲的特徵形態
□ 同住家人是否有相同症狀
□ 住宅類型（獨棟、大樓、公寓等）
□ 家中是否飼養寵物或居家附近的動物活動型態（尤其是貓和老鼠）

原因＆病型

❶蚊子叮咬症

　　室內叮咬人體的蚊子主要是地下家蚊（圖1），多半於晚上就寢時間叮咬吸血，因此大部分患者當下都沒有感覺。地下家蚊以成蟲形態在室內過冬，經常於夏季以外的早春和晚秋叮咬人體。

　　嬰幼兒因遲發性反應而冒出皮疹，於叮咬的隔天，臉部和小腿等露出部位出現浸潤性紅斑（圖2）。遭數次叮咬後因立即性過敏反應而出現膨疹（圖3），隨後因遲發性反應逐漸減弱，再加上立即性反應也減弱，最終不再產生反應。皮膚反應的出現方式因個人體質和遭到蚊子叮咬的頻率而有所不同。

❷跳蚤叮咬症

　　貓蚤（圖4）是一種寄生在貓身上的吸血性昆蟲，但也會以狗和人類為對象叮咬吸血。成蟲體長約2～3㎜，常於6～10月出沒吸血，人類容易遭叮咬的時間則落在7～9月。皮疹主要發生在小腿和足背，伴隨強烈搔癢的紅色丘疹獨立分散，偶爾會形成水疱（圖5）。

　　貓蚤常出沒於庭院、公園、建築物角落等室外有沙土的地方，因此遭叮咬的情況多半發生在室外。但貓蚤可能隨著人體和寵物貓等進入室內，導致人體在室內遭到叮咬。貓蚤一旦棲息於室內，不僅會叮咬人體的小腿，只要是頸部、上肢、背部等皮膚露出部位都可能是貓蚤吸血的目標，叮咬後引起的皮疹大範圍分布在全身各處。

圖1 地下家蚊

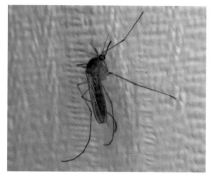

圖2 蚊子叮咬（遲發性反應）

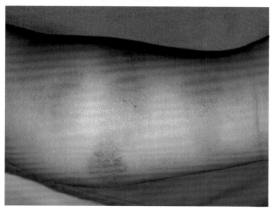

圖3 蚊子叮咬（立即性反應）

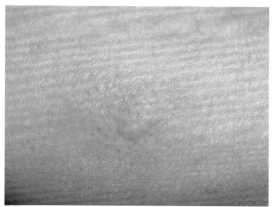

圖4 貓蚤

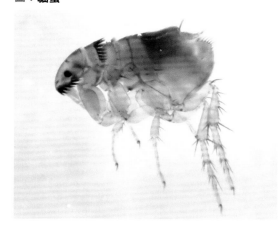

圖5 貓蚤叮咬

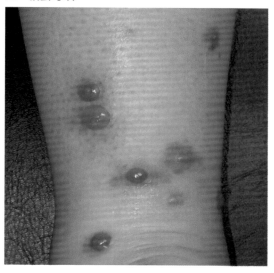

❸溫帶床蝨叮咬症

　　溫帶床蝨（圖6）是棲息於室內的吸血性昆蟲，成蟲體長約5mm，呈褐色扁平狀。白天藏身於室內牆壁或梁柱裂縫、榻榻米或床罩邊、家具縫隙等處。入夜後離開藏身處，叮咬吸血就寢中的宿主。近年來，床蝨在旅宿設施中肆虐，引發令人恐慌的臭蟲危機，並且經由行李箱等隨身物品跟著宿主從旅宿設施進入一般家庭，進一步在住家內繁殖。溫帶床蝨一旦在住家裡繁殖，同住家人也會出現相同症狀。溫帶床蝨叮咬症好發於5～10月。

　　宿主於睡眠中遭叮咬，頸部、前臂、手、腳等露出部位出現伴隨強烈搔癢的浸潤性紅斑和丘疹（圖7）。床蝨吸血時以1～數個口器叮咬[2]，因此皮疹呈不規則形狀排列（圖8）。

　　床蝨和其他吸血性昆蟲一樣，注入人體皮膚的唾液腺物質使人體產生過敏反應，進而引起皮膚炎，但症狀根據確定致敏狀態而有個體差異[2]。

圖6 溫帶床蝨

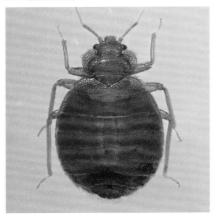

圖7 溫帶床蝨叮咬

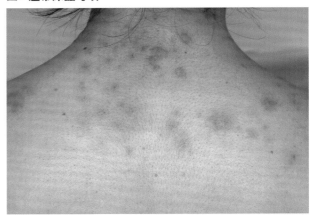

圖8 溫帶床蝨叮咬後形成的特殊皮疹

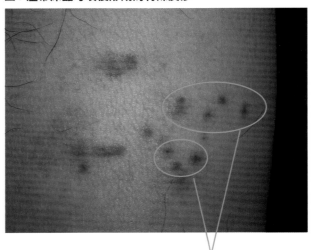

叮咬口呈不規則排列

④熱帶鼠蟎叮咬症

熱帶鼠蟎（圖9）是寄生於老鼠身上的蟎蟲，成蟲體長約0.7mm。棲息於老舊獨棟建築物的天花板或地板下的老鼠窩巢裡。出現大量熱帶鼠蟎或老鼠移動至室內時才會叮咬吸血人體。

熱帶鼠蟎偏好叮咬腋下、下腹部、大腿內側等衣物覆蓋部位，因此皮疹主要出現在皮膚未露出的衣物覆蓋處。但如果有大量熱帶鼠蟎入侵，則四肢也可能出現大量叮咬痕跡[3]。熱帶鼠蟎叮咬症好發於夏季，家族成員多半會出現相同症狀。然而即使是同一個寢室，由於寢具位置和體質關係，未必所有同寢室的人都會出現相同症狀。

臨床表現為獨立且不規則分布的紅色丘疹（圖10）。人體對熱帶鼠蟎吸血時注入體內的唾液腺物質產生遲發性過敏反應，進一步引起發炎，遭叮咬的1～2天後開始出現搔癢性皮疹。個別皮疹於3～4天後達到高峰，約1～2個週緩解，但頻繁遭到叮咬的話，新舊皮疹可能混雜在一起。

另一方面，林禽刺蟎是一種寄生在燕子或麻雀等野鳥身上的蟎蟲，棲息於屋簷下的鳥巢中，會經由寢室的通風口或縫隙進入室內叮咬人體。臨床表現同熱帶鼠蟎叮咬後形成的皮疹[3]。

圖9 熱帶鼠蟎

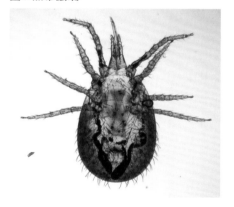

圖10 熱帶鼠蟎叮咬

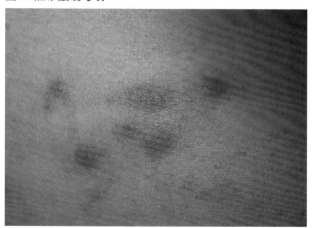

應該進行的檢查項目

在確認遭蚊子、跳蚤、溫帶床蝨、熱帶鼠蟎叮咬的現場，補抓到蟲體即可確認診斷。但其實捕獲蟲體並非容易之事，因此還是需要根據病史或皮疹分布來推測叮咬的蚊蟲。診療時不需要進行檢測。

若室內出現貓蚤，請患者在客廳或寢室裡尋找蟲體。於戶外檢查是否有貓蚤時，請小心於住家附近野貓聚集的花園、鄰居家四周或公園等地方，仔細確認為了吸血而靠近小腿部位的蟲體。貓蚤為夜行性昆蟲，白天較少出沒，建議患者於寢室內露出皮膚，關掉室內照明並「裝睡」20～30分鐘，然後再開燈尋找補抓聚集於身體、床鋪周圍的貓蚤（裝睡作戰法）。

鑑別診斷疾病

毛囊炎	毛囊位置出現有痛性紅色丘疹或膿疱。患者多半患有糖尿病。遭蚊蟲叮咬時會出現伴隨搔癢的疹子，不會形成膿疱，而且皮疹呈不規則分布，可藉由這些特徵進行鑑別診斷。
皮屑芽孢菌 毛囊炎	容易發生在夏季出汗的環境。肩膀周圍、背部、前胸等部位，同毛囊位置長出紅色丘疹和膿疱，通常伴隨搔癢症狀。使用外用類固醇藥物會造成惡化。
傳染性膿痂疹 (P118)	多發生於兒童或幼兒因蚊蟲叮咬後抓破皮疹，進而引發金黃色葡萄球菌感染（或溶血性鏈球菌感染）。常見水疱、糜爛並向周圍擴散的現象。

治療&生活衛教

⇒處方箋①
Betamethasone Butyrate Propionate 乳膏
1天塗抹2次

- 針對個別皮疹，採取塗抹外用類固醇藥物的治療方式。⇒處方箋①
- 為了確定診斷，盡可能請患者捕捉引起皮膚病的蟲蚊。
- 使用液體電蚊香或室內類除蟲菊素殺蟲噴霧劑等進行室內除蚊、除跳蚤工作。
- 針對溫帶床蝨，使用含惡二唑類殺蟲劑（惡蟲酮〔Metoxadiazone〕）、胺基甲酸酯類殺蟲劑（安丹〔propoxur〕）等有效成分的噴霧型殺蟲劑。將這些藥劑置於屋內角落、牆壁縫隙、柱子、玄關處，透過噴霧式除蟲，有效滅殺在屋內活動的溫帶床蝨[2]。
- 若要滅殺熱帶鼠蟎，則必須驅逐築巢於天花板的老鼠。由於熱帶鼠蟎不會棲息於室內的地毯或寢具，無法透過室內煙霧殺蟲劑加以滅殺[3]。
- 若寵物身上有貓蚤寄生，針對寵物投予防蚤驅蟲劑。

轉介至皮膚專科的時機

- 治療後仍無法改善皮疹症狀時。
- 疑似罹患其他皮膚疾病時。

引用文獻

1) 夏秋　優：節足動物による刺咬症. Derma 2018；270：41-6.
2) 夏秋　優：トコジラミ刺症の診断と対応. J Visual Dermatol 2019；18：840-8.
3) 夏秋　優：ダニ対策はどうしたらよいでしょうか. 皮膚科の臨床 2021；63：1012-5.

螫刺症（室外）

兵庫醫科大學皮膚科學　**夏秋優**

疾病概要

● 室外常見叮咬人體的昆蟲包含蚊子、黑蠅、蜂、蜱蟲等。

● 蚊子或黑繩主要叮咬吸血身體露出部位，人體對叮咬時注入的唾液腺物質產生過敏反應，進而引起皮膚炎。

● 蜂針刺入人體皮膚，毒液刺激下產生疼痛症狀，確定致敏即產生過敏反應，必須特別留意全身型過敏反應症狀。

● 遭蜱蟲叮咬時，最好盡快移除口器。某些地區或蜱蟲種類可能引發蜱媒感染症，務必多加留意。

問診中應確認事項

□ 遭蚊蟲螫咬（推測）的場所、時間、初期症狀等
□ 蚊蟲的特徵形態
□ 是否有相同的過往經驗
□ 有無皮疹、呼吸困難、身體不適、發燒、腹痛、腹瀉等全身性症狀

原因&病型

1 蚊子叮咬

　　室外叮咬人體的蚊子主要是白線斑蚊（圖1）。物種因區域而異，通常於5～11月出沒，庭院、公園、墓園、山林間隨處可見。喜歡叮咬吸血身體露出部位，人體對叮咬時注入的唾液腺物質產生過敏反應時即出現皮膚症狀。立即性反應包含

圖1 白線斑蚊

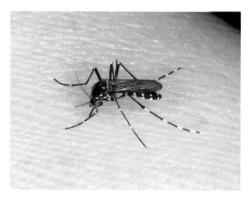

出現伴隨搔癢的膨疹、紅斑（圖2），隔天產生遲發性反應，出現伴隨搔癢的紅斑與水疱（圖3）。確定致敏後所產生的症狀因人而異，一般而言，新生兒通常沒有反應，而嬰兒～幼兒會產生遲發性反應，兒童～青少年產生立即性和遲發性反應，青年～壯年產生立即性反應，而老年人則通常沒有反應，但可能因為遭叮咬的次數多寡而有所變化[1]，幼兒也可能出現嚴重腫脹或水疱現象。

　　另一方面，被蚊子叮咬後若出現高燒症狀，產生水疱和血疱的部位局部潰瘍，且形成疤痕之前，症狀較為嚴重（圖4），則可能是慢性活動性EB病毒感染的蚊蟲叮咬過敏症[1]。必須進行EB病毒DNA定量檢測以確定診斷。

圖2 蚊子叮咬（立即性反應）

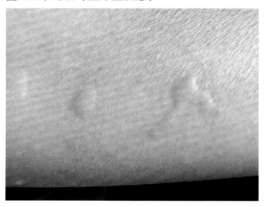

圖3 蚊子叮咬（遲發性反應）

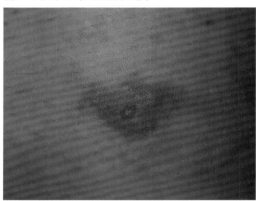

圖4 蚊子叮咬過敏症
蚊子叮咬部位潰瘍，周圍有許多疤痕。

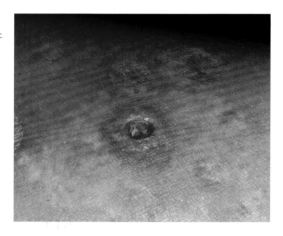

❷黑蠅叮咬症

　　黑蠅主要棲息於山林間的溪流沿岸，市區若有河川，也可能看見黑蠅的蹤影。雖然因地區而異，但黑蠅活躍於早春～晚秋，並非只有夏天才會遭叮咬。早上和傍晚是黑蠅吸血活動最旺盛的時段，但陰天的白天也可能出沒吸血進食。

　　常見叮咬人體的黑蠅為日本黑蠅（*Simulium japonicum* Matsumura）（圖5）和*Prosimulium jezonicum*，主要特徵為吸血時刺傷皮膚所形成的小出血點。之後的半天～1天內形成嚴重的腫脹（圖6）。急性期症狀約1週後消退，但強烈搔癢症狀仍持續存在，如果持續抓破傷口，恐演變成慢性癢疹（圖7）[1]。

圖5 日本黑蠅

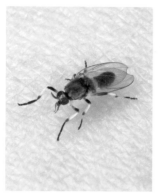

圖6 黑蠅叮咬

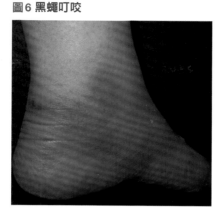

圖7 黑蠅叮咬引起的慢性癢疹

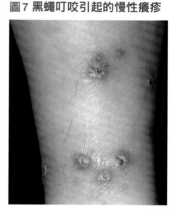

3 蜂螫

　　胡蜂科、長腳蜂科、蜜蜂屬（**圖8**）是主要叮螫人體的蜂種[2]。日本大黃蜂、擬大虎頭蜂、果馬蜂等習慣於樹枝、懸崖邊、住家屋簷處築巢；北部大黃蜂和細黃胡蜂則習慣於土裡築巢。這些蜂類通常於夏季～秋季擴大築巢，具有強烈的攻擊性，因此從事戶外活動時容易遭到叮螫。而蜜蜂屬的攻擊性則相對較小。

　　蜂尾端有毒針，遭蜂螫時毒液隨毒針注入皮膚。在毒液中的蜂毒胺和蜂毒肽等致痛胜肽的刺激下，會產生疼痛和發紅等症狀。確定對毒液中的磷脂酶等酵素產生過敏時，下次再遭到叮螫便容易誘發過敏反應。尤其產生立即性過敏反應時，遭叮螫的15分鐘內就會出現伴隨搔癢的紅斑、膨疹，部分案例會出現全身性蕁麻疹、身體不適、腹痛、嘔吐、呼吸困難等全身性症狀。情況嚴重時，血壓下降、出現過敏性休克，甚至可能導致死亡。產生遲發性過敏反應時，遭叮螫的隔天開始出現嚴重腫脹的紅斑（**圖9**）。

　　胡蜂科和長腳蜂科毒液中的有毒成分具有免疫交叉反應性，但和蜜蜂屬的毒液則沒有免疫交叉反應性[3]。另外，伴隨蜂螫的全身型過敏症狀多半是立即性過敏反應引起，然而多數蜂螫案例，則是蜂毒的直接作用下引起全身型過敏反應[4]。

圖8 主要叮螫人體的蜂種

a 擬大虎頭蜂，b 北部大黃蜂，c 日本大黃蜂，d 細黃胡蜂，
e 果馬蜂，f 日本蜜蜂

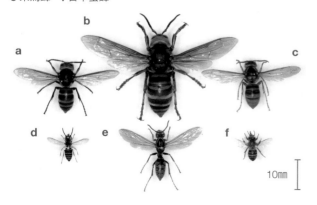

10mm

圖9 蜂螫

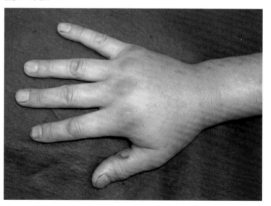

4 蜱蟲叮咬症

蜱蟲棲息於山林間的赤竹或河床邊的草叢，並於人類在戶外活動時附著在衣物上。蜱蟲將口器刺入人體皮膚吸血，吸飽血後自然脫落。通常幼蟲會在皮膚上持續停留2～3天，若蟲停留數天～1週，成蟲則停留1～2週，持續吸血。

北海道常見叮咬人體的蜱蟲是全溝硬蜱，關東以北地區為卵形硬蜱，關東以南的西日本則為龜形花蜱和長角血蜱（圖10）。近年來隨著野生動物的增加，都市近郊的公園裡也有不少蜱蟲棲息。蜱蟲多於4～10月出沒，尤其蜱蟲活動力旺盛的5～7月，遭叮咬的患者特別多（圖11）。

根據蜱蟲的種類和地區，可能進一步引起蜱媒感染症，像是發熱伴血小板減少綜合症、萊姆病、日本紅斑熱等。一般而言，蜱蟲本身攜帶病原體的機率非常低，無須過度擔心引發感染症[5]。

圖10 常見吸附叮咬人體的蜱蟲

a 全溝硬蜱，b 卵形硬蜱，
c 龜形花蜱，d 長角血蜱

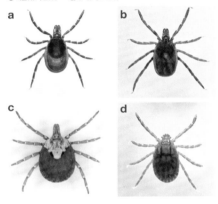

圖11 吸血中的龜形花蜱（若蟲）

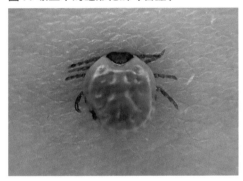

應該進行的檢查項目

遭蚊子或黑蠅叮咬時不需要特別進行檢查。多數患者沒有親眼看到遭叮咬的情況，所以是透過病史和臨床症狀推測叮咬的蚊蟲。

若是蜂螫，患者多半親眼目擊，可以透過問診了解什麼情況下遭什麼樣的蜂種叮螫。為了釐清日後再遭蜂螫時是否會產生立即性過敏反應，必須進行血清中蜂毒特異性IgE抗體檢測。針對胡蜂、長腳蜂、蜜蜂進行檢測，等級2以上判定下次遭蜂螫時可能出現立即性過敏反應。

遭蜱蟲叮咬時，肉眼可以清楚看見；如果是幼小蟲體，可以在蟲體吸附於皮膚的狀態下，使用皮膚鏡觀察並加以確定診斷。除去蟲體後，再次使用皮膚鏡或放大鏡確認是否殘留口器。為了評估感染症的風險，可同專家一起識別蜱蟲種類。

鑑別診斷疾病

蜂窩性組織炎	伴有硬結節的紅斑、自發性疼痛和壓痛。血液檢查中發現白血球數量增加、CRP值上升。黑蠅叮咬、蜂螫等出現伴隨嚴重腫脹的紅斑時，需要進行鑑別診斷。

治療&生活衛教

- 針對蚊子、黑蠅叮咬引起的發炎，塗抹強效型外用類固醇藥物。⇒處方箋①
- 針對蜂螫情況，先將患者移動至安全場所並安靜休息，以保冷劑冰敷患部並仔細觀察。
- 叮螫蟲體若為蜜蜂屬，毒針可能殘留於皮膚上，必須使用鑷子等除去毒針。
- 對蜂毒產生遲發性過敏反應，隔天才出現紅斑和嚴重腫脹的情況，給予口服類固醇藥物。⇒處方箋②
- 產生全身型過敏反應時，送急診並做好放置靜脈留置針、確認呼吸道暢通、供給氧氣等處置。有血壓下降或呼吸道腫脹、呼吸困難等現象時，投以肌肉注射0.3 mg的腎上腺素，若症狀仍未改善，每隔15～20分鐘重複注射。即便急性期的症狀稍微緩和，仍然必須留意數小時後（1～72 小時以內），可能再次復發（雙相反應）[6]。
- 遭蜱蟲叮咬時，盡快使用尖鑷子等除去勾咬住皮膚的蜱蟲口器，原則上都能順利移除（圖12）。
- 使用移除蜱蟲專用器具的方法也值得一試，但遇到口器深深勾入皮膚時，很可能就算移除蜱蟲，口器卻斷裂殘留於皮膚內。這時最理想的方法是在蜱蟲叮咬處局部麻醉，然後連同口器和該部位皮膚一併切除。
- 診療蜱蟲叮咬患者時，為了安全起見，務必在1～2個週內多留意是否有突然發燒、腹痛、腹瀉、起疹子等現象。
- 為了防止遭蚊子、黑蠅、蜱蟲等叮咬，從事戶外活動時善加利用防蚊液（DEET、Icaridin）。
- 盡量不要靠近蜂窩，避免遭蜂類叮螫。
- 患者遭蜂類叮螫可能誘發全身型過敏反應時，開立腎上腺素注射筆（艾筆腎上腺素注射筆〔Epipen〕）讓患者隨身攜帶。

⇒處方箋①
Mometasone Furoate 乳膏
1天塗抹2次

⇒處方箋②
Prednisolone 錠（5 mg）4 錠
分2次服用
（早晚餐後），3天份

圖12 用鑷子移除吸附在皮膚上的蜱蟲

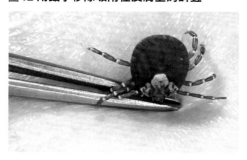

轉介至皮膚專科的時機

- 蚊子叮咬且伴隨高燒時。
- 黑蠅叮咬且演變成慢性癢疹時。
- 蜱蟲叮咬吸附且無法除去蜱蟲的情況。

引用文獻

1) 夏秋　優：虫による皮膚疾患．Derma 2018；271：47-53．
2) 夏秋　優：Dr.夏秋の臨床圖鑑 虫と皮膚炎．学研メディカル秀潤社，東京，2013．
3) 大滝倫子：蜂刺されによるアレルギー症状．蜂刺されの予防と治療（国有林野事業安全管理研究会編）．林業・木材製造業労働災害防止協会，東京，1996，p.121-160
4) 平田博国，林　ゆめ子，福田　健：ハチのアナフィラキシーと減感作療法．臨床免疫・アレルギー科 2009；51：137-44．
5) 夏秋　優：マダニ刺症への対応に関する提言．J Visual Dermatol 2018；17：1064-70．
6) 中川　隆：アナフィラキシーに関する救急医療での現状と対応．臨床免疫・アレルギー科 2009；51：145-53．

急性癢疹與嬰兒性苔蘚

京都府立醫科大學大學院醫學研究科皮膚科學　**益田浩司**

疾病概要

- ●以四肢伸側為中心出現伴隨強烈搔癢的紅斑、蕁麻疹樣丘疹。
- ●好發於夏季、兒童身上。
- ●使用強效型外用類固醇藥物治療。

問診中應確認事項

- □症狀出現時間、症狀出現部位、搔癢強度
- □是否被蟲咬
- □有無發燒等全身性症狀

原因＆病型

　　癢疹是搔癢性皮膚病的統稱，主要特徵是伴隨搔癢的孤立性丘疹。初期是漿液性丘疹或蕁麻疹樣丘疹，隨著抓破變糜爛，形成帶有痂皮的圓頂狀丘疹。依病程分為①急性、②亞急性、③慢性。①急性癢疹的代表性疾病為嬰兒性苔蘚；②亞急性癢疹的代表性疾病為亞急性單純性癢疹；③慢性癢疹的代表性疾病則為多形性慢性癢疹和結節性癢疹。

　　急性癢疹也被稱為嬰兒性苔蘚、丘疹性蕁麻疹、兒童蕁麻疹樣苔蘚，常見於學齡前後的兒童，好發於昆蟲開始出沒的夏季。病因多為遭蚊蟲叮咬後產生過敏反應，但部分患者並沒有遭叮咬的記憶。其他原因還包含對食物過敏、腸胃問題或接種疫苗後的影響。

　　症狀主要出現在四肢伸側和軀幹，之後持續演變成丘疹，但中心部位偶爾會出現小水疱（**圖1～4**）。

圖1 發生於小腿的急性癢疹

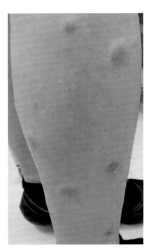

圖2 發生於大腿的急性癢疹

皮疹周圍有紫斑。

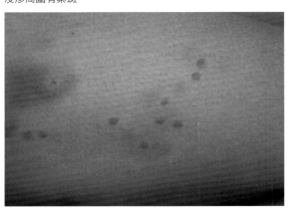

由於搔癢情況嚴重，可能因抓破導致糜爛、痂皮、膿痂疹。約2週左右消退，
但會留下些許色素沉著，不斷抓破恐演變成結節且持續存在好幾年。

圖3 帶有小水疱的急性癢疹

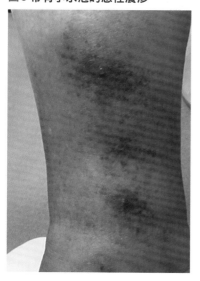

圖4 發生於軀幹的急性癢疹

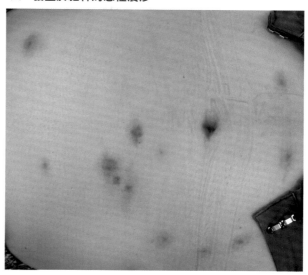

鑑別診斷疾病

螫刺症（P40、45）	對蚊子、跳蚤、熱帶鼠蟎等的叮咬產生過敏反應，冒出浮腫性紅斑、小丘疹。難以光從皮疹診斷為急性癢疹或是螫刺症。
疥瘡（P228）	手指間、手掌冒出丘疹和線狀鱗屑。軀幹和陰部長出丘疹和膿疱，強烈搔癢症狀主要出現於夜間。透過直接顯微鏡檢法能夠從皮疹中發現蟲卵或蟲體。
水痘	全身多處冒出帶有紅暈的小水疱和丘疹，約1個週後形成痂皮。發燒和新舊皮疹交雜在一起是鑑別診斷的依據。

治療&生活衛教

- 針對局部治療使用強效（I級或II級）外用類固醇藥物⇒處方箋①（發炎情況嚴重⇒處方箋②）。嚴重抓破的情況下，覆蓋紗布保護傷口。
- 針對全身性症狀給予抗組織胺藥物⇒處方箋③，發炎反應強烈的情況，給予類固醇口服藥。為預防可能發生二次感染，並用抗生素。
- 平時盡量穿著能夠避免蚊蟲叮咬的合適衣物，並且善用驅蟲產品。

轉介至皮膚專科的時機

- 強烈搔癢感持續2週以上。
- 皮疹情況惡化，伴隨發燒症狀。

⇒處方箋①
**Betamethasone
Butyrate
Propionate 軟膏**
1天塗抹2次，外用藥

⇒處方箋②
**Clobetasol
Propionate 軟膏**
1天塗抹2次，外用藥

⇒處方箋③
**Olopatadine
Hydrochloride 錠**
5mg，1次1顆，
1天服用2次
（7歲以上）

海水浴皮疹

島根縣立中央病院地域總合醫育成科　**小田川誠治**

疾病概要

- ●引起海水浴皮疹的原因是浮游生物。
- ●常見於從事游泳或衝浪等海上活動之後。
- ●在日本通常被稱為遭「海水魚虱」螫刺，但其實是甲殼類的蚤狀幼體。
- ●基本治療為對症治療，但預防遭螫刺的事前措施也非常重要。

問診中應確認事項

- □發生時期：多半在海水浴場開放期間
- □發生狀況：在海邊游泳、衝浪等海上活動後
- □症狀：游泳時突然感覺到輕微刺痛

原因&病型

　　引起海水浴皮疹的原因是海裡的浮游生物，這是一種經常發生在從事游泳或衝浪等海上活動之後的皮膚病。引起海水浴皮疹的浮游生物包含頂針水母、海葵的幼蟲、螃蟹或蝦子等甲殼類的蚤狀幼體（圖1）[1-3]。在熱帶地區，幼蟲引起的海水浴皮疹最為常見，據說日本以蚤狀幼體為最大宗。

　　日本的海水浴場於7月中旬開放，這時候發生的皮膚病多為蚤狀幼體引起，而盂蘭盆節過後（8月中旬）的皮膚病則主要由水母引起。皮膚病的原因多根據發生時期而有所不同。

　　有些蚤狀幼體帶有尖刺，被尖刺刺傷而引起海水浴皮疹。患者在游泳時多半感覺到輕微刺痛。當天立即出現皮疹，多為直徑1～3㎜的紅色小丘疹，部分伴有小水疱（圖2）。多數皮疹帶有輕微疼痛感和搔癢感。

　　過去日本發生海水浴皮疹時，都稱為遭「海水魚虱」螫刺，但其實「海水魚虱」只是甲殼類蚤狀幼體的俗稱[4]。

鑑別診斷疾病

水母皮膚炎（P54）	呈現線狀或長條狀溼疹。
遭帶有毒刺的魚刺傷	被衝上岸的赤魟、日本鬼鮋等帶有毒刺的魚刺傷。刺傷部位有嚴重的局部腫脹現象。
螫刺症（P45）	露出部位有溼疹現象。皮疹數量通常比海水浴皮疹來得少。在海邊也要慎防遭糠蚊等蚊蟲叮咬（圖3）。

圖1 蚤狀幼體

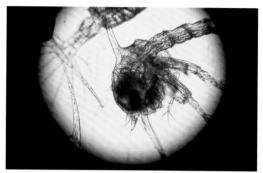

（×40）

圖2 海水魚虱（蚤狀幼體）皮膚炎

a 側胸部

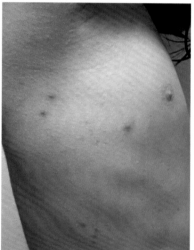

b 大腿部

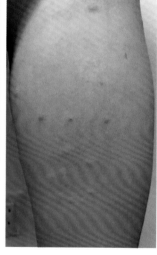

圖3 遭糠蚊叮咬

相較於海水魚虱皮膚炎，皮疹的數量較少。

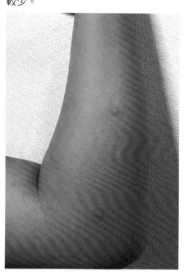

治療&生活衛教

- 基本治療為對症治療，發炎情況嚴重時給予外用類固醇藥物⇒處方箋①，搔癢情況嚴重時給予抗組織胺外用藥⇒處方箋②。皮疹問題多半在1～2週內獲得改善。
- 針對海水浴皮疹，首要之務是做好預防措施，包含確認發生期間（多為海水浴場開放期間）、發生狀況（從使用者和海邊店家等相關人物蒐集資料）。
- 建議穿著機能防曬衣（rash guard）從事海上活動，有效避免身體皮膚暴露在外。
- 海上活動結束後，澈底沖洗蚤狀幼蟲容易附著的毛髮間，以及泳衣的縫線部位。

⇒處方箋①

Hydrocortisone Butyrate 軟膏
1天塗抹2次

⇒處方箋②

Diphenhydramine Laurylsulfate 軟膏
1天塗抹數次

轉介至皮膚專科的時機

- 治療後的皮疹症狀遲遲無法獲得改善。 ●發生重複感染現象。 ●疑似其他因素引起皮膚炎時。

引用文獻

1) Tomchik RS, Russell MT, Szmant AM, et al: Clinical perspectives on seabather's eruption, also known as "sea lice". JAMA 1993; 269: 1669-72.
2) MacSween RM, Williams HC: Seabather's eruption -- a case of Caribbean itch. BMJ 1996; 312: 957-8.
3) Freudenthal AR, Joseph PR: Seabather's eruption. N Engl J Med 1993; 329: 542-4.
4) Odagawa S, Watari T, Yoshida M: Chinkui dermatitis: the sea bather's eruption. QJM 2022; 115: 100-1.

水母皮膚炎

佐藤皮膚科　**佐藤浩信**

疾病概要

● 海洋危險生物引起的皮膚問題中，絕大多數是刺絲胞動物造成。最廣為人知的刺絲胞動物包含箱水母、僧帽水母、夜海葵、千孔珊瑚屬等。

● 水母的觸手分布許多刺絲胞，受到機械性刺激或化學性刺激時，刺絲胞會噴發刺絲，刺入人體皮膚並注入毒液。沖繩縣幾乎每年都會發生箱水母螫傷事件，約占所有螫傷事件的半數以上。過去也曾經出現死亡案例。2022年夏季，神奈川縣出現不少遭僧帽水母螫傷的案例，是不容小覷的問題（**圖1**）。

● 箱水母的觸手長約1.5m，造成的傷害範圍相對廣泛。多數病例會形成大範圍的增生性疤痕，需要較長時間才能完全康復。

● 同珊瑚皮膚炎都會出現遲發性反應（delayed reaction）。

問診中應確認事項

□ 受傷時間、場所：若遭到箱水母螫傷，蚯蚓狀皮疹是顯而易見的診斷依據。而確實掌握箱水母螫傷的發生狀況則有助於降低該時期遭螫傷的風險。

圖1 箱水母及其觸手，內有刺絲的刺絲胞和噴發的刺絲

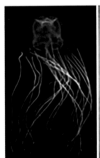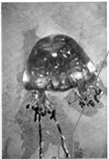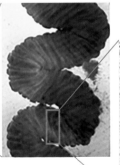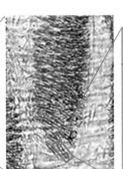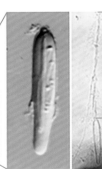

噴發的刺絲

（上里博教授〔前琉球大學皮膚科教授〕提供）

原因＆病型

　　刺絲胞動物的觸手布滿刺絲胞且內有刺絲囊，受到物理性或化學性刺激時，囊內會噴發刺絲。刺絲內含的毒素注入皮膚，進而引起皮膚問題。症狀因水母種類而異，但發病機轉和處置方式大致相同，本章節以棲息於海中的箱水母為例向大家進行解說。

　　箱水母的毒素為蛋白毒，據說這種毒素的活性比燈水母等其他水母的毒素活性低，但大範圍接觸人體且注入大量毒素，依舊可能引發嚴重的症狀。

　　箱水母的毒素會促使皮膚壞死、破壞紅血球，而且具神經毒性和肌肉毒性，容易造成急性心衰竭、低血壓、心臟驟停。

　　根據10歲以下的兒童遭大範圍螫傷的病例報告顯示，病患可能出現意識障礙與痙攣等中樞神經病變、呼吸窘迫、心臟問題、血壓過低，甚至休克等現象，其中也不乏死亡案例。

　　局部皮膚症狀則包含同觸手接觸部位的劇烈疼痛、伴隨灼熱感的發紅、腫脹和膨疹。隨著時間經過（數小時～1、2天）出現線狀水疱，或者水疱破裂演變成糜爛、潰瘍。重症者則可能出現增生性疤痕或蟹足腫等嚴重影響外觀的症狀（圖2、表1）。

圖2 箱水母引起的皮膚症狀

a 初診時　　　　　　　　　　　　**b** 螫傷14天後　　　　　　　　　　　　**c** 螫傷5個月後

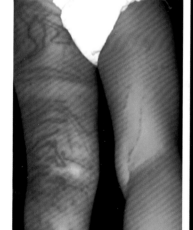 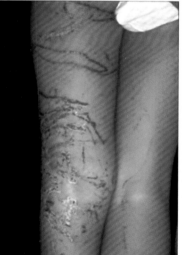 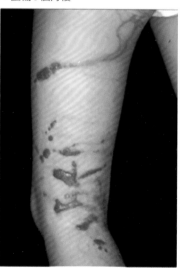

（黑川基樹醫師〔前沖繩縣立中部病院皮膚科，現黑川皮膚科診所：宮崎市〕提供）

表1 水母毒素引發的臨床症狀
（類似箱水母的澳洲箱水母引起的主要症狀）

局部反應	毒素引起發炎反應 局部反應惡化（血管性水腫） 遲發性反應再復發 持續長達數月的遲發性反應 非受傷部位出現反應 局部淋巴結腫大 海水浴皮疹
長期反應	增生性疤痕 色素沉著 脂肪萎縮 攣縮 皮膚潰瘍 壞疽
誤食水母的反應	胃腸症狀 蕁麻疹
長期反應	毒素引起呼吸性酸中毒 肺水腫 嘔吐 發燒 肌肉痙攣
致死反應（中毒引起）	立即性心臟停止 突然呼吸停止 遲發性腎衰竭 肝功能衰竭 全身型過敏反應

（參考 Burnett JW, Burnett J, Rifkin JF: Venomous poisonous marine animals. New South Wales Univ Pr Ltd, 1996, p.306製表）

應該進行的檢查項目

輕傷者不需特別進行檢查，重症者需要進行含生命徵象在內的全身精密檢查。

鑑別診斷疾病

● 箱水母和僧帽水母螫傷時產生的臨床症狀多有相似之處，鑑別診斷並不容易，但僧帽水母螫傷時，觸手接觸到皮膚的瞬間會產生電擊般的劇痛，而且冒出蚯蚓狀皮疹，急性期的皮膚症狀比箱水母螫傷時更為劇烈。

治療＆生活衛教

● 其實最重要的是做好避免被螫傷的防護措施。沖繩海邊通常設有防止水母進入的防護網，所以戲水時應盡量待在防護網內。另外，穿著潛水衣或機能防曬衣也有助於降低螫傷風險。

● 箱水母螫傷時，食用醋可作急救處置之用，能有效抑制刺絲胞囊噴發刺絲。但不可用於其他種類的水母，因為食用醋反而會刺激水母噴發刺絲，導致症狀惡化。

- 一開始治療就使用最強效的外用類固醇軟膏。⇒處方箋①
- 受傷範圍廣泛時，服用抗組織胺或類固醇藥物。⇒處方箋②、③
- 如同珊瑚皮膚炎一樣，螫傷後數週內皮膚症狀可能再次復發，亦即遲發性反應（圖3、4）。必須事先向患者說明情況，並於治療過程中謹記在心。

⇒處方箋①
Clobetasol Propionate 軟膏
1天塗抹2～3次

⇒處方箋②
Olopatadine Hydrochloride
1次5mg，1天2次，
餐後服用

⇒處方箋③
Prednisolone 錠
1次5mg，1天2次，
餐後服用

II

圖3 箱水母螫傷1年7個月後產生遲發性反應

a 螫傷1年4個月後

b 螫傷1年7個月後

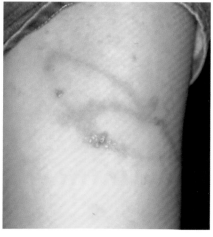
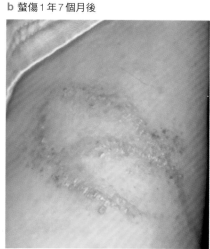

圖4 螫傷後經過2年6個月，疤痕尚未完全消退

a 螫傷後第二天

b 螫傷2年6個月後

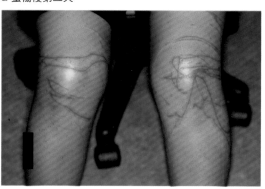
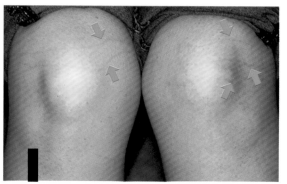

▶ **轉介至皮膚專科的時機**

- 需要由初期治療的醫師轉介：多半因為增生性疤痕或蟹足腫。

引用文獻

1）上里　博：海洋危険生物による皮膚障害（1）．西日皮 2012；74：519-40.
2）上里　博，宮城良充，佐藤浩信：海の危険生物治療マニュアル.(財)亜熱帯総合研究所，沖縄，2006，pp1-134.
3）佐藤浩信：潰瘍危険生物による刺・咬傷とは？その対処法とは？ハブクラゲを中心に．別冊ER Magazine 2009；6：559-64.

珊瑚皮膚炎

佐藤皮膚科　佐藤浩信

疾病概要

- ●珊瑚皮膚炎幾乎都是因為誤觸千孔珊瑚目動物（或是千孔珊瑚）而引起的接觸性皮膚炎。
- ●千孔珊瑚的珊瑚體上布滿刺絲胞，因此就如同誤觸其他刺絲胞動物一樣會引起接觸性皮膚炎，由於被刺到當下會出現如火燒般的疼痛，所以又被稱為火珊瑚（fire coral 或 stinging coral）。
- ●遭珊瑚刺傷的情況經常發生於內礁、外礁處，因此有時容易被誤認為遭海葵（尤其是夜海葵）或團冠水母（*Stephanoscyphus racemosum*）等刺傷。
- ●針對海裡生物引起的皮膚炎，由於受傷患者多半不認識肇事生物，因此難以鎖定引起皮膚炎的生物。

問診中應確認事項

- □皮疹發生部位、皮疹特徵，是聚合性或單顆性
- □距離受傷已經過了多久時間
- □受傷時間、場所：特別是海岸位置等資訊
- □症狀只出現在皮膚，還是有全身性症狀（嘔吐、身體不適、暈眩等）

原因&病型

1 珊瑚皮膚炎（圖1～3）

　　引起珊瑚皮膚炎的原因是遭千孔珊瑚目的刺絲胞毒害，或遭到珊瑚尖銳的碳酸鈣骨骼劃傷。

　　接觸部位形成丘疹和水疱聚集的丘斑。初期症狀在1個週左右逐漸緩解，但數週內可能發生遲發性過敏反應（即遲發性反應）引起的 flare-up 現象，受傷部位有強烈搔癢感，並形成浮腫性紅斑和水疱等。

圖1 千孔珊瑚目的珊瑚

a 糾結千孔珊瑚的全貌

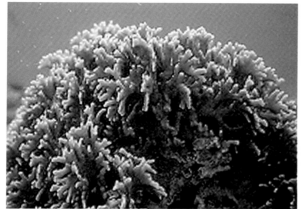

（諸喜田茂充教授〔琉球大學海洋自然學科名譽教授〕提供）

b 表面有許多不規則排列的水螅

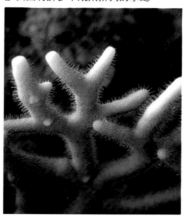

（岩永節子教授〔沖繩縣中央研究所〕提供）

圖2 千孔珊瑚刺傷臨床病例①

潛水時大腿摩擦岩石後產生水疱。

a 受傷2個半月後

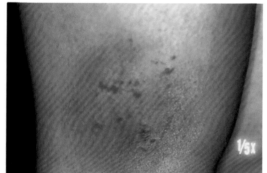

b 病理組織化驗為表皮內水疱

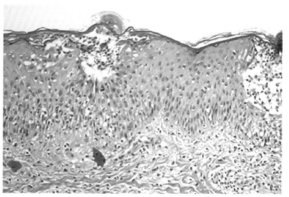

（上里博教授〔前琉球大學皮膚科教授〕提供）

圖3 千孔珊瑚刺傷臨床病例②

a 受傷約4週後的照片。左小腿出現蟲蛀狀的皮膚潰瘍。

b 切除難治性皮膚潰瘍，進行全層皮膚植皮11個月後的照片。

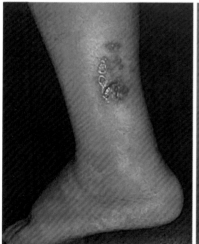
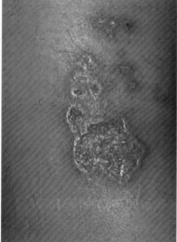
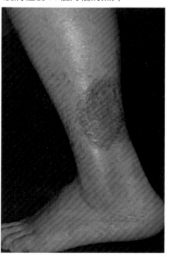

❷夜海葵*¹引起的皮膚炎（圖4～6）

＊1：附著於溫帶淺海地區的岩石上。容易因為誤判為海藻而不小心觸摸。

　　觸碰海葵觸手時，觸手上的刺絲胞噴發刺絲，造成皮膚如燒燙傷般的強烈疼痛，使用苦息樂卡因（Xylocaine）等局部麻醉藥通常也難以緩解。

　　刺絲胞內有袋狀刺絲胞囊，接觸刺絲胞的皮膚部位形成斑點狀或地圖狀的聚集性丘疹、水疱、血疱、痂皮、壞死病灶。

　　若手指等末梢部位遭螫傷，容易因為末梢血液循環不良而導致手指變黑壞死。

圖4 夜海葵
附肢前端有刺絲胞囊。

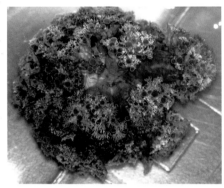
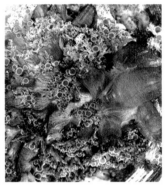

圖5 夜海葵螫傷的臨床病例①

a 受傷第1天

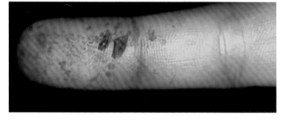

b 受傷第13天：血管阻塞導致手指指尖壞死

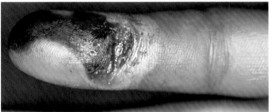

圖6 夜海葵螫傷的臨床病例②

a 受傷隔天。右手疼痛、腫脹。實際遭螫傷的是右手第3、4、5指和右手第1指基部。

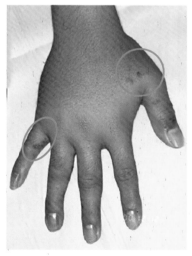

b 紅外線熱影像。明顯可見末梢血液循環不良。

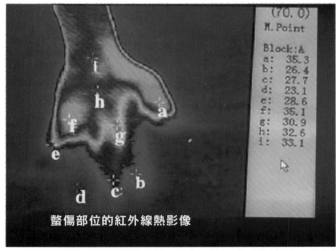

螫傷部位的紅外線熱影像

（上里博教授〔前琉球大學皮膚科教授〕提供）

3 團冠水母*²引起的皮膚炎（圖7、8）

　　刺絲胞噴發的刺絲刺入皮膚，形成伴隨疼痛的膨疹，不久後演變成紅色丘疹、小水疱。皮膚症狀持續數週。

> ＊2：附著於珊瑚礁或淺灘岩礁且宛如海葵般的水螅體，以及在大海中漂移的水母體，這兩種世代交替出現。一般而言，患者多半在團冠水母的水螅時期遭螫傷。水螅大小約5×10mm，會聚集成群體。

圖7 團冠水母

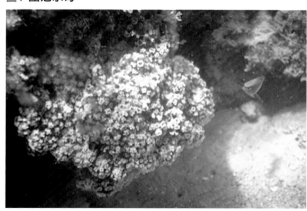
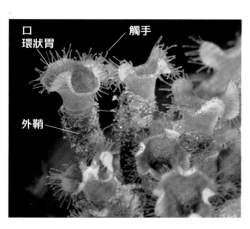

圖8 團冠水母螫傷的臨床照片
受傷部位有伴隨小水疱的紅色丘疹。

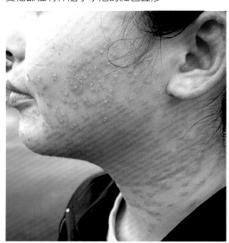
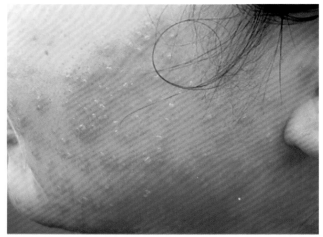
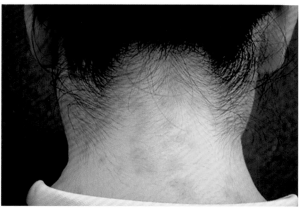

（上里博教授〔前琉球大學皮膚科教授〕提供）

應該進行的檢查項目

目前尚未建立輔助診斷海洋危險生物的檢查方法，多半是透過臨床症狀來加以鎖定或推測。

部分千孔珊瑚目的種類可能引發腎功能衰竭，一旦出現全身性症狀，必須進行全身精密檢查。另外，基於珊瑚骨骼可能殘留於皮膚內，建議進行Ｘ光攝影檢查加以確認。

鑑別診斷疾病

刺絲胞動物引起的症狀多有相似之處，根據先前介紹的千孔珊瑚目、夜海葵、團冠水母引起的臨床症狀、皮膚病灶外觀或受傷情況等問診，能夠進行某個程度的鑑別診斷。

治療＆生活衛教

緊急處置
- 受傷時未噴發刺絲的刺絲胞會附著於皮膚上，往往因數量多而難以完全清除，但利用海水沖洗多少具有效果。箱水母螫傷時用於緊急處置的食用醋絕對不可以用在這裡，因為食用醋會促使刺絲胞噴發刺絲。另外，小心不要摩擦患部。
- 進行治療的醫師也必須戴上橡膠手套，千萬不可徒手觸摸。

皮膚症狀的治療
- 針對皮膚炎的基本治療是給予最強效型外用類固醇藥物⇒處方箋①、口服抗過敏藥物⇒處方箋②，以及口服類固醇藥物⇒處方箋③，另外，還需注射破傷風類毒素疫苗和口服抗生素。由於多數案例會出現疼痛現象，需針對疼痛程度進行適度治療。

生活衛教
- 首要之務是再三叮嚀絕對不要觸摸海洋危險生物。下水時穿著潛水衣、戴手套、穿鞋，盡可能減少皮膚露出部位。
- 初期治療多半能順利緩解皮膚症狀，但1～4週後可能出現搔癢、紅斑、丘疹等遲發性反應，這一點務必事先向患者說明，才能避免治療中衍生問題。

⇒處方箋①
Clobetasol Propionate 軟膏
1天塗抹2～3次

⇒處方箋②
Olopatadine Hydrochloride
1次5mg，
1天口服2次，
餐後服用

⇒處方箋③
Prednisolone 錠
1次5mg，
1天口服2次，
餐後服用

轉介至皮膚專科的時機
- 不少案例容易陷於治療瓶頸，建議初期治療後即刻轉介至皮膚專科。

引用文獻
1) 上里　博：海洋危険生物による皮膚障害（1）．西日皮 2012；74：519-40.
2) 上里　博, 宮城良充, 佐藤浩信：海の危険生物治療マニュアル.(財)亜熱帯総合研究所, 沖縄, 2006, pp1-134.
3) 藤塚章子, 原　浩幸, 森嶋智津子, ほか：急性腎不全を来し, 血液透析で救命し得たサンゴ皮膚炎. 臨皮 1996；50：307-10.

漆樹及芒果引起的皮膚炎

丸子中央病院皮膚科　**松倉節子**

原因&病型

1 過敏性接觸性皮膚炎

　　因接觸灌木類漆樹、野漆樹(圖1),或者使用漆樹為原料但乾燥(氧化聚合)不完全的漆器而發病。漆樹除了生長於山林間,也分布於住宅區街道上,直接觸摸樹葉或枝幹汁液,可能引發過敏性接觸性皮膚炎。

圖1 野漆樹

a 初夏時葉片呈綠色

b 秋季時葉片呈紅色

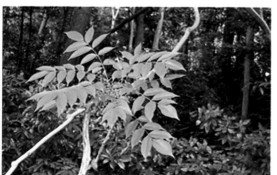
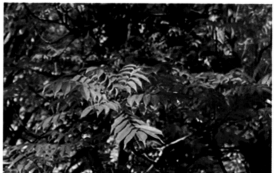

接觸葉片或植莖後，會出現呈線狀的皮膚症狀。除此之外，常見臉部發紅腫脹、睜眼困難等症狀（圖2、3）。芒果含有與漆酚產生交互反應的過敏原（Mangol），直接就口食用芒果可能引發嘴唇及其周圍產生皮膚炎症狀（圖4）。若手持漆器或上漆的筷子，手指和指間處可能冒出紅斑和小水疱。即便只接觸一次，大約1週後也可能出現症狀惡化現象。

圖2 到山裡露營，隔天出現臉部發紅腫脹、睜眼困難等現象

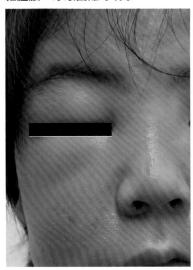

圖3 伴隨四肢搔癢的線狀浮腫性紅斑、水疱

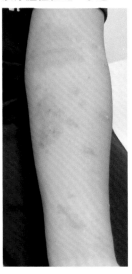

圖4 嘴唇的皮膚炎

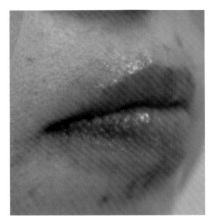

（鈴木加余子醫師提供）

②空氣傳播接觸性皮膚炎（airborne contact dermatitis）

散布於空氣中的過敏原附著在皮膚露出部位，會引起空氣傳播接觸性皮膚炎，導致大範圍未直接接觸過敏原的露出部位出現皮膚炎症狀。根據研究報告顯示，漆藝課程中可能出現臉部發紅腫脹現象，而使用上漆的茶釜煮沸熱水飲用也可能是誘發原因。

應該進行的檢查項目

①斑貼測試

將疑似植物以as is（按原狀）方式直接貼於皮膚上進行測試，可能出現強陽性反應，建議不要使用這樣的方式。改以調整過濃度的漆酚貼於皮膚上進行測試。可以使用鳥居製藥推出的漆酚斑貼測試劑（0.002% pet）（圖5）。

圖5 斑貼測試結果

漆酚呈陽性反應（斑貼測試過敏原試劑0.002% pet，鳥居製藥）。

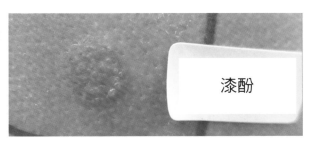

漆酚

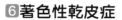

（圖6）。偶爾皮疹也會擴散至衣物覆蓋部位，或演變成紅皮症狀態對 UVB、UVA 或同時對兩者嚴重過敏，除此之外，在部分案例中可見光也是過敏原之一。

⑥ 著色性乾皮症

著色性乾皮症是一種高致癌性光敏感症，因紫外線照射破壞 DNA，導致基因喪失自行修復能力而發病，同時也可能造成神經系統異常。多為體染色體隱性遺傳。目前已知 A 群至 G 群 7 種切除修復基因，以及切除修復功能正常卻無法正常複製修復的 V 群。日本國內以 A 群和 V 群占多數。

A 群自幼兒期開始反覆出現嚴重的持續性曬傷（圖7）。接著臉部等露出部位開始出現雀斑狀色素沉著，若沒有持續採取適當的防止紫外線措施，極可能年紀輕輕，皮膚露出部位就癌變形成皮膚癌。A 群有明顯的最低致紅斑劑量（MED）[2]下降現象，照射後出現反應的高峰期會一直持續到 3 天後。V 群也會產生雀斑狀色素沉著，但 MED 正常，無異常曬傷反應。其他的中間型（B～G 群）症狀比 A 群輕微，但 MED 略有降低傾向。

> ＊2：MED：Minimal Erythema Dose

⑦ 日光加劇惡化疾病

原有的疾病於陽光照射後嚴重惡化，包含異位性皮膚炎、脂漏性皮膚炎、全身性紅斑狼瘡、皮肌炎、糙皮病等。

圖7 著色性乾皮症 A 群
出生後因陽光照射而產生嚴重的持續性曬傷。

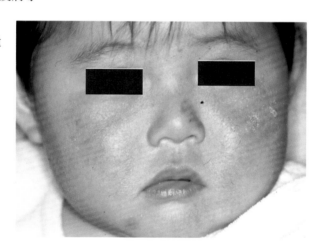

應該進行的檢查項目 [2]

明確知道誘因是過量紫外線照射且皮疹是曬傷而引起的情況下，不需要特別進行檢查。但疑似上述鑑別診斷的疾病時，需要進行下列檢查。

❶ 最低致紅斑劑量（MED）檢測

疑似著色性乾皮症，針對 UVB、UVA 進行 MED 檢測。以螢光燈作為光線來源，針對 UVB，使用 SE 燈管；針對 UVA，使用 BL 或 BLB 燈管。階段性地在背部以時間為變數進行照射檢測。另外也有附設控制器的電動式檢測器（圖8）。

24 小時後可辨識之紅斑所需之最低照射劑量即為 MED。MED 值並非以時間長短來表示，而是以照射劑量（mJ/cm^2 或 J/m^2）來表示。了解簡單的光測試對於診斷也非常有幫助[1]。

> ＊1：可參考 P14「常見的光敏感症」。

圖 8 MED 及 MPD 檢測器 Med Auto 3（村中醫療器材股份有限公司）

https://www.muranaka.co.jp/products/detail.php?product_id= 100783

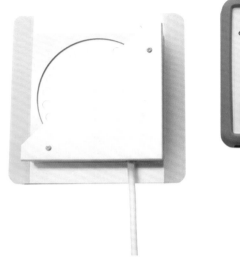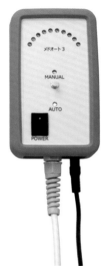

❷光斑貼測試

患有藥物引起的光敏感症時，為了鎖定原因藥物所進行的測試。

治療＆生活衛教

●輕症通常不需要就醫，但曝曬太陽下的當晚或 1～2 天後出現強烈灼熱感時，則需要就醫。這時候發炎情況可能達到高峰，雖然無法抑制已經發生的曬傷反應，但如同處理燒燙傷，針對緩解疼痛和保護皮膚進行對症治療。

●通常優先使用的藥物是腎上腺皮質類固醇外用藥，但效果極為有限。盡量從早期開始使用外用類固醇藥物，1 天塗抹 2 次，持續 1 週有助於及早緩解症狀。搭配保護皮膚的保溼劑一起使用，藥膏更容易推開。據說在重症案例中習慣投以全身性類固醇藥物，但目前並沒有充分依據。使用非類固醇消炎藥反而能夠有效緩和前列腺素引起的發炎與疼痛。⇒處方箋①

⇒處方箋①
Betamethasone Butyrate Propionate 軟膏（25g）
1 天塗抹 2 次；
類肝素軟膏（25g）
同上述軟膏混合一起使用；
Prednisolone 錠（5mg）2 錠
1 天 1 次，早餐後服用，3 天份；
Loxoprofen Sodium Hydrate
1 天 3T，分 3 次服用，餐後服用，3 天份

●在衛教方面，曝曬於紫外線下容易造成光老化，甚至引起皮膚癌，務必指導患者做好防曬工作。預測可能曝曬大量紫外線時，請患者務必穿戴衣帽、撐傘、戴手套，並且事先在露出部位塗抹防曬乳，絕對要做好防曬工作。

●參考紫外線指數，預測可能長時間曝曬於太陽下時，選用 SPF 50＋、PA＋＋＋＋等防曬係數最強的防曬產品，同時要兼具抗水抗汗功能。若要使用在兒童身上，無須刻意選用兒童專用，父母用過且沒有問題的防曬產品即可。

轉介至皮膚專科的時機

●症狀擴散範圍大且形成水疱。
●異位性皮膚炎等既有疾病出現惡化現象時。
●疑似著色乾皮症或紫質症等光敏感症，或者出現不同於一般曬傷的症狀進展時。

引用文獻

1）上出良一：太陽紫外線による皮膚障害 –サンバーンの治療–. 日皮会誌 2014；124：1115-9.
2）佐藤純子，上出良一：光線過敏症検査 皮臨 2013；55：1528-35.
3）一般社団法人日本アレルギー学会：皮膚テストの手引き. 協和企画，東京，2021.
4）日本ラテックスアレルギー研究会ラテックスアレルギー安全対策ガイドライン作成委員会：ラテックスアレルギー安全対策ガイドライン2018. 協和企画，東京，2018.

尿布性皮膚炎

神奈川縣立兒童醫療中心皮膚科　**馬場直子**

疾病概要

● 尿布性皮膚炎是指尿布覆蓋部位的皮膚因長時間接觸排泄物的刺激、反覆擦拭的刺激所引發的接觸性皮膚炎。

● 指導患者家屬頻繁更換尿布以保持皮膚乾淨，並且適度塗抹治療藥物。

● 症狀難以根治時，可能是症狀相似的皮膚念珠菌感染。

問診中應確認事項

☐ 出現症狀的時期、症狀惡化的季節和誘因

☐ 患童的全身狀態：發燒、腹瀉、便祕、流鼻水、咳嗽等

☐ 糞便型態：水便、泥狀便、固體便

☐ 換尿布時有無啼哭現象

☐ 目前飲食狀況：母奶、配方奶、混合奶、離乳食品、一般飲食

☐ 目前使用的尿布和皮膚炎之間的關係

☐ 日常使用針對包尿布部位的皮膚外用藥（含市售產品、保溼劑等）

原因＆病型

🔳尿布性皮膚炎

①刺激性接觸性皮膚炎（圖1～5）

多數尿布性皮膚炎是多種因素交疊引起的刺激性接觸性皮膚炎。包尿布的嬰幼兒因皮膚屏障功能尚未發育完成，再加上尿布內皮膚因汗水、尿液、軟便等經常處於高溫高溼狀態，導致皮膚角質軟化而容易剝落，這也使皮膚屏障功能更為衰弱。在這種狀態下，身體活動時的摩擦和更換尿布時的擦拭等各種物理性刺激是引起尿布性皮膚炎的原因之一。

另一方面，長時間接觸尿液中的氨氣、糞便中所含的消化酵素、細菌、黴菌等刺激，也是造成皮膚屏障功能更為衰弱且引起皮膚炎的原因。尤其軟便中含大量水分和消化酵素，再加上腹瀉時糞便內有病毒、細菌，這都容易引起皮膚炎，而且往往不容易根治。

而尿布的纖維、橡膠、合成樹脂等材質，或者殘留於布尿布上的清潔劑、柔軟精、爽身粉等成分也都可能引起皮膚炎。

臨床症狀初期以肛門為中心，周圍出現紅斑和紅色丘疹，然後向周圍擴散。以接觸尿布且容易摩擦的部位來說，男嬰通常為陰莖前端、背面和陰囊；女嬰則為大陰唇和恥骨結節部，這些部位容易出現紅斑和丘疹，也可能從肛門口擴散開來。症狀惡化時，紅斑內出現糜爛或潰瘍，導致每次更換尿布擦拭時，嬰兒會因為疼痛而嚎啕大哭。若再進一步惡化，恐演變成頑固的苔蘚化或肉芽腫性病變。接觸尿布鬆緊帶部位出現紅斑、紅疹現象時，多為鬆緊帶的物理性刺激所造成。

圖1 尿布性皮膚炎（7個月大女嬰）

以肛門為中心出現同心圓形狀的紅色小丘疹、紅斑、糜爛等現象。

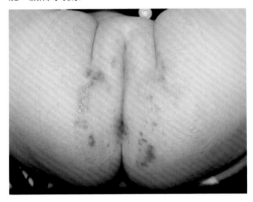

圖2 尿布性皮膚炎（1個月大女嬰）

肛門周圍有大範圍浮腫性紅斑，伴隨局部不規則糜爛現象。換尿布時嬰兒經常會大哭。

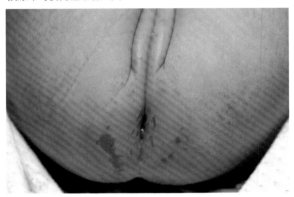

圖3 尿布性皮膚炎（11個月大女嬰）

容易摩擦尿布的大陰唇凸面部位出現紅斑，因換尿布時刮傷，演變成苔蘚化、糜爛現象，治療難度大幅提升。

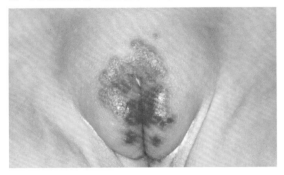

圖4 尿布性皮膚炎（3個月大女嬰）

母奶導致軟便次數多，以肛門為中心出現大範圍糜爛現象。換尿布時嬰兒常因疼痛而大哭。

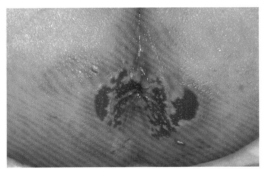

圖5 尿布性皮膚炎（1歲11個月大男嬰）

持續腹瀉後，從肛門周圍至會陰、陰囊下方出現紅斑、丘疹。中心部位伴隨苔蘚化和糜爛現象。

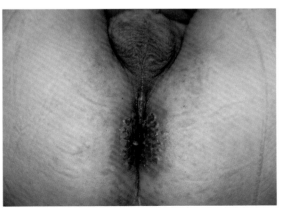

②過敏性接觸性皮膚炎（圖6）

　　某些種類的尿布可能會引起皮膚炎。尿布製造過程中添加的化學物質、殘留於布尿布上的清潔劑或柔軟精成分、擦拭用「嬰兒溼紙巾」所含成分、保溼及護膚用的外用藥成分，這些都可能造成嬰幼兒因過敏而引發過敏性接觸性皮膚炎。若沒有及時發現原因而持續使用，恐演變成不易根治的苔蘚化，皮疹也可能超出尿布範圍持續擴散。疑似過敏性接觸性皮膚炎時，諮詢專科醫師並進行斑貼測試以找出真正原因。

❷尿布部位皮膚念珠菌感染（erythema mycoticum infantile）（圖7、8）

　　念珠菌是一種長年存在於腸道和皮膚的菌種，尤其因感染症而服用抗菌藥物後，腹瀉使腸道菌叢產生變化，導致念珠菌數量增加，更因為尿布內的高溫高溼環境促使念珠菌大量繁殖，進一步引起皮膚炎。

　　尿布部位的皮膚念珠菌感染和一般尿布性皮膚炎一樣，陰部和肛門周圍會出現許多紅色丘疹。進行鑑別診斷時，可以多留意皮膚念珠菌感染會有以下幾種症狀，像是尿布沒有直接接觸的皺襞和皺褶深處也出現嚴重皮疹、大小幾乎一致的紅色丘疹聚集分布，或是丘疹邊緣可見扁平狀的薄鱗屑等。可以取鱗屑進行顯微鏡檢法。

圖6 尿布性皮膚炎（過敏性）
（5個月大男嬰）

更換尿布品牌後1週，包尿布的部位出現紅斑、搔癢症狀，而紅斑及丘疹甚至擴散至包尿布以外的區域。

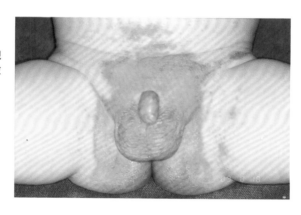

圖7 尿布部位皮膚念珠菌感染（1歲3個月大女嬰）

因上呼吸道感染而服用抗菌藥物，之後包尿布部位突然出現大量紅色小丘疹。取鱗屑進行KOH鏡檢，結果發現念珠菌孢子。

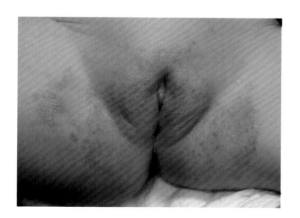

圖8 尿布部位皮膚念珠菌感染（1歲6個月大男嬰）

以為是尿布性皮膚炎而自行塗抹市售藥膏，不僅症狀未緩解，紅色丘疹還逐漸擴散。就連皺褶深處也出現紅斑，而且邊緣有薄薄的鱗屑。透過KOH鏡檢，診斷為皮膚念珠菌感染。

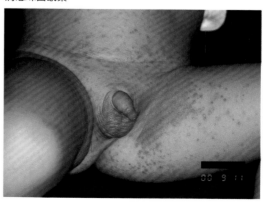

檢查&鑑別診斷

　　接觸尿布的部位出現紅斑、丘疹、脫屑、糜爛、潰瘍等發炎性皮疹時，根據症狀診斷為尿布性皮膚炎。皮疹等不僅出現在尿布接觸部位，也出現在皺襞和皺褶深處，還有大小一致的小丘疹聚集分布，與正常皮膚的交界處有扁平狀脫屑，這些情況疑似皮膚念珠菌感染。

　　取脫屑置於載玻片上，溶解角質後透過直接顯微鏡檢法確認有無念珠菌。疑似念珠菌感染，但因為已經塗抹外用藥物而無法採集脫屑時，先洗掉外用藥物並於乾燥後取少量檢體進行細菌培養鑑定檢查。

　　肛門周圍的皮膚炎多半難以根治，若嘴巴四周也出現相同症狀，進行血清鋅檢測以釐清是否為缺鋅引起的腸病變性肢端皮膚炎。

治療&生活衛教

頻繁更換尿布
- 治療的第一步是頻繁檢查尿布，溼了就更換，有助於預防尿布性皮膚炎。另外，夏季時即便尿布不溼，也建議偶爾脫下尿布，藉由接觸空氣以防止悶熱，同樣有助於預防包尿布部位的皮膚汗疹。

注意擦拭方式
- 擦拭排泄物時，不要使用乾式衛生紙或擦拭布，改用溫水沾溼的衛生紙或沾有橄欖油的棉花等以抓取排泄物的方式處理，盡量不要用力擦揉，盡可能以溫水坐浴的方式或沖洗方式清除排泄物。
- 外出時隨身攜帶寶特瓶裝水，稍微灑些水後再用衛生紙以抓取排泄物的方式處理，千萬不要用力擦揉。
- 清理乾淨後，使用柔軟棉布或紗布充分吸乾水分。皺襞深處也要仔細擦乾。

擦拭後的處理
- 擦拭乾淨後，不要立刻換上新的尿布，稍微風乾一陣子並塗抹凡士林等油脂性軟膏，讓油脂取代皮脂以補強皮膚屏障功能。

塗抹外用藥物
- 如果已經形成尿布性皮膚炎，輕微紅斑的情況下塗抹 Propeto ⇒處方箋①、Azunol 乳膏⇒處方箋②、氧化鋅軟膏，每次更換尿布即塗抹一次。發紅情況嚴重、出現丘疹及糜爛現象時，塗抹 IV 群弱效類固醇軟膏，然後再疊上 Azunol 乳膏或氧化鋅軟膏。發紅情況一旦緩解，立刻停用類固醇軟膏，僅頻繁塗抹保溼護膚劑。
- 如果是尿布部位皮膚念珠菌感染，首先塗抹 1～2 週的抗真菌劑，目的是消滅念珠菌。之後皮膚炎症狀若未能完全根治，頻繁塗抹 Azunol 乳膏或氧化鋅軟膏等治療尿布疹的藥物直到痊癒。

⇒處方箋①
白色凡士林

⇒處方箋②
Dimethyl Isopropylazulene

改善糞便型態[*1]

●持續軟便或腹瀉狀態，塗抹再多藥膏也不可能改善。這時候必須確認是否有消化道疾病、病毒感染，或者因母奶、離乳食品引起過敏而腹瀉。

[*1]：好發於冬季的輪狀病毒感染、呼吸道融合病毒感染可能會出現腹瀉症狀，進而造成尿布性皮膚炎。服用抗菌藥物也容易引發尿布部位皮膚念珠菌感染。因此一旦出現軟便及腹瀉現象，務必採取預防措施。

轉介至皮膚專科的時機

●包尿布部位發紅，塗抹市售尿布疹藥物後，症狀持續擴散。

●小小的紅色丘疹數量多且逐漸擴散。

●產生糜爛或潰瘍的情況。

引用文獻

1) 吉田和惠：乳児脂漏性皮膚炎・おむつ皮膚炎．小児科診療 2019；82：1388-91.
2) 松村由美：おむつ皮膚炎・汗疹・多汗症．Derma 2010；164：15-9.

汗水與皮膚疾病

長崎大學大學醫院齒藥學綜合研究科皮膚病態學領域　**室田浩之**

―――――――――――― **疾病概要** ――――――――――――

汗皰疹
- ●掌蹠部位出現復發性的小水疱，合併發炎且伴隨搔癢感（圖1、2）。
- ●隨著時間經過，膜狀脫屑從水疱中央往離心方向擴散並融合。

汗疹
- ●出汗後出現紅色丘疹或小水疱。
- ●出汗的皮膚表面長時間密封在衣物裡面，或者大量出汗後更容易發生（圖3）。

對磨疹
- ●對磨部位容易積汗，也較為悶熱。另外，因為角質溼潤而容易脫落。一旦皮膚摩擦導致角質過度脫落，容易產生發紅、發癢、疼痛等症狀。

異位性皮膚炎與汗水
- ●汗水是造成異位性皮膚炎的搔癢和皮膚症狀惡化的原因。
- ●異位性皮膚炎患者的出汗量比一般健康者少，由於缺乏汗水的保溼、抗菌、皮膚冷卻作用，導致皮膚炎症狀容易惡化。

―――――――――――― **問診中應確認事項** ――――――――――――

汗皰疹
- □發病季節、誘發疾病的乾燥、多汗、精神壓力、金屬過敏等因素

汗疹
- □是否有造成大量出汗的情況

對磨疹
- □是否有造成大量出汗的情況

異位性皮膚炎與汗水
- □運動時或置身酷熱環境中的變化、症狀
- □是否有出汗現象

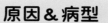

原因＆病型

❶酒糟肌

原因＆病型

酒糟肌的特徵是皮疹分布於前額、鼻子及其周圍、臉頰、下巴等臉部中央範圍，加上以毛囊皮脂腺為主的慢性發炎和微血管擴張（圖1a）。酒糟肌的皮疹型態為紅斑、不規則微血管擴張、痤瘡狀丘疹和膿疱混合在一起。鼻瘤型酒糟肌有鼻子發紅、微血管擴張、毛孔變粗大、皮脂腺增厚、鼻子表面變得凹凸不平等情況。雖然鼻唇溝和口周不易形成皮疹，但症狀惡化、持續化時，皮疹也會蔓延擴散至鼻唇溝和口周（圖2a）。

根據臨床特徵症狀，酒糟肌分為4種主要型別：①皮脂腺毛囊周圍發炎引起伴有紅斑、器質性病變、表面血管擴張的紅斑血管擴張型；②出現以丘疹和膿疱等炎症性皮疹為主的丘疹膿疱型；③以鼻子為中心，因組織纖維化導致形狀改變，形成局部腫瘤的鼻瘤型；④呈現眼瞼炎、結膜炎症狀的眼睛型。

酒糟肌好發於30歲過後。紅斑血管擴張型和丘疹膿疱型酒糟較常發生在女性身上，而鼻瘤型和眼睛型則沒有男女性差異[1]。酒糟肌的原因及病型多樣化，根據研究報告顯示，可能與遺傳[2]、自然免疫機制[3,4]、肥大細胞[5,6]等有關。

惡化因子

酒糟肌患者，特別是伴有微血管擴張的紅斑血管擴張型，在冬季冷熱溫差和夏季陽光照射等末梢血液量隨之變動的情況下，容易出現熱潮紅和臉部泛紅的自覺症狀。另一方面，多數酒糟肌患者體內都有針對日本柳杉、檜木等花粉、室內灰塵、屋塵蟎等室內過敏原的特異性IgE抗體[1]。確認隨季節更迭產生的症狀變化，並且指導患者各季節應採取的因應措施。

酒糟肌患者因日常生活中的運動、飲食、飲酒、泡澡、空調變化等造成末梢血液量有所變動時，容易出現熱潮紅和臉部泛紅的自覺症狀[7]。務必確認日常生活中造成症狀惡化的因素，並且指導患者採取因應對策。

圖2 鼻唇溝部位和臉頰的皮疹分布與進展

a 酒糟肌、類固醇酒糟

b 口周皮膚炎、酒糟性皮膚炎

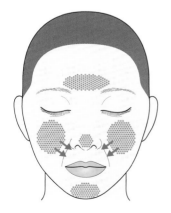

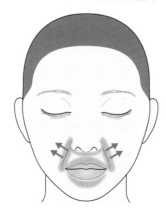

❷口周皮膚炎

口周皮膚炎是一種丘疹和紅斑為主的皮疹分布於鼻唇溝和口周的疾病（圖
1b）。病情惡化時，皮疹逐漸往臉頰擴散（圖2b），當皮疹擴散至口周以外的部
位，一般會使用酒糟性皮膚炎這個病名，然而歐美皮膚教科書中為了區別與酒糟肌
的不同，症狀始於鼻唇溝及口周的類型一律稱為口周皮膚炎。

眼瞼周圍也形成相同皮疹時，稱為眼周皮膚炎（periorbital dermatitis），部分
教科書將口周皮膚炎和眼周皮膚炎皆有的類型稱為periorificial dermatitis，後者
的皮疹分布類似顏面散布性粟粒樣狼瘡症＊1（lupus miliaris disseminatus faciei，
LMDF），但類似與否還曾經引起不小爭論（圖3）。

部分日本皮膚教科書中記載，診斷為口周皮膚炎及酒糟性皮膚炎的前提是使用
了類固醇或普特皮軟膏（Protopic），但使用類固醇或普特皮軟膏只是一種參考依
據，並非必要條件。

圖3 顏面散布性粟粒樣狼瘡症和periorificial dermatitis（眼周皮膚炎＋口周皮膚炎）
的好發部位

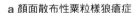

a 顏面散布性粟粒樣狼瘡症

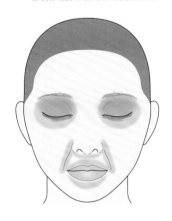

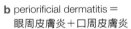

b periorificial dermatitis ＝
眼周皮膚炎＋口周皮膚炎

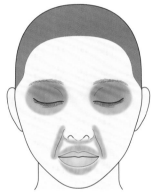

❸與外用類固醇藥物之間的關聯性

酒糟肌和口周皮膚炎、酒糟性皮膚炎都會因使用外用類固醇藥物而惡化，因此
無法單憑曾經使用外用類固醇藥物來進行鑑別診斷。臉部出現丘疹和膿疱的情況
下，必須透過問診以確認初次出現皮疹的分布部位、皮疹分布的擴散經過，藉此區
別是酒糟肌惡化，或者是口周皮膚炎或酒糟性皮膚炎。如果是口周皮膚炎或酒糟性
皮膚炎，以丘疹和紅斑為主的皮疹 是 始於鼻翼周圍和鼻唇溝部位，然後進一步蔓
延擴散至臉頰。

在外用類固醇藥物誘發口周皮膚炎及酒糟性皮膚炎的病例中，停止使用外用
類固醇藥物和進行適當治療後，通常3～4個月會痊癒。若3～4個月的治療仍未根
治，或者皮脂腺毛囊周圍殘留紅斑和微血管擴張現象， 則判定為酒糟肌外用類固
醇藥物引發的類固醇酒糟[8]。

誘發口周皮膚炎及酒糟性皮膚炎的因素並非只有外用類固醇藥物，根據報告顯
示，Tacrolimus和Pimecrolimus的外用Calcineurin抑制劑也是誘因之一[9-12]。而
有些口周皮膚炎的病例中驗出具核梭桿菌，因此也有不少抗菌藥物有助於治療的相
關報告[13-16]。

應該進行的檢查項目

　　酒糟肌患者同時合併空氣曝露性皮膚炎、花粉皮膚炎或接觸性皮膚炎的案例並不少見[1]。針對合併其他皮膚疾病的情況，進行特異性IgE抗體檢查和斑貼測試，給予抗組織胺口服藥物，並且指導患者盡量避免引起症狀的誘發物。

鑑別診斷疾病

　　需要進行區別的疾病包含臉部會長出紅斑的疾病，以及臉部會長出丘疹膿疱的疾病等[17]。

治療＆生活衛教

治療

● 紅斑血管擴張型酒糟肌的主要變化源自末梢血管的擴張和血流量增加，因此治療方式以促使末梢血管收縮為目標。口服Carvedilol改善紅斑和熱潮紅症狀；施打染料雷射、YAG雷射或脈衝光（IPL）改善微血管擴張現象。針對臉部熱潮紅現象，服用桂枝茯苓丸、清上防風湯、加味逍遙散、當歸芍藥散等中藥材也很有效。

● 丘疹膿疱型酒糟肌的變化源自皮脂腺毛囊的發炎，並用Metronidazole外用藥和口服具抑制發炎作用的Tetracycline類抗菌藥物有助於鎮靜發炎反應。靜發炎反應。⇒處方箋①、②

● 針對鼻瘤型酒糟肌，除了上述治療，可以考慮並用外科手術治療（切除變形的鼻贅疣或削平鼻瘤），或者進行二氧化碳雷射治療。

● 針對眼睛型酒糟肌，並用抗菌眼藥水和類固醇眼藥水以改善結膜炎症狀。

● 針對口周皮膚炎及酒糟性皮膚炎，需要治療以丘疹和紅斑為主的皮疹症狀，所以基本上採用丘疹膿疱型酒糟肌的治療方法。合併出現脂漏性皮膚炎的皮疹時，考慮並用Ketoconazole外用藥物⇒處方箋③。Metronidazole外用藥可能引發刺激性症狀，這時可以考慮並用Tacrolimus外用藥⇒處方箋④。針對使用外用類固醇藥物的患者，指示停用該外用類固醇藥物，並且事先說明可能會出現暫時性惡化的情況。

⇒處方箋①
Metronidazole 凝膠（15g），1天塗抹2次

⇒處方箋②
Doxycycline hydrochloride hydrate 錠（100mg）
1錠／日，分1次服用，或2錠／日，分2次服用。服用2～12週

⇒處方箋③
酮康唑（Ketoconazole）2%乳膏（10g），1天塗抹2次

⇒處方箋④
Tacrolimus Hydrate 軟膏（10g），1天塗抹2次

正確的皮膚護理

●指導患者適度洗臉以去除多餘皮脂和髒汙。為避免皮膚溫度過低，建議使用溫水洗臉，洗臉時勿過度用力摩擦。患者屬於皮脂分泌較少的乾燥肌時，每天使用肥皂洗臉一次就夠了，避免過度使用肥皂清潔。

●適度使用保溼劑有助於減輕環境因子造成的刺激。然而含油量高的化妝品易造成毛囊阻塞，可能進一步使酒糟肌惡化，建議根據膚質選用適合的保溼產品。

●乾燥性油性膚質的患者避免過度使用油性乳膏和凡士林，建議頻繁使用化妝水和乳液幫助角質層補充水分。由於類肝素具血管增生及擴張作用，筆者建議酒糟肌患者避免在臉部皮膚使用類肝素外藥用物。

日常生活衛教

●指導患者在冬季做好避免乾燥的保溼工作，以及預防冷風吹襲導致臉部皮膚溫度過低的因應對策。產生臉部暫時性熱潮紅時，反覆冷卻易導致治療所需時間拉長，進而使症狀遲遲難以緩解，所以千萬要叮嚀患者勿刻意幫臉部降溫。

●春季～夏季期間，建議使用陽傘和塗抹防曬乳來避免紫外線照射，而體內有針對室內灰塵、塵蟎、日本柳杉、檜木或禾本科植物花粉的特異性IgE抗體的患者，指導他們盡量避免接觸這些物質，並且使用抗組織胺藥物和白三烯素受體拮抗劑（leukotriene receptor antagonist）。

轉介至皮膚專科的時機

●臉部泛紅的原因往往較為複雜，必須確實掌握每位患者的過敏狀態。隨意使用外用類固醇藥物反而容易造成酒糟肌和口周皮膚炎的症狀惡化。建議遇到臉部泛紅的患者時，盡快轉介至皮膚專科。

II

引用文獻

1) Wada-Irimada M, Yamamoto H, Terui H, et al: Characterization of rosacea patients in Tohoku area of Japan: Retrospective study of 340 rosacea cases. J Dermatol 2022；49：519-24.

2) Aponte JL, Chiano MN, Yerges-Armstrong LM, et al: Assessment of rosacea symptom severity by genome-wide association study and expression analysis highlights immuno-inflammatory and skin pigmentation genes. Hum Mol Genet 2018；27：2762-72.

3) Yamasaki K, Nardo AD, Bardan A, et al: Increased serine protease activity and cathelicidin promotes skin inflammation in rosacea. Nat Med 2007；13：975-80.

4) Yamasaki K, Kanada K, Macleod DT, et al: TLR2 expression is increased in rosacea and stimulates enhanced serine protease production by keratinocytes. J Invest Dermatol 2011；131：688-97.

5) Muto Y, Wang Z, Vanderberghe M, et al: Mast cells are key mediators of cathelicidin-initiated skin inflammation in rosacea. J Invest Dermatol 2014；134：2728-36.

6) Mascarenhas NL, Wang Z, Chang YL, et al: TRPV4 mediates mast cell activation in cathelicidin-induced rosacea inflammation. J Invest Dermatol 2017；137：972-5.

7) Yamasaki K, Miyachi Y: Perspectives on rosacea patient characteristics and quality of life using baseline data from a phase 3 clinical study conducted in Japan. J Dermatol 2022. doi: 10.1111/1346-8138.16596. Online ahead of print.

8) 山﨑研志：酒皶様皮膚炎を適切に・早期に診断する. MB Derma 2022；320増：94–9.

9) Antille C, Saurat JH, Lübbe J: Induction of rosaceiform dermatitis during treatment of facial inflammatory dermatoses with tacrolimus ointment. Arch Dermatol 2004；140：457-60.

10) Gorman CR, White SW: Rosaceiform dermatitis as a complication of treatment of facial seborrheic dermatitis with 1% pimecrolimus cream. Arch Dermatol 2005；141：1168.

11) Fujiwara S, Okubo Y, Irisawa R, et al: Rosaceiform dermatitis associated with topical tacrolimus treatment. J Am Acad Dermatol 2010；62：1050-2.

12) Teraki Y, Hitomi K, Sato Y, et al: Tacrolimus-induced rosacea-like dermatitis: a clinical analysis of 16 cases associated with tacrolimus ointment application. Dermatology 2012；224：309-14.

13) Buck A, Kalkoff KW: Culture and bacterioscopy in the demonstration of fusobacteria in perioral dermatitis. Hautarzt 1973；24：544-5.

14) Takiwaki H, Tsuda H, Arase S, et al: Differences between intrafollicular microorganism profiles in perioral and seborrhoeic dermatitis. Clin Exp Dermatol 2003；28：531-4.

15) Ishiguro N, Maeda A, Suzuki K, et al: Three cases of perioral dermatitis related to fusobacteria treated with β-lactam antibiotics. J Dermatolog Treat 2014；25：507-9.

16) Maeda A, Ishiguro N, Kawashima M: The pathogenetic role of rod-shaped bacteria containing intracellular granules in the vellus hairs of a patient with perioral dermatitis: A comparison with perioral corticosteroid-induced rosacea. Australas J Dermatol 2016；57：225-8.

17) 山﨑研志：【日常診療でよくみる皮膚疾患の診断と治療】尋常性ざ瘡, 酒さ. 月刊レジデント 2020；13：57-66.

日光性蕁麻疹＆膽鹼性蕁麻疹

大阪醫科藥科大學醫學部感覺器機能形態醫學講座皮膚科學　福永淳

疾病概要

●日光性蕁麻疹是罕見的物理性蕁麻疹，僅露出部位出現伴有搔癢感的紅斑或膨疹。

●膽鹼性蕁麻疹則是一種刺激誘發性蕁麻疹，因運動、泡澡、精神緊繃等出汗刺激而發病。

●誘發原因各自是陽光照射和出汗刺激，因此皮疹常於夏季時惡化。日光性蕁麻疹的皮疹形狀為瀰漫型，而膽鹼性蕁麻疹的皮疹形狀則為點狀。

問診中應確認事項

□皮疹的分布與形狀

□皮疹的自覺症狀：膽鹼性蕁麻疹患者多半主訴有痛癢症狀

□照射陽光後是否立即出現皮疹：如果是日光性蕁麻疹，可能有延遲出現皮疹的情況

□陽光照射以外的出汗刺激是否引發皮疹：在室內也會出現皮疹嗎？泡澡或緊張時也會出現皮疹嗎？

□是否患有異位性皮膚炎：膽鹼性蕁麻疹患者多半合併異位性皮膚炎

原因＆病型

①日光性蕁麻疹的原因和症狀

吸收特定波長光線的吸收特定波長光線的發色團（chromophore）存在於皮膚內或血清中（chromophore）存在於皮膚內或血清中，而一般認為，會引起立即性過敏反應的就是存在露出部位的皮膚內，因吸收光能量而受到激發的發色團，然而目前尚未明確鎖定誘發抗原。根據最近的研究結果證實，患者血清中因光線照射所形成的光抗原會經由IgE而活化嗜鹼性白血球[1]。

日光性蕁麻疹是一種較為罕見的物理性蕁麻疹，僅曝曬於陽光下的部位且僅曝曬5〜10分鐘左右即產生局部性膨疹。曝曬於陽光下的部位會出現界線明顯的瀰漫性紅斑與膨疹（圖1）。日光性蕁麻疹的發生與光照波長有關，而光照波長分為作用波長和抑制波長[*1]，具抑制波長的患者，於曝曬陽光下一陣子之後才會出現蕁麻疹症狀，這段時間稱為潛伏期（latent time）。

*1：作用波長：誘發症狀發生的波長。抑制波長：阻抗作用波長，抑制症狀發生的波長。

❷膽鹼性蕁麻疹的原因與症狀

　　膽鹼性蕁麻疹主要發生在日常活動中，特徵臨床症狀為出汗時長出伴隨搔癢和刺痛的小型點狀膨疹、紅斑（圖2）「蕁麻疹診療指引2018」記載膽鹼性蕁麻疹是刺激誘發型蕁麻疹的其中一種病型。

　　根據出汗刺激使皮疹反覆出現的病史，以及皮疹呈點狀的特徵性臨床表現，容易與其他類型的蕁麻疹做出區別。然而在極為少數的情況下，可能出現血管性水腫、支氣管氣喘、全身型過敏反應（圖3）[2]。在蕁麻疹的各種病型中，生活品質（QOL）嚴重受損者，可能因為對各項治療產生抵抗性而造成治療相對困難且難以根治。

　　膽鹼性蕁麻疹分為汗過敏為主因的亞型，以及少汗為主因的亞型。少汗類型（後天特發性廣泛無汗症〔Acquired Idiopathic Generalized Anhidrosis，AIGA〕合併膽鹼性蕁麻疹）通常鮮少有汗過敏的情況。

圖1 日光性蕁麻疹的臨床症狀

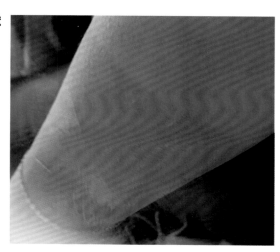

圖2 膽鹼性蕁麻疹的典型臨床症狀

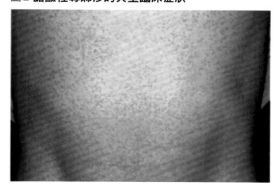

圖3 膽鹼性蕁麻疹合併血管性水腫的案例

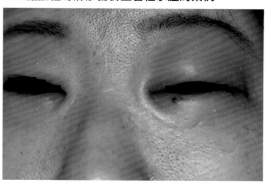

應該進行的檢查項目

❶日光性蕁麻疹的檢查

診斷時利用UVB、UVA、可見光線進行光敏感測試（圖4）。UVB光敏感測試時使用太陽燈（東芝 FL 32S E-30 lamps；Broad band UVB）；UVA光敏感測試時使用紫外線燈（東芝 FL 32S lamps）；而進行可見光線光敏感測試時則使用幻燈片投影機光源（300W），確認各自出現膨疹等的立即性反應。抽取患者血清，於體外照射作用波長後，再將該血清注入患者前臂，進行皮膚測試。若光照自體血清皮膚測試呈陽性結果，表示載色體可能源自血清。

❷膽鹼性蕁麻疹的檢查

問診對診斷較有幫助，但為了排除其他類型的蕁麻疹，可能會進行誘發試驗。進行運動誘發試驗和洗熱水澡試驗（42度C熱水，10～15分鐘）以確定診斷，一旦出現典型的點狀小型膨疹，即可確定為膽鹼性蕁麻疹。

另外，為了鑑定出汗量少的亞型，在泡腳冷熱試驗（43度C熱水，30分鐘）中可透過碘澱粉排汗測試[*2]以進行確認（圖5）。

＊2：利用碘澱粉反應檢查出汗功能。

圖4 診斷日光性蕁麻疹時透過光敏感測試誘發膨疹

a UVB

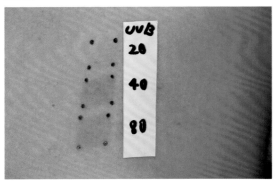

b UVA

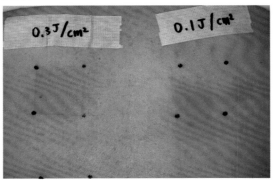

c 可見光線

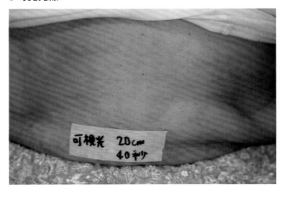

圖5 診斷膽鹼性蕁麻疹時進行泡腳冷熱試驗（43℃熱水，30分鐘）

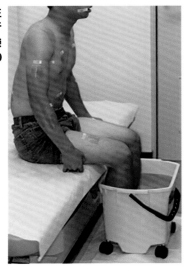

鑑別診斷疾病

　　從病歷上來看，日光性蕁麻疹和膽鹼性蕁麻疹都是陽光照射後引發蕁麻疹，因此在鑑別上可能有點難度。

　　然而透過詳細問診，像是膽鹼性蕁麻疹的皮疹可能出現在陽光曝曬部位之外、皮疹型態等，大多數情況下都能加以區別。除此之外，需要進行鑑別診斷的其他蕁麻疹病型都歸納於**表1**中[3]。

表1 必須與日光性蕁麻疹＆膽鹼性蕁麻疹進行鑑別的蕁麻疹病型

病歷上多有相似之處	特徵
食物依賴型運動誘發過敏反應	攝取某種特定食物後的幾小時內從事體育活動才會發病，不同於運動或熱負荷等出汗刺激後就立即出現皮疹的膽鹼性蕁麻疹，藉此進行鑑別診斷。
局部熱因性蕁麻疹	熱負荷會誘發症狀這一點類似膽鹼性蕁麻疹，但皮疹不會散布於全身，僅受到熱刺激的局部皮膚會形成膨疹。
與始於點狀皮疹的膽鹼性蕁麻疹多有相似性	**特徵**
水源性蕁麻疹	這是一種罕見的接觸性蕁麻疹，無關水的溫度或pH值，接觸水的30分鐘內會急速誘發症狀出現。誘發契機是任何一種水。
腎上腺素性蕁麻疹	特徵是伴有白暈的點狀紅斑，容易出現在感到有壓力的時候。難以區別是腎上腺素性蕁麻疹，還是膽鹼性蕁麻疹。

治療＆生活衛教

- 不伴隨少汗情況的膽鹼性蕁麻疹和日光性蕁麻疹，基本上採取慢性蕁麻疹的治療方式，以抗組織胺藥物為主⇒處方箋①，然而多數情況下治療都相對困難。針對日光性蕁麻疹患者，指導根據不同作用波長進行防曬（使用防曬乳隔離UVB及UVA；以物理防曬方式隔離可見光線）。而針對膽鹼性蕁麻疹患者，避免出汗刺激則有助於暫時性抑制皮疹的出現。
- 伴隨少汗情況的膽鹼性蕁麻疹，基本上採用後天特發性廣泛無汗症（AIGA）的類固醇脈衝治療，但效果有限。根據研究報告顯示，就長期來說，無論哪一種病型的蕁麻疹，透過照射少量陽光、運動、泡澡等促使出汗，都有助於緩和症狀。

⇒處方箋①

Bilastine錠
（20mg），1天1次；
Desloratadine錠
（5mg），1天1次；
Rupatadine Fumarate錠
（10mg），1天1次

轉介至皮膚專科的時機

- 需要進行檢查以確定診斷時。
- 看似有其他合併症狀時。
- 對使用抗組織胺藥物等標準治療產生抵抗時。

引用文獻

1) Oda Y, Washio K, Fukunaga A, et al: Establishment of the basophil activation test to detect photoallergens in solar urticaria. J Allergy Clin Immunol Pract 2020; 8: 2817-9.

2) Washio K, Fukunaga A, Onodera M, et al: Clinical characteristics in cholinergic urticaria with palpebral angioedema: Report of 15 cases. J Dermatol Sci 2017; 85: 135-7.

3) Fukunaga A, Oda Y, Imamura S, et al: Cholinergic urticaria: Subtype classification and clinical Approach. Am J Clin Dermatol 2022: 15: 1-14.

光過敏性接觸性皮膚炎
－含酮洛芬痠痛貼布引起－

京都府立醫科大學大學院醫學研究科皮膚科學　峠岡理沙

疾病概要

● 光過敏性接觸性皮膚炎是接觸某致病物質後，該部位因曝曬紫外線而引起的疾病。
● 酮洛芬（ketoprofen）是引起光過敏性接觸性皮膚炎的代表性藥劑之一。
● 不再使用含酮洛芬痠痛貼布後，藥劑仍殘留於皮膚上。
● 停止使用含酮洛芬痠痛貼布後的 1 年內，建議要做好預防紫外線照射的工作。

問診中應確認事項

□ 發病日期時間
□ 曝曬紫外線時的情況
□ 是否有過敏性接觸性皮膚炎、
　　光過敏性接觸性皮膚炎的過往病史

□ 使用於發病部位的產品和使用時間
□ 發病部位、自覺症狀
□ 是否有藥物疹的過往病史

原因 & 病型

　　接觸某種致病物質的部位，於曝曬紫外線的當天或隔天出現紅斑、腫脹現象，會產生丘疹、水疱、搔癢感等界線明顯的溼疹病變（圖1）。多數情況為 UVA 引起致病物質發生化學變化而形成抗原，進一步產生遲發性（IV 型）過敏反應而發病。發病部位多為黏貼痠痛貼布且容易曝曬紫外線的頸部至肩部，以及四肢等部位。

圖1 使用含酮洛芬痠痛貼布所引起的光過敏性接觸性皮膚炎

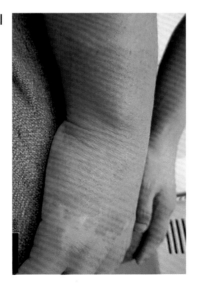

酮洛芬屬於非類固醇消炎藥物，是引起光過敏性接觸性皮膚炎的代表性藥劑之一。停止使用痠痛貼布後，由於皮膚上仍殘留微量酮洛芬，接觸紫外線後可能誘發光過敏性接觸性皮膚炎。雖然有個體差異，但停止使用該藥劑後，建議1年內務必針對使用部位做好防止紫外線照射的防曬工作[1]。

應該進行的檢查項目[2]

1 光斑貼測試（圖2）

　　接下來為大家說明光斑貼測試的一般方法[2]。進行光斑貼測試時，準備兩套黏貼檢查試劑的斑貼器，或者致病原因產品，然後左右對稱地貼於背部。黏貼1天後移除其中一套斑貼器，使用紫外線照射器照射UVA 5 J/cm^2，並且進行遮光處置。另外一套斑貼器則持續黏貼至進行判定時。黏貼2天後（UVA照射1天後），移除所有斑貼器，並於48小時後進行判定，再於72小時（或96小時）後、1週後再次進行判定。

　　僅照射UVA的黏貼部位出現陽性反應的話，診斷為光過敏性接觸性皮膚炎。若未照射UVA的黏貼部位也出現陽性反應的話，則可能是過敏性接觸性皮膚炎。

圖2 光斑貼測試方法

a 準備2套相同斑貼器，左右對稱地黏貼於背部。

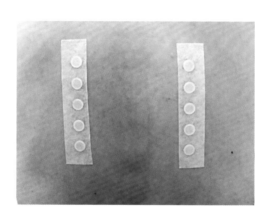

b 黏貼1天後移除其中N1套貼斑器，使用紫外線照射器照射UVA 5 J/cm^2，並且進行遮光處置。

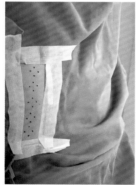
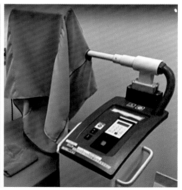

鑑別診斷疾病

過敏性接觸性皮膚炎	接觸致病物質的部位產生溼疹病變。不需要接觸紫外線即發病，身體露出部位以外的區域也會形成疹子。
刺激性接觸性皮膚炎	致病物質的毒性可能導致任何人產生刺激性接觸性皮膚炎。

治療＆生活衛教

- 疑似日光接觸性皮膚炎時，盡量避免使用可能是誘發原因的產品，而使用部位要做好遮光措施。
- 指導患者外出時塗抹防曬乳，或者穿戴衣物遮蓋皮膚。
- 根據長出皮疹部位的嚴重程度使用適合強度的外用類固醇藥物。若因使用含酮洛芬的痠痛貼布而發病，皮疹多半出現在露出部位的四肢，這時給予強效外用類固醇藥物（II群）。⇒處方箋①
- 化學式類似的丙酸類非類固醇消炎口服藥物泰普菲酸、非類固醇消炎外用藥Suprofen、高脂血症口服藥物Fenofibrate，以及紫外線吸收劑羥基苯酮（Oxybenzone）和奧克立林（Octocrylene）等防曬乳和香水成分——酮洛酚對這些藥物或成分可能引起過敏交叉反應，所以有過敏病史的人，絕對禁止使用酮洛芬外用藥劑（水性貼布、一般貼布、凝膠、乳膏、擦劑）。

⇒處方箋①
Difluprednate 軟膏
1天塗抹2次

轉介至皮膚專科的時機

- 疑似痠痛貼布引起皮膚炎，需要進行檢查時。
- 症狀遲遲無法緩解的情況。

引用文獻

1) 森脇真一：ケトプロフェン貼付薬による光接触皮膚炎．遮光をいつまで続ける必要があるでしょうか．皮膚科の臨床 2021；63：922-3.
2) 伊藤明子，鈴木加余子：これだけはおさえておきたいパッチテストの基本手技．接触皮膚炎とパッチテスト，松永佳世子 監．秀潤社，東京，2019，p.54-68.

精油引起的接觸性皮膚炎

上津診所／關西醫科大學附屬醫院過敏中心　上津直子

疾病概要

- ●精油（EO）是萃取自植物原料的揮發性芳香物質，是引起接觸性皮膚炎的原因物質之一。
- ●EO具有多樣化生物活性，像是心理、美容效果、防腐、抗菌、驅蟲效果等，除了用於芳香療法，也有其他多種用途。因此，精油引起的接觸性皮膚炎症狀可說是五花八門。
- ●薰衣草精油、依蘭精油、茶樹精油等是引起皮膚炎的代表性精油種類[1]。

問診中應確認事項

- □發病部位、發病日期時間
- □職業：尤其是否從事芳香療法工作，需要使用多種精油
- □精油的使用經歷
- □確認化妝品等所含成分

原因＆病型

1 原因

　　EO含有高致敏性物質和自氧化會增加其抗原性的物質（**表1**）。有不少案例都是因為使用劣質產品、氧化產品，或是直接塗抹精油原液、在受損皮膚上塗抹精油等錯誤方法而引起接觸性皮膚炎[2]。另外，在強烈陽光照射的夏季裡，含光毒性物質的精油接觸皮膚且進一步曝曬在陽光下，也可能因此引發皮膚症狀。

2 病型

①一般型（圖1）

　　反覆在露出部位噴灑高濃度的自製芳香化妝水，或者為了助眠在枕頭上滴精油、為了抗菌在皮膚上塗抹精油原液，進而誘發過敏反應，臉部～頸部、上肢等出現紅斑、丘疹、水疱。

②職業病

　　皮膚症狀出現在芳香師的雙手。

③空氣傳播接觸性皮膚炎

　　以散播於空氣中的物質為主，附著於臉部等露出部位而引起皮膚炎，誘發物質包含洋甘菊、柏木、檀香木、茉莉、玫瑰、尤加利、薰衣草等。

表 1 與接觸性皮膚炎相關的主要精油和抗原物質

精油	接觸性皮膚炎相關的 自氧化使抗原增加的成分	接觸性皮膚炎相關的其他所含成分
依蘭 Ylang Ylang	芳樟醇（Linalool）、 β-石竹烯（β-Caryophyllene）	金合歡醇（Farnesol）、 乙酸苄酯（Benzyl acetate）、 苯甲酸苄酯（Benzyl Benzoate）、 醋酸香葉酯（Geranyl acetate）、 胺基苯甲酸甲酯（Methyl anthranilate）
洋甘菊 Chamomile		紅沒藥醇（Bisabolol）
柏木 Cypress	α-蒎烯（α-Pinene）、檸檬烯（Limonene）	δ-3-蒈烯（δ-3-Carene）、 α-異松油烯（α-Terpinolene）、 乙酸松油腦酯（Terpinyl Acetate）
檀香木 Sandalwood		α-檀香醇（α-Santalol）、β-檀香醇（β-Santalol）
茉莉 Jasmine	芳樟醇、香葉醇（Geraniol）	乙酸苄酯、苯甲酸苄酯、 苯甲醇（Benzyl Alcohol）、丁香醇（Eugenol）、 橙花叔醇（Nerolidol）、金合歡醇
甜橙 Sweet Orang	檸檬烯、α-蒎烯	香檜烯、辛醛（Octanal）、 β-香葉烯（β-Myrcene）
天竺葵 Geranium	芳樟醇	香茅醇、香葉醇（Geraniol）
茶樹 Tea Tree	α-松油烯（α-Terpinene）、α-蒎烯、檸檬烯	松油烯-4-醇（Terpinene-4-ol）、 1,8-桉油醇（1,8-Cineole）、異松油烯 （Terpinolene）、香檜烯、α-松油醇（α-Terpineol）
乳香 Frankincense	α-蒎烯、檸檬烯、β-石竹烯、 松油烯（Terpinene）	香檜烯、β-香葉烯、對-傘花烴（Para-Cymene）、 水芹烯（Phellandrene）、松油烯-4-醇
薄荷 Peppermint	芳樟醇、檸檬烯	l-薄荷醇（l-Menthol）、1,8-桉油醇、 l-薄荷酮（l-Menthone）、 薄荷烯酮（Piperitone）、 胡薄荷酮（Pulegone）、蒎烯、香檜烯
佛手柑 Bergamot	芳樟醇、檸檬烯、乙酸芳樟酯（Linalyl Acetate）、 蒎烯（Pinene）、香葉醇	香檜烯、檸檬醛（Citral）
甜馬鬱蘭 Sweet Marjoram	香檜烯（Sabinene）、檸檬烯、α-松油烯、 芳樟醇、β-石竹烯、乙酸芳樟酯	松油烯-4-醇、α-松油醇、 異松油烯、對-傘花烴、醋酸香葉酯
薰衣草 Lavender	芳樟醇、乙酸芳樟酯、β-石竹烯	松油烯-4-醇、松油醇（Terpineol）
檸檬 Lemon	d-檸檬烯（d-Limonene）、α-蒎烯	α-松油醇、香葉醛（Geranial）、橙花醛（Neral）、 香檜烯、β-紅沒藥醇（β-Bisabolol）、β-蒎烯 （β-Pinene）
檸檬草 Lemongrass	檸檬烯、香葉醇	檸檬醛、香茅醇、醋酸香葉酯、 β-石竹烯氧化物、芳樟醇、香葉醇（Myrcene）
玫瑰 Rose	香葉醇、芳樟醇	香茅醇、橙花醇（Nerol）、 甲基丁香酚（Methyl Eugenol）、 芳樟醇、醋酸香葉酯、丁香醇
迷迭香 Rosemary	α-蒎烯、β-石竹烯	1,8-桉油醇、β-蒎烯、 樟腦（Camphor）、苯乙醇
尤加利 Eucalyptus	檸檬烯、α-蒎烯	1,8-桉油醇、香橙烯（Aromadendrene）

④**日光接觸性皮膚炎**

　　接觸光毒性物質後，露出部位會形成紅斑、水疱、色素沉著現象。近年來，精油已去除香檸檬中的光毒性物質　呋喃香豆素類，使用香檸檬FCF（不含呋喃香豆素）和香檸檬BGF（不含香柑內酯），所以並未出現光毒性皮膚炎的相關報告，但建議大家還是必須先了解香檸檬、葡萄柚、檸檬等柑橘類的光毒性作用。

圖1 使用茶樹精油抗菌引發露出部位產生接觸性皮膚炎的案例

a 臉部

b 頸部

c 前臂

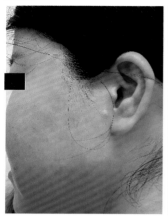
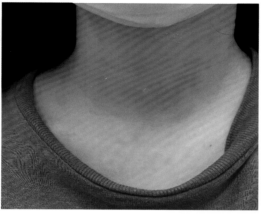
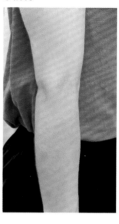

應該進行的檢查項目

　　基本檢查為使用產品（考慮氧化狀態）的斑貼測試。也可除此之外，使用 Fragrance Mix 1貼膚試驗和Fragrance Mix 2貼膚試驗。

鑑別診斷疾病

其他原因物質引起的接觸性皮膚炎	並非使用單一物質，所以透過斑貼測試確認原因物質是非常重要的一環。
異位性皮膚炎	透過病症的進展和皮疹分布進行鑑別診斷。
自體敏感性皮膚炎	確認原發病灶和病歷。
多形性日光疹	確認季節變換和日光照射之間的相關性。

治療＆生活衛教

● 釐清原因物質後，盡量少用。

● 塗抹腎上腺皮質類固醇外用藥，口服抗組織胺藥物幫助止癢。⇒處方箋①～③

　　一到夏季，皮膚露出部位增加，而為了芳香、抗菌、驅蟲，常有不當使用精油或用於皮膚受損部位的情況，這些都可能提高接觸性皮膚炎的發病風險。因此，診療患者時，必須先有精油可能誘發接觸性皮膚炎或日光接觸性皮膚炎的觀念。

⇒處方箋①
Hydrocortisone Butyrate 乳膏
臉部1天塗抹1～2次

⇒處方箋②
Betamethasone Butyrate Propionate 軟膏
臉部以外部位，
1天塗抹2次

⇒處方箋③
Bilastine 錠 1錠，
睡前或空腹時服用，
1天1次

轉介至皮膚專科的時機

● 疑似接觸性皮膚炎，必須鎖定原因物質時。

引用文獻

1) 岡崎亜希，水川良子，狩野葉子，ほか：診断に苦慮したアロマテラピーによる接触皮膚炎. 臨皮 2010；64：8-12.

2) Sindle A, Martin K: Art of prevention: Essential oils - natural products not necessarily safe. Int J Womens Dermatol 2020；7：304-8.

皮癬菌病（足癬）

金澤醫科大學皮膚科學講座　望月隆

疾病概要

●檢驗出皮癬菌才算是確定診斷。

●夏季時惡化，冬季時緩解。惡化時經常伴隨搔癢症狀。

●針對足癬的治療有助於預防病灶蔓延至指甲和其他部位，以及避免家人或他人受到感染。

●坊間常說的「香港腳」是手腳因黴菌感染而引發搔癢症狀的總稱，需特別留意香港腳和足癬並非完全一模一樣。

問診中應確認事項

□患病日期時間、是否隨季節產生變化　　　　□是否有足部以外的病灶

□對疾病的了解程度　　　　　　　　　　　　□家族史

□過去採用的對策、治療方式，各有什麼反應

原因＆病型

◻足癬

足癬是由皮癬菌感染足部皮膚角質的感染症，通常發生在無毛部位。在日本，足背部的皮癬菌病歸類為體癬[1]。

皮疹因①真菌寄生導致角質不正常增生或脫皮；②宿主（患者）對真菌的免疫反應；或③抓破、細菌感染、外用藥的刺激等繼發性變化而引起。搔癢症狀並非真菌寄生而引起，是宿主產生反應後才發生。雖然足癬惡化時可能產生搔癢感，但大約9成病患看診時不會主訴搔癢症狀[2]，所以搔癢並未列入診斷基準中。

日本的足癬盛行率預估為21.6%（約有2,500萬名患者）。根據年齡分布，無論男女，足癬鮮少發生在兒童身上，以50～60歲成年人的比例最高，邁入高齡後，患病機率則有下降趨勢[3]。

病型分類

趾間型（圖1）：腳趾間產生紅斑、鱗狀脫屑、小水疱。

小水疱型（圖2）：小水疱、膿疱呈環狀排列，乾燥後表皮脫落。多發生於單側。偶爾伴隨較大型的水疱（圖3）。

厚皮型（圖4）：兩側都有角質增厚現象。沒有水疱，也沒有發炎症狀。角質又厚又硬，因皸裂而產生疼痛症狀。

角質退縮型（中嶋）（圖5）：多發生於長期臥床的高齡者雙側足底，無發炎現象，外觀和觸感都極為光滑、柔軟沒有彈性，也沒有明顯的鱗狀脫屑[4]。

圖1 趾間型

趾縫間可見溼潤柔軟，惡化時有搔癢症狀。此為合併甲癬的案例。

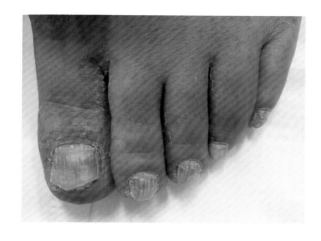

圖2 小水疱型①

大小不一的水疱呈環狀排列，水疱乾燥後形成鱗狀脫屑。常見僅出現於單側足部。

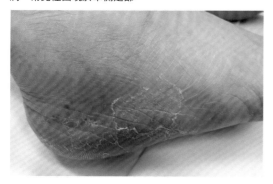

圖3 小水疱型②

偶爾有類似大皰性類天皰瘡的大水疱。

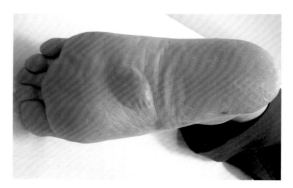

圖4 厚皮型

雙側足部都有角質增厚現象。角質皸裂而產生疼痛症狀，沒有搔癢感。

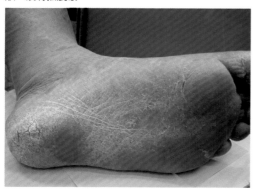

圖5 角質退縮型（中嶋）

趾縫間可見溼潤柔軟，惡化時有搔癢症狀。此為合併甲癬的案例。

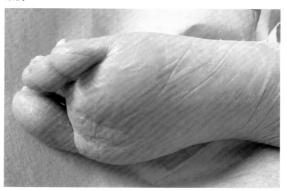

2 甲癬

甲癬是皮癬菌侵犯腳趾甲的感染症。通常沒有自覺症狀,會出現非對稱性的指甲混濁、變形、肥厚等程度不一的症狀(圖1、5)。沒有甲溝炎現象。可能因足癬引起,高齡者也可能因安養機構的不當沐浴輔助而引起機構內感染。

趾甲的黴菌感染,不限定起因為皮癬菌引起,但通稱為甲癬。

趾甲變形嚴重而無法好好修剪,會導致腳趾無法確實著地;若發生在手指,除了無法做出精緻動作,也會因為外觀不佳而羞於在他人面前伸出手,這些都是造成QOL和ADL下降的原因。因此一旦診斷為足癬,建議立即進行治療。

應該進行的檢查項目

在疑似黴菌感染的部位採集檢體,經黴菌檢測確實驗出黴菌才能確定診斷。

1 直接顯微鏡檢法（KOH法）（圖6）

只要有光學顯微鏡、溶解角質的KOH（氫氧化鉀）水溶液（ZOOM®,久光製藥）,再加上一定程度的訓練,就能在短時間內迅速檢驗出菌體。

首先,針對疑似部位採集含大量黴菌的檢體（圖6a）。調整顯微鏡的集光器,將檢體放大100倍來觀察（圖6b）。再將檢體角質充分溶解,即可清楚觀察菌體（圖6c）。

採集檢體時,建議採集病灶邊緣的鱗屑、水疱的水疱蓋,若是指甲部位,則採集靠近健康部位的病灶最為理想。採集指甲作為檢體時,先去除堅硬的第一層甲板,並且將病灶搗細碎,有助於加快溶解速度。

圖6 KOH直接顯微鏡檢法

a 採集內有大量黴菌的鱗屑。

b 在顯微鏡下放大100倍進行深度觀察。

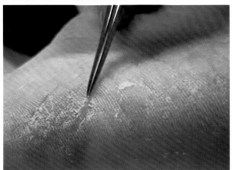

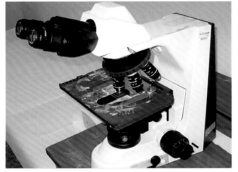

c 溶解角質即能清楚觀察。熟能生巧後,數分鐘內便能檢驗出皮癬菌。

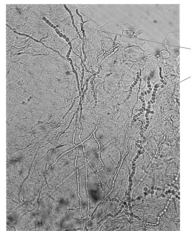

皮癬菌

❷細菌培養鑑定檢查

將檢體如黏貼般接種於真菌培養基等添加抗生素或抗菌藥物的斜面瓊脂培養基或平板培養基上，維持在25度C 2週以上。

皮癬菌抗原檢測套組（DermaQuick®甲癬，MARUHO）可作為KOH法的輔助性檢測，用於診斷甲癬，但無法用於診斷足癬。可使用在KOH法呈陽性結果，但根據臨床症狀又強烈懷疑是甲癬的時候。醫療設施中若沒有可進行KOH法的顯微鏡或技術上無法執行KOH法時，可將實際情況註記於處方箋中，日後可申請保險理賠[5]。

鑑別診斷疾病

接觸性皮膚炎（圖7）	多數病例發生於使用外用藥物期間。從塗抹外用藥物部位長出伴有強烈搔癢的小水疱、紅斑，並且蔓延至腳趾背部、足背，可見病灶溼潤柔軟，但不見病灶中央部位有自癒傾向。
掌蹠膿疱症（圖8）	手腳長出許多左右對稱且大小一致的膿疱，不久後乾燥脫屑。症狀於初夏時惡化，惡化時多半有搔癢症狀。
尋常性乾癬	足部長出左右對稱的紅斑，可見過度角化現象。指甲可能變形。沒有真菌成分。身體其他部位出現乾癬的皮疹。
趾間感染（toe web infection）	針對綠膿桿菌等引起的趾間感染症，抗黴菌藥物沒有治療效果。外用藥物治療多半無效，大部分需要給予全身性抗生素。真菌檢測呈陰性結果。
大疱性類天疱瘡	即便是皮癬菌病，足底也可能出現雞蛋大小的緊繃性水疱（圖3）。大疱性類天疱瘡病例中，有些患者的身體其他部位也會出現緊繃性水疱。

圖7 接觸性皮膚炎

塗抹外用藥物的範圍內，可見中央部位沒有自癒傾向，但有伴隨搔癢的溼疹性病變。

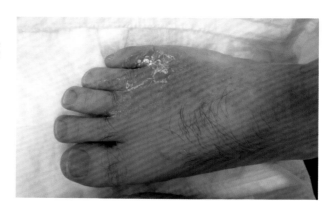

圖8 掌蹠膿疱症

有左右對稱的膿疱產生。症狀容易於初夏時惡化。

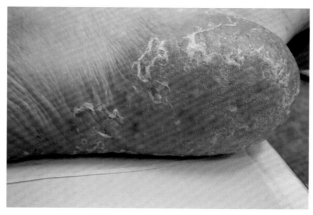

治療＆生活衛教

治療

- 足癬的主要治療方式為使用外用藥（治療臨床指引[1]A級推薦）。市面上有多種抗黴菌藥，無論哪一種，1天塗抹1次，即便只有局部病灶，塗抹範圍要以肉眼可見的病灶為中心，向外大範圍塗抹，亦即從兩側的腳趾甲、趾縫間到足跟都要塗抹藥物（圖9）。

- 乳膏、軟膏的用量為擠滿食指指尖（1 finger tip unit，相當於0.5g左右）（圖9a），這個分量足以塗滿單側足部。若是雙腳，1天使用1g，1個月使用30g。若1條軟膏為10g，指導患者1個月必須用完3條。⇒處方箋①

- 用藥所需時間因病灶角質層的厚薄而異，趾間型塗抹2個月以上，小水疱型塗抹3個月以上，厚皮型基本上需要塗抹6個月以上[1]。厚皮型合併接觸性皮膚炎的難治案例，可以同時口服抗黴菌藥（治療臨床指引[1]A級推薦）。⇒處方箋②

- 合併甲癬的案例，口服抗黴菌藥以治療甲癬，而治療過程中同時會治好足癬。

⇒處方箋①
Luliconazole 乳膏
（30g）
1天塗抹1次
（從趾甲至足跟，
1個月用完30g）

⇒處方箋②
Terbinafine Hydrochloride 錠
（125mg）
1天服用1次，
1次1錠，28天份
（足癬患者服用
1～3個月）

圖9 重要的外用藥物使用指引

a 將1 finger tip unit（0.5g）的軟膏擠在食指上。這樣是單腳分量。

b 平均點在3處。

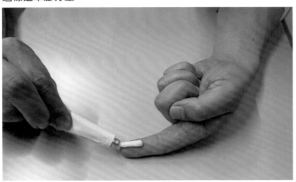

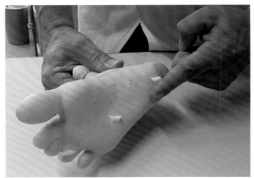

c 從趾甲、趾縫間向外延伸塗抹。

d 從阿基里斯腱向外側足緣推開塗抹。1條軟膏若為10g，1個月必須用完3條。

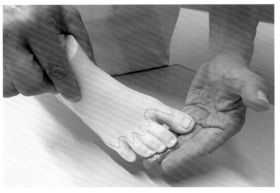

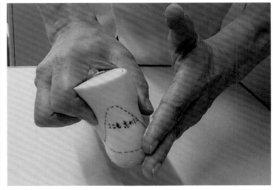

生活衛教

- 在生活衛教方面，指導患者每天使用足夠分量的外用藥，避免病灶和好發部位過於悶熱，並且減少造成過度角化的機械性刺激（像是使用足健康涼鞋或足底按摩涼鞋）。
- 對同住家人的最佳預防方式為患者務必接受治療，確實防堵黴菌四處散布。根據研究報告顯示，使用外用藥物3週後，黴菌幾乎不再傳播[6]。另外，指導患者透過打掃、清洗、烘乾等方式，清潔遭汙染的環境和皮癬菌散布的地毯[6]。

轉介至皮膚專科的時機

- 病灶溼潤：擔心外用藥物造成症狀惡化。
- 使用2週外用藥物後，發炎症狀遲遲未能改善：含診斷問題在內，基於某些因素導致抗黴菌藥物無法發揮功效時。
- 想嘗試口服抗黴菌藥物：必須透過真菌檢測確認是否有真菌成分，需要與其他疾病進行鑑別診斷時。

引用文獻

1) 望月　隆，坪井良治，五十棲健，ほか：日本皮膚科学会皮膚真菌症診療ガイドライン2019．日皮会誌 2019；129：2639-73．
2) Watanabe S, Harada T, Himura M, et al: Epidemiological survey of foot diseases in Japan: results of 30,000 foot checks by dermatologists. J Dermatol 2010; 37: 397–406.
3) 仲　弥，宮川俊一，服部尚子：足白癬・爪白癬の実態と潜在罹患率の大規模疫学調査(Foot Check 2007)．日臨皮誌 2009；26：27-36．
4) 中嶋　弘：いわゆる寝たきり老人（高齢者）の爪白癬および手足白癬の実態とその特徴．皮膚病診療　2011；33：320-4．
5) 日本皮膚科学会　検査料の点数の取り扱いについて（白癬菌抗原定性）．2022年2月24日．https://www.dermatol.or.jp/modules/news/index.php?content_id=925（2022年10月7日閲覧）
6) 丸山隆児，福山国太郎，加藤卓朗，ほか：白癬の感染予防．真菌誌 2003；44：265-8．

夏季細菌感染症
－蜂窩性組織炎和粉瘤繼發性感染－

岐阜市民醫院皮膚科　**加納宏行**

疾病概要

蜂窩性組織炎
- 細菌經傷口侵入真皮層至皮下組織的細菌感染症（真皮淺層的細菌感染稱為丹毒）。
- 好發於小腿，特徵是界線較不明顯的紅斑、腫脹、局部灼熱、疼痛（丹毒的界線較為明顯）。
- 致病菌經由皮膚傷口入侵，一年四季都可能發生，但足癬（夏季容易伴隨發炎）是重要危險因子。

粉瘤繼發性感染
- 粉瘤又稱表皮囊腫，也包含毛囊外毛根鞘囊腫在內。
- 好發於頭頸部、上半身軀幹、腰臀部，典型案例中可見病灶中央部位有黑點狀小孔。
- 有時感覺壓痛，也會有發紅、腫脹、突然變大的現象。有人稱其為炎症性粉瘤，但細菌在粉瘤發炎機制中所扮演的角色，仍需要進一步釐清。通常一年四季都可能發生，但尤其要留意夏季時容易潮溼的部位，像是臀部等。

問診中應確認事項

蜂窩性組織炎
- ☐ 高齡者突然發高燒時，除了篩檢是否有肺炎、泌尿道感染、褥瘡，下肢的視診也非常重要（有時患者不會主動陳訴）

粉瘤繼發性感染
- ☐ 確認是否原本就有皮下腫瘤（腫塊）

原因&病型

1 蜂窩性組織炎（圖1）

致病菌和症狀

教科書上多半記載「引起蜂窩性組織炎的致病菌是葡萄球菌（有時是鏈球菌），引起丹毒的致病菌是鏈球菌」，但根據最近的前瞻性病例研究，過半數的病例皆為鏈球菌所引起[1,2]，病灶部位多數伴有紫斑現象[1]。此外，還有界線不明顯的紅斑、腫脹、局部灼熱、疼痛等症狀，以及發燒、寒顫的全身性症狀。

危險因子

在下肢蜂窩性組織炎的案例中，可能影響下肢淋巴循環的肥胖、下肢浮腫、慢性靜脈功能不全、蜂窩性組織炎病史等，以及與傳染入口相關的皮膚屏障功能異常，這些都是危險因子。皮膚屏障功能異常包含潰瘍、外傷、足癬[*1]等皮膚疾病。尤其要注意夏季容易伴隨腳趾間發炎的現象。

> ＊1：根據岡崎等人的研究，下肢蜂窩性組織炎患者中的80.8%都有足癬[1]。

❷粉瘤繼發性感染（圖2、3）

原因

　　發炎的粉瘤最終會自爆而排出有惡臭味的膿液或粥狀物。有時口服抗菌藥物也無法抑制這種情況發生。除了細菌感染，致病機轉可能是囊壁破裂造成角蛋白暴露於真皮層中，進而引起異物發炎反應[3]，亦即物理性刺激為誘發原因。

　　有多份研究報告指出粉瘤的細菌培養中，無論是否伴隨發炎，檢驗出的細菌種類和細菌數量並無太大差異[4]。本院2019～2022年的粉瘤繼發性感染病例中，有13例進行一般細菌培養，僅2例檢驗出金黃色葡萄球菌，剩餘的11例中，1例為陰性，4例為含厭氧菌在內的皮膚共生菌（1～2種），5例同時檢驗出皮膚常在厭氧菌和2～4種存在於皮膚的不明共生菌（多數為厭氧生物），明顯不同於一般的表層皮膚細菌感染症。

圖1 小腿的蜂窩性組織炎
足癬案例中可見糜爛現象。
此例也有甲癬問題。

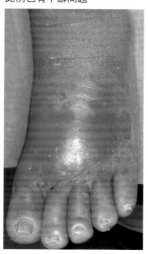

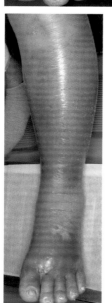

圖2 耳垂後面的粉瘤（無發炎）
b 為切除中。清楚可知是囊腫。

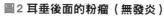

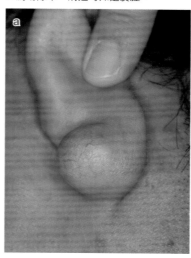

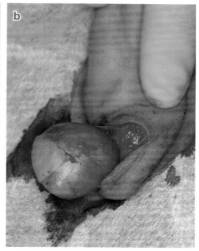

圖3 粉瘤繼發性感染

a 左側前頸部　　　　　　　　b 股溝右側

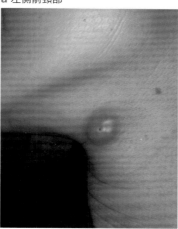

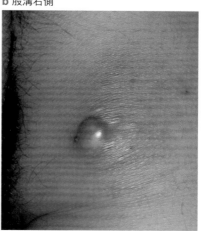

蜂窩性組織炎

- **血液檢查**：血液常規檢查、CRP、ASO、血糖值、其他一般血液生化檢查。ASO 數值若上升，痊癒後需要再次進行檢驗。
- **一般細菌培養**：有發燒則進行血液培養；有糜爛、潰瘍現象則進行傷口培養。
- **CT**：皮下脂層濃度上升。有助於鑑別氣壞疽病和蜂窩性組織炎。

粉瘤繼發性感染

- **超音波檢查**：鑑別是粉瘤或實質腫瘤。無發炎時，可見接近真皮層處有界線明顯的低回音性腫瘤，伴隨外側陰影和後方超音波回波訊號增強。有發炎時，外側陰影和後方超音波回波訊號增強的情況多半變得較不清晰，邊緣可偵測到明顯血流。若囊壁邊緣不整齊或輪廓不清晰，可能難以與膿瘍區別。
- **一般細菌培養**：若粉瘤自爆，切開粉瘤進行內容物的細菌培養。

鑑別診斷疾病

蜂窩性組織炎

丹毒	好發於臉部、下肢。雖然有界線明顯的紅斑，但發生於下肢部位，通常難以區別。
深層靜脈栓塞（圖4）	紅斑症狀輕微，腫脹現象不侷限於紅斑部位，無局部灼熱感。忽視細節可能導致肺栓塞發作，故應抱持懷疑的態度。進行靜脈超音波檢查，透過造影CT確認有無靜脈血栓。
鬱滯性脂層炎（硬化性脂層炎，圖5）	慢性靜脈鬱滯引起的非感染性脂層炎。好發於小腿，會產生紅斑、疼痛症狀，症狀類似蜂窩性組織炎，但另外會出現摸得到硬結的丘斑，以及鬱滯性皮膚炎造成的色素沉著。以病理組織學來說，皮下脂層纖維化造成硬化，因此也稱為硬化性脂層炎。WBC無增加現象，即便CRP上升，也僅是輕度。透過下肢靜脈超音波確認是否有靜脈鬱滯情況。不了解這種疾病的非皮膚專科醫師，可能將其診斷為蜂窩性組織炎。

- 排除壞死性筋膜炎或氣壞疽病也很重要。紫斑、水疱、血疱、壞死、潰瘍等症狀出現在稍微偏離主要病灶的地方時，應強烈懷疑是壞死性筋膜炎。可參考風險指標 LRINEC score（**表1**），盡可能進行造影CT或以 MRI（T1加權呈低訊號，T2加權呈高訊號）確認沿著淺層筋膜的積液。觸診時若有疑似氣壞疽病的握雪感，需由CT確認氣體影像。

圖4 深層靜脈栓塞 右側大腿內側有紅斑，但右側下肢整體腫脹。

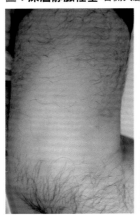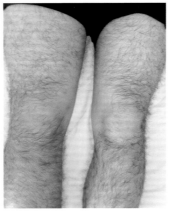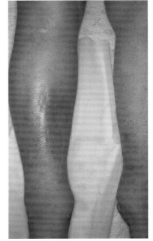

圖5 鬱滯性脂層炎
表面有稍微萎縮的傾向，出現有光澤且硬如木板的丘疹。

表1 LRINEC score

檢查項目	數值	score
CRP	≧ 15mg/dℓ	4
WBC	≧ 15,000/μL	1
	≧ 25,000/μL	2
Hb	< 13.5g/dℓ	1
	< 11g/dℓ	2
Na	< 135mEq/L	2
Cre	≧ 1.6mg/dℓ	2
Glu	> 180mg/dℓ	1

5分以下：低風險，
6～7分：中度風險，
8分以上：高風險

粉瘤繼發性感染

●毛囊炎（癤）、毛囊外毛根鞘囊腫或多發性皮脂腺囊腫的繼發性感染、慢性膿皮症（化膿性汗腺炎）等。相對於癤是尖型腫脹，粉瘤繼發性感染是拱形腫脹。

治療＆生活衛教

蜂窩性組織炎

●口服藥物治療的情況下，使用第1代Cephem類抗菌藥物⇒處方箋①，避免使用生體可用率低的第3代。建議重症高齡者住院，確保患肢安靜休養，並且給予第1代Cephalosporin⇒處方箋②的靜脈點滴注射。傷口培養、血液培養有結果後，可基於藥物敏感性來更換使用抗菌藥物。沒有伴隨流膿、膿瘍的蜂窩性組織炎，絕大多數採用CEZ（Cefazolin）治療。而伴隨流膿、膿瘍的皮膚軟組織感染症多為CA-MRSA（社區型Methicillin抗藥性金黃色葡萄球菌）引起[5]。

●生活方面，指導患者痊癒後繼續針對危險因子採取因應對策以防再次發作。改善肥胖問題、查明並治療下肢浮腫，妥善治療針對慢性靜脈功能不全、含下肢潰瘍、外傷、足癬在內的皮膚疾病。需注意夏季趾縫間的足癬、對磨疹容易惡化。

粉瘤繼發性感染

●發炎初期口服抗菌藥可緩解症狀，基本治療為切開粉瘤並排出膿液。囊壁殘留恐拉長發炎時間使傷口難以癒合，應嘗試切除囊壁。不需對全身投以抗菌藥物[*2]。

轉介至皮膚專科的時機

蜂窩性組織炎
●重症病例、併發膿瘍、潰瘍。 ●疑似壞死性筋膜炎、氣壞疽病。
●高齡患者（容易產生脫水、電解質異常、腎功能障礙、飲食障礙等伴隨發炎而來的併發症）。

粉瘤繼發性感染
●疑似多發性皮脂腺囊腫等其他疾病。 ●在意治療後留下的容貌問題。
●在重大病變方面，可能發展為鱗狀細胞癌時。

⇒處方箋①
Cefaclor膠囊 3cp
分3次服用，
或者
Cefalexin錠 4cp
分4次服用，
每6小時服用1次

⇒處方箋②
Cefazolin Sodium
（CEZ）1g，
1天靜脈注射2～3次
（依腎功能進行調整）

＊2：在美國提出的「明智選擇」（Choosing Wisely）活動中，美國皮膚科學會曾提倡「10項不建議」，其中包含「針對發炎性粉瘤，不建議每次都給予抗菌藥物[6]」。

引用文獻

1) 岡崎亜希，早川和人，倉田麻衣子，ほか：下肢蜂窩織炎のリスクファクター：教室入院例のprospective な検討．日皮会誌 2011；121：17-23.

2) 盛山吉弘，岩本和真，片桐正博，ほか：本邦での蜂窩織炎の起因菌，および適切な抗菌薬選択の検討．感染症誌 2018；92：115-9.

3) 爲政大幾：粉瘤の忘れられた知見と治療の見直し．皮膚病診療 2016；38：1166-71.

4) Diven DG, Dozier SE, Meyer DJ, et al: Bacteriology of inflamed and uninflamed epidermal inclusion cysts. Arch Dermatol 1998；134：49-51.

5) Moran GJ, Krishnadasan A, Gorwitz RJ, et al: Methicillin-resistant S. aureus infections among patients in the emergency department. N Engl J Med 2006；355：666-74.

6) https://www.choosingwisely.org/societies/american-academy-of-dermatology/

手足口病

福岡山王醫院皮膚科 久保田由美子

疾病概要

● 手足口病是一種腸病毒（EV）感染症，主要症狀包含手、腳、口腔黏膜、手肘、膝蓋、臀部等部位出現水疱，流行期為夏季，好發於嬰幼兒。
● 感染途徑為飛沫感染（咽頭）、接觸感染（水疱內含物）、糞便感染（糞便汙染物）。
● 臨床表現多樣化，歷年的流行高峰期落在7〜8月，但新冠肺炎大爆發後，各地區的手足口病高峰期波段變得較為不一致[1]。

問診中應確認事項

□ 確認手、足、口、手肘、膝蓋、臀部等部位是否有水疱
□ 季節或周遭流行趨勢
□ 有無家庭內感染或托育中心群聚感染
□ 有無發病前發燒、感冒症狀、腹瀉等腹部症狀
□ 成人發病的情況，確認有無接觸嬰幼兒
□ 主訴指甲變形者，確認1〜2個月前是否曾經有感冒症狀

原因＆病型

主要致病病毒為克沙奇病毒（CV）A16型、A10型和EV71型，以數年為週期引爆大流行，根據傳染病發生動向調查[1]（**圖1**），自2009年以來，手足口病常於奇數年大流行，而且引起非典型感染和重症病例的CVA6顯著增加。5歲以下的嬰幼兒占了90％，而近來成年人感染的病例也有增加趨勢。

一經感染後，病毒於腸道增生，之後被運往具相容性的各臟器後再次繁殖增生。主要傳染途徑為自咽頭排出的病毒隨空氣飄散的飛沫傳染，或者接觸帶有病毒糞便而感染的糞口傳染。自咽頭排出的病毒在1〜2週內都具有傳染力，排泄至糞便中的病毒在2〜4週內都具有傳染力，所以這段期間務必留意經由患者手指接觸引起的接觸傳染。手足口病好發於嬰幼兒，常見一家人密切接觸而引發家庭群聚感染，根據研究報告顯示[2]，約41％的病例會傳染給父母，28％的病例會傳染給同住的祖父母。由於傳染力很強，托育中心或幼稚園裡也經常發生群聚感染。

❶CVA和EV71等引起的典型手足口病（圖2、3）

潛伏期約3〜5天，手掌和足底出現長軸和皮丘、皮溝方向一致的數公釐橢圓形水疱[3]，診斷相對容易，通常1週內能迅速改善。EV71型容易侵犯中樞神經系統，引起嚴重併發症（腦炎、腦脊髓膜炎、心肌炎等）的風險相對較高。

圖1 手足口病年別、週別特定時段報告數（2022年9月6日，引用自文獻1）

比較過去10年的病例數，手足口病常於奇數年爆發大流行。

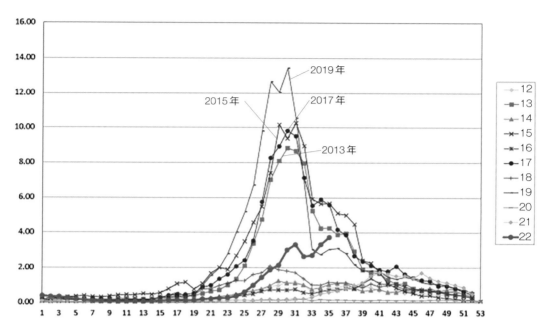

圖2 CVA16型引起的手足口病

4歲女童。手足、肘膝、臀部、嘴唇出現痛癢水疱。

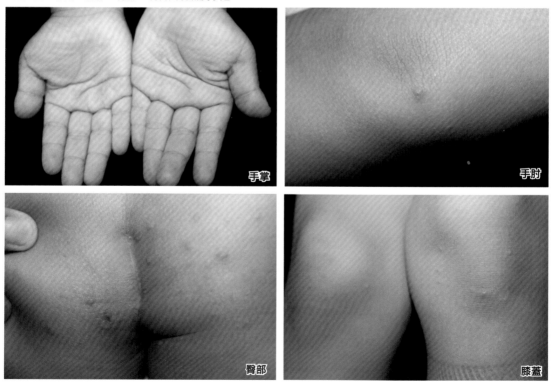

圖3 EV71型引起的手足口病

36歲女性。長女因疱疹性咽峽炎、熱性痙攣住院3天後，高燒39℃、手足口腔內長出水疱。EV71型（NT）256倍。

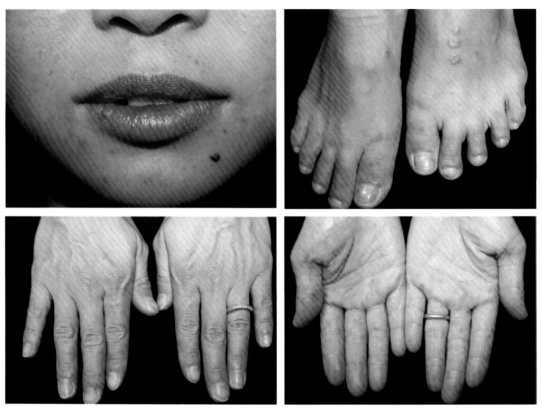

2 CVA6型引起的非典型手足口病（圖4）

　　伴隨高燒等全身性症狀，除了手足口部位以外的全身出現大型水疱，水疱中央呈臍窩狀凹陷，有形成痂皮的跡象。必須與水痘、卡波西氏水痘樣疹等疱疹感染症進行鑑別診斷，通常只憑視診難以做出精準的診斷[4]。發病後1～2個月會出現指甲博氏線（Beau's line）和脫甲症（Onychomadesis），這些也是非典型手足口病的一大特徵，大流行時不少人因為指甲症狀前往醫療院所就診（圖5）。

　　成年人感染手足口病的病例並不少見，由於容易出現非典型症狀（圖6），需要與滲出性多形性紅斑（EEM）、藥物疹進行鑑別診斷[5]。

圖4 CVA6型引起的手足口病

63歲男性。3天前手掌和大腿內側出現伴有搔癢感的水疱。每天接觸念小學的孫子。CVA6型（NT）128倍。

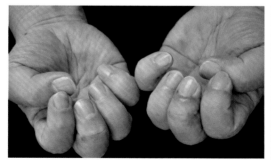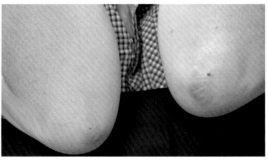

圖4 接續上頁病例

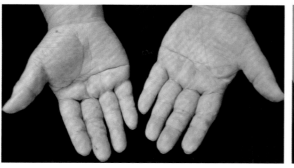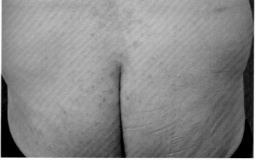

圖5 罹患CVA6型引起的手足口病後指甲變形

64歲男性。發病1個月後，出現指甲剝離現象。

a 初診時　　　　　　　　　　　　　　　　**b** 1個月後

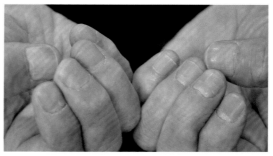

圖6 CVA6型引起EEM狀皮疹

25歲女性。疑似水痘而住院。CVA6型（NT）128倍。

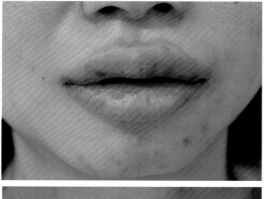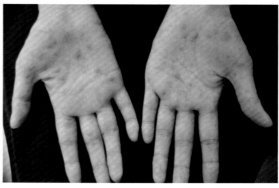

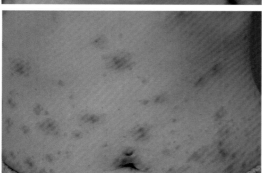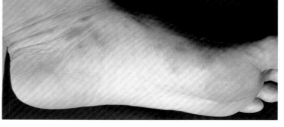

應該進行的檢查項目

　　典型病例中，根據年齡和流行期即可進行臨床診斷，不需要特別進行檢查，但非典型病例中，組織細胞學檢測和疱疹病毒抗原檢測有助於鑑別疱疹感染症，而病理組織檢查則有助於鑑別EEM或藥物疹。

　　病原診斷時，使用咽喉擦拭液、糞便、直腸擦拭液等進行病毒分離檢驗。另外也有透過培養細胞以分離病毒或利用RT-PCR法以檢測基因的方法，但這兩種方式未納入健保給付項目。

　　血清檢驗是一種輔助性診斷，但由於手足口病的致病病毒太多種，使用血型特異性高的中和試驗（NT），於急性期（發病7日內）和恢復期（2～3週後）進行測定，配對血清力價達4倍以上才有意義。

鑑別診斷疾病

唇疱疹、疱疹性齒齦口腔炎（P130）	僅出現口腔病變時，通常難以進行鑑別。具再復發性，沒有季節性。可透過組織細胞學檢測或單純疱疹病毒（HSV）抗原檢測加以確定。
卡波西氏水痘樣疹（P130）	控制不佳的異位性皮膚炎患者等初次感染HSV，會發高燒，全身出現大小一致的水疱。具再復發性，可透過組織細胞學檢測或HSV抗原檢測加以確定。
水痘	感染數天後，出現發燒、全身倦怠症狀，以及全身性水疱、膿疱、痂皮等多種皮疹。部分患者的口腔、陰部也會長出疹子。組織細胞學檢測、水痘及帶狀疱疹病毒（VZV）快速抗原檢測呈陽性結果。
EEM	對藥物、HSV、黴漿菌等病原體產生免疫過敏反應而出現具特徵的標靶狀紅斑和水疱。可能伴隨黏膜疹或發燒症狀。非典型手足口病多呈現EEM狀皮疹。

治療&生活衛教

①手足口病的治療方式為對症治療

- 手足口病是一種會自行痊癒的疾病，無須特別進行治療。但對嬰幼兒來說，可能出現進食困難或疼痛造成行走困難等情況，需要視情況給予補充液或消炎止痛藥。針對搔癢症狀，服用抗組織胺能夠有效止癢。口腔潰瘍導致疼痛強烈的情況，使用Xylocaine Viscous[4]。

- 在日本，EV71型演變成重症的病例並不多，但必須特別留意併發高燒、頭痛、腦膜刺激現象、嘔吐、腹瀉等消化器官症狀。另外，心肌炎、腦脊髓膜炎、腦炎等中樞神經系統的併發症雖然不常見，一旦發現任何徵兆，務必迅速轉介病人至專科門診。

②成年人重症病例可能必須服用類固醇

- 成年人的典型手足口病案例無須特別進行治療，但CVA6型引起的非典型手足口病，臨床表現多呈EEM狀皮疹，手腳上的水疱可能造成抓握困難和行走困難。這種情況必須口服中效類固醇藥物，症狀通常於約2～3週後緩解[5]。

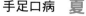

③**多為無症狀感染，流行期間務必勤洗手，妥善處理排泄物**

●長時間隔離感染者並非有效的感染管制措施，現實生活中也無法禁止感染者到幼兒園或學校上課。所以幫感染者嬰幼兒更換尿布時，務必戴上手套，妥善處理排泄物，並且用肥皂澈底洗淨雙手。另外也要澈底執行不共用毛巾和玩具。

④**不需要特別向學校請假，視本人身體狀況而定**

●本疾病傳染力很強，是日常生活中經常發生的疾病，根據日本學校衛生安全法，屬於第三種其他傳染病，在因應措施上已取得共識[6]。

⑤**經常確認最新手足口病流行趨勢**

●養成查看國立感染症研究所官網的習慣，確認所在地區的最新手足口病疫情。

> 無症狀或痊癒後的4週內，糞便中的病毒仍具有傳染力。

 手足口病通常會伴隨口腔潰瘍，尤其夏季容易有脫水風險，需要頻繁少量攝取口服電解質補充液，必要時經由靜脈輸液來補充水分。

▶ 轉介至皮膚專科的時機 ▶

●搔癢情況強烈，出現膿痂疹等合併症時。
●成年人的非典型案例，需要透過切片檢查以區別藥物疹時。

引用文獻

1) IDWR感染症発生動向調査週報＜注目すべき感染症＞手足口病,
http://www.nih.go.jp/niid/ja/hfmd-m/hfmd-idwrc.html（2022年9月23日閲覧）
2) Chang LY, Tsao KC, Hsia SH, et al: Transmission and clinical features of enterovirus 71 infections in household contacts in Taiwan. JAMA 2004; 291: 222-7.
3) 久保田由美子：よく見る皮膚疾患を発疹レベルで理解する　ウイルス感染症　手足口病. Medicina 2020；57：1912-3.
4) 久保田由美子：第3章 ウイルス感染症，各論 急性発疹症，5.手足口病. エビデンスに基づくQ&Aでわかる皮膚感染症治療. 中山書店，東京，2020. p.261-8.
5) 久保田由美子：成人の非典型的な手足口病の特徴．臨皮 2019；73（増）：162-5.
6) 日野治子：新・皮膚科セミナリウム　小児皮膚疾患診療　保育所・学校における感染症対策：学校感染症および関連疾患について. 日皮会誌 2019；129：1477-94.

痱子（汗疹）

HATTORI皮膚科醫院　**服部友保**

═══════════ **疾病概要** ═══════════

●汗管阻塞造成汗液滲漏至汗管外而發病。

●日常門診中診斷為汗疹者，幾乎都是紅色汗疹。

●即便主訴症狀都為「痱子」，但多數病例皆非「汗疹」，必須與其他疾病鑑別診斷。

●發病契機為高溫高溼環境造成大量出汗，必須採取改善生活環境的因應措施。

═══════════ **問診中應確認事項** ═══════════

□症狀出現時期

□是否處於高溫高溼環境（含職業在內）

□運動等引起大量出汗

□是否有熱性痙攣病史

□使用貼布、繃帶、石膏、OK繃等造成密閉

□穿著較不透氣的衣物

原因＆病型

　　汗管阻塞導致汗管裡的汗液滲漏至汗管外，進而引發汗疹。汗疹俗稱「痱子」，也被稱為汗滯留症候群（Sweat Retention Syndrome）[1]。高溫環境促使大量出汗而發病，因此夏季的患者人數相對較多，而且好發於出汗量多於成年人的兒童。近年來由於暖氣設備發達，冬季出現汗疹的情況也逐漸增加，尤其身穿厚重衣物的嬰幼兒。汗疹根據滲漏汗液的汗管所在深度分為3種類型[1]（圖1），由淺至深詳述如下。日常門診中最常見的病型是紅色汗疹。

❶晶形汗疹（圖2）

　　角質層的汗孔阻塞，導致汗液滯留於角質層下。皮膚淺層形成直徑1㎜左右且呈透明的小水疱，不會癢也沒有發炎。

❷紅色汗疹（圖3）

　　汗管阻塞現象發生於稍微深一點的表皮層，汗液滲漏至表皮層而引起發炎。大量出汗後，疹子容易出現在軀幹、四肢屈曲側、對磨部位。臨床可見許多直徑1～2㎜大小的紅色漿液性丘疹，伴隨發紅與搔癢感。

　　丘疹不會融合在一起，特徵是呈散在性分布，也少有新舊疹子混雜在一起的情

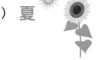

況。

　　透過皮膚鏡檢查確認丘疹和毛囊位置不一致，這對於診斷非常有幫助[2]。部分汗疹病例會因為溼疹化而演變成汗疹性溼疹（圖4），甚至引起細菌感染。一旦演變成膿疱，則被歸類為膿疱性汗疹。

❸深層汗疹

　　汗管阻塞現象發生於極深部的表皮真皮交界處，汗液滲漏至真皮層。因紅色汗疹一再復發而發病。臨床可見許多不會癢且呈膚色的扁平丘疹，日本幾乎沒有這種病型。

> 流汗後出現在出汗部位的皮疹多半被稱為「痱子」。即便患者主訴為「痱子」，經診斷後往往不是「汗疹」[2]，因此，患者的主訴僅供參考，首要之務是仔細觀察皮疹型態和分布。

圖1 汗疹分類

晶形汗疹：汗液滯留於角質層下方
紅色汗疹：汗液自表皮層的汗管滲出
深層汗疹：汗液自真皮層的汗管滲出

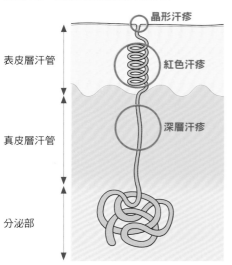

表皮層汗管　　　晶形汗疹
　　　　　　　紅色汗疹
真皮層汗管　　深層汗疹
分泌部

圖2 嬰幼兒的晶形汗疹病例（背部）

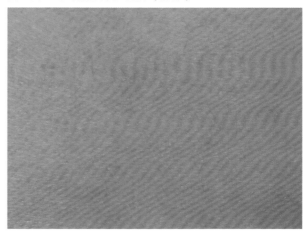

圖3 嬰幼兒的紅色汗疹病例（頸部）

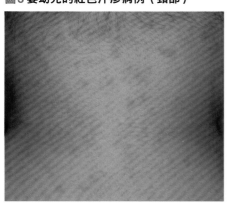

圖4 汗疹性溼疹（頸部）

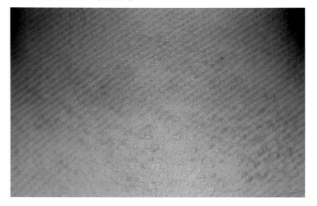

對磨性溼疹	對磨部位產生溼潤性的溼疹病變（圖5）。除了丘疹和小水疱，還有伴隨紅斑的皮疹。
出汗引起接觸性皮膚炎	汗液引起的疹子（圖6）。汗液中的成分鹽和氨引起刺激性皮膚炎，造成同汗水附著部位一致的區域產生溼疹病變。
念珠菌性對磨疹	對磨部位形成小水疱或膿疱，紅斑和表皮剝離、糜爛現象混雜在一起（圖7）。透過直接顯微鏡檢法檢驗出孢子和絲狀假性菌絲。
毛囊炎、馬拉色菌毛囊炎（皮屑芽孢菌毛囊炎）	馬拉色菌毛囊炎好發於胸背部，尤其在夏季和高溫高溼的環境。臨床可見許多同毛囊位置一致的膿疱和丘疹（圖8）。
螫刺症（P40、45）	臨床可見不規則皮疹呈散在性分布，搔癢感強烈（圖9）。偶爾伴有螫口。
中毒疹	疹子不僅出現在對磨部位，也呈左右對稱性分布（圖10）。

圖5 對磨性溼疹（肘窩）

對磨部位分布許多瀰漫性紅斑。

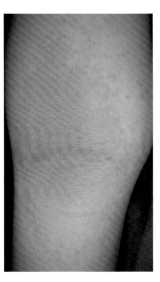

圖6 可能是「汗疹」的病例（頸部）

患者主訴長「痱子」，但主要是紅斑。

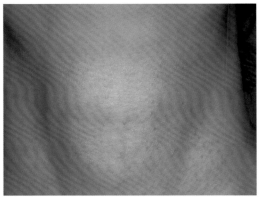

圖7 念珠菌性對磨疹（腋窩）

伴有表皮剝離，以直接顯微鏡檢法檢驗出真菌成分。

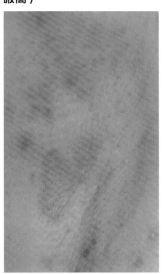

圖8 馬拉色菌毛囊炎（胸部）

大量出汗後出現許多同毛囊位置一致的膿疱和丘疹。

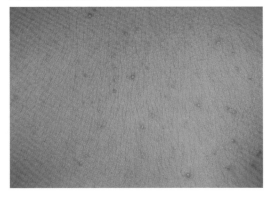

圖9 螫刺症（肘窩）

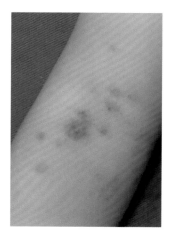

對磨部位出現許多略微浮腫的丘疹，分布呈不規則狀且搔癢感強烈。

圖10 中毒疹（腹部）

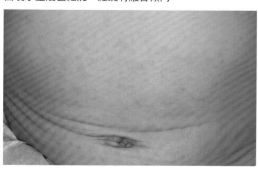

出現小型淺色紅斑，紅斑有融合傾向。

治療＆生活衛教

生活衛教

- 指導患者盡量避開造成大量出汗的環境，並且同時進行治療。
- 盡可能不要在高溫高溼的環境下做事、運動、生活（建議使用冷氣、穿著通風透氣的衣物等）。
- 現實生活中要做到完全不出汗是不可能的，所以隨時注意出汗後立即採取因應措施。具體而言，出汗後盡快用溼毛巾清潔、降溫對磨部位，若情況允許，使用清水或淋浴洗去汗水，再輕柔拭去水分。脫掉汗水濕溼的衣服，換上透氣衣物。
- 晶形汗疹於數天後自行乾燥痊癒，只需要改善身處的環境，不需要治療。

治療

- 演變成汗疹性溼疹時，根據溼疹程度和部位，給予外用類固醇藥物。建議選擇乳化型基劑。⇒處方箋①
- 汗疹性溼疹的病灶變溼潤時，為了避免刺激病灶，使用軟膏型基劑的類固醇，並且撐開對磨部位的皺褶，塗抹氧化鋅軟膏。注意後續可能演變成傳染性膿痂疹。
- 搔癢症狀強烈時，給予抗組織胺藥物。⇒處方箋②
- 過度只仰賴外用藥物（尤其是類固醇）的話，除了細菌感染，也可能併發表淺性皮癬菌病或皮膚念珠菌等真菌症感染。務必同時進行治療與改善所處環境[3]。

⇒處方箋①

Hydrocortisone Butyrate 乳膏（兒童）或 **Betamethasone Butyrate Propionate 乳膏**（成人）
1天塗抹1～2次

⇒處方箋②

Fexofenadine Hydrochloride 糖漿用顆粒劑 1次0.3g，
1天服用2次
（大於6個月，未滿2歲）。
1次0.6g，
1天服用2次
（2歲以上，未滿7歲）；
Loratadine 錠
1次10mg，
1天服用1次
（7歲以上的兒童、成人）

轉介至皮膚專科的時機

- 症狀反覆出現時。
- 症狀未改善且範圍逐漸擴散時。
- 併發感染症。

引用文獻

1) 玉置邦彦 總編集：最新皮膚科学体系 第17卷 付属器・口腔粘膜の疾患. 中山書店，東京，2002. P.160, 178-80.
2) 浅井俊弥：「あせも」の診断と治療のひと工夫. Seminaria Dermatologie 2014；228：34-7.
3) 服部友保：夏に起こりやすい湿疹，真夏の診察室. medicina 2020；57：1291-3.

頭蝨引起的皮膚炎

琉球大學醫學部皮膚科學教室 山口SAYAKA

疾病概要

● 頭蝨寄生於人類的頭皮，以吸血為食，在頭皮附近的毛髮上大量產卵，屬於寄生蟲感染疾病。

● 主要經由頭與頭的直接接觸而感染，好發於幼兒至學齡兒童，容易發生群聚感染或家庭感染。

● 使用除頭蝨專用的洗髮精和梳子進行治療。

問診中應確認事項

□ 是否頭部搔癢，是否有抓傷痕跡

□ 是否接受過相關治療

□ 周遭是否有人感染頭蝨

□ 同居家人是否感染頭蝨

原因＆病型

　　頭蝨成蟲約2～3mm大小，近似毛髮的顏色（圖1）。頭蝨的腳末端長有銳利鉤爪，能強而有力地抓住毛髮，使用一般洗髮精和梳子難以去除。成蟲壽命約1個月，母蟲1天產下5～10顆卵。頭蝨卵約1mm大小，顏色比成蟲白一些，表面具光澤感，透過類似接合劑的物質黏著於毛髮上，非常不容易去除（圖2）。頭蝨沒有翅膀，不能飛，主要經由頭髮與頭髮的直接接觸而感染。頭蝨成蟲一旦離開人體，2～3天不吸血會自然死亡。

　　頭蝨症的症狀為頭部搔癢。如同螫刺症，人體會對頭蝨的唾液成分產生過敏反應。初次感染時，在頭蝨大約寄生1個月後啟動過敏反應而產生搔癢感。兒童罹患頭部溼疹或傳染性膿痂疹時，必須確認是否合併頭蝨症，或者有頭蝨卵。

圖1 頭蝨成蟲和頭蝨卵的皮膚鏡檢查影像

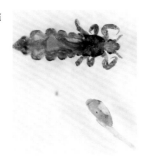

圖2 具光澤感的頭蝨卵附著於毛髮上

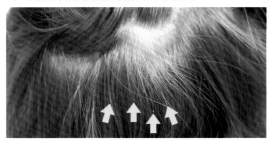

胸部）。缺乏搔癢等自覺症狀。界線明顯、獨立存在且沒有融合傾向的褐色斑或脫色斑向軀幹上半部、頸部、腹部蔓延，但沒有擴散至四肢末梢。雖然形成色素斑或脫色斑的原因尚未釐清，但根據研究報告顯示，以電子顯微鏡觀察可發現色素斑部位有較大的黑色素小體，脫色斑部位則有小於正常的黑色素小體。

　　熱帶地區不存在性別差異，雖然好發於10歲後半的兒童至年輕人，但其實任何年齡層的人都可能發生。在溫帶地區，通常於造訪溫暖環境後才發生。

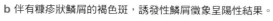

應該進行的檢查項目

　　先從疑似汗斑開始（圖2a）。用鑷子等工具摩擦病變部位，確認是否出現誘發性鱗屑徵象（Evoked Scale sign）（圖2b）。刮取鱗屑進行KOH直接顯微鏡檢法，確認是否存在短菌絲和酵母。在顯微鏡下確認菌絲和出芽酵母形成典型的「義大利麵及肉丸」（Spaghetti and Meatballs）外觀，這對診斷來說非常重要（圖3）。

圖2 汗斑，病例2

a 20多歲男性。正在使用*Dupilumab*。異位性皮膚炎患者的背部。

b 伴有糠疹狀鱗屑的褐色斑，誘發性鱗屑徵象呈陽性結果。

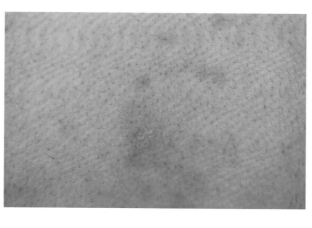

圖3 KOH直接顯微鏡檢法

a 可見短菌絲（義大利麵）和多數酵母菌細胞（肉丸）。

b 放大倍率觀察，可見出芽部位有宛如頸圈（collarette）的出芽酵母菌細胞（肉丸）。以光學顯微鏡難以觀察出頸圈（collarette）。

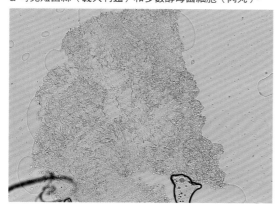
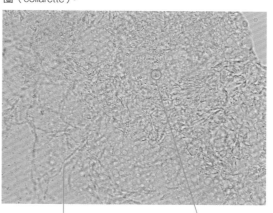

短菌絲（義大利麵）　　出芽酵母菌細胞（肉丸）

用雙面膠採集鱗屑比較不容易弄哭小孩。另一方面，使用市售的棉藍染色液，能夠更清楚看出形狀完整的短菌絲和出芽部位有頸圈（collarette）形狀的出芽酵母菌細胞（圖4）。以高倍顯微鏡觀察時，提高電容值並縮小光圈，能夠確保視野更加明亮。也可以透過CHROMagar Malassezia／Candida培養基進行培養，研究室裡的分子生物學檢測方法對診斷極有幫助，但目前臨床上尚未有診斷試劑組。

圖4 酸性亞甲藍染色標本

容易觀察到許多又粗又短的菌絲（義大利麵）和出芽酵母菌細胞（肉丸）。

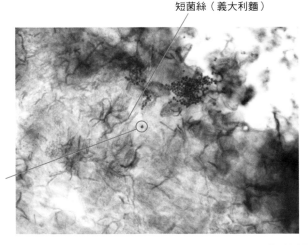

短菌絲（義大利麵）

出芽酵母菌細胞
（肉丸）

鑑別診斷疾病

需要進行鑑別診斷的疾病包含尋常性白斑、單純性糠疹、玫瑰糠疹（P170）、發炎後色素沉著、脂漏性皮膚炎、接觸性皮膚炎、錢幣狀溼疹（P200）、異位性皮膚炎（P210、215）、乾癬、黑色棘皮症、傳染性膿痂疹（P118）、鏈球菌感染症等。

根據研究報告顯示，新引進的異位性皮膚炎外用藥物和針對乾癬的全身治療法可能導致汗斑情況惡化[4]。誤診為溼疹而給予外用類固醇藥物或Tacrolimus軟膏、JAK抑制劑等藥物也可能進一步造成汗斑惡化，務必特別留意。

治療&生活衛教

治療

●基本上使用抗黴菌藥物，首要之務是減少菌體數量。選擇抗黴菌藥物時，建議多選Azole類藥物。⇒處方箋①

●使用含有Miconazole的沐浴乳和肥皂也具有緩和症狀的功效。根據國外研究報告顯示，含有Azole的沐浴乳具有不錯的效果。畢竟馬拉色菌是人體共生菌，即便治療過後也必須持續護理以減少菌體數量。

●針對頑固難治病例，口服Itraconazole抗黴菌藥具有不錯療效，但合併使用基礎疾病的口服藥物時，必須格外小心。

⇒處方箋①
Ketoconazole 乳膏
（10g）
1天塗抹1次

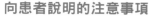

向患者說明的注意事項

- 含出汗在內，確實做好溫度管理。注意通風換氣和室內溫度，想辦法降低溼度。
- 向患者說明共生菌失衡的情況，清楚告知該疾病容易一再復發。
- 由於小孩好動易出汗，特別是參加運動社團等情況，務必多準備幾套內衣褲供替換。出汗後沖澡並更換內衣褲，但千萬不要過度洗刷身體，否則容易引起發炎。
- 針對異位性皮膚炎患者，診斷前先確認有使用外用類固醇等免疫抑制劑的部位和方式。
- 因日本全國平均氣溫上升和新冠肺炎疫情的影響，務必留意今後罹患汗斑的患者可能逐年增加。

轉介至皮膚專科的時機

- 外用藥物沒有發揮作用時：可能有體癬等皮膚疾病，需要進行鏡檢法和細菌培養，並且根據病程發展進行皮膚檢體切片檢查以鑑別是否為皮膚惡性淋巴腫瘤。

引用文獻

1) 佐藤友隆：マラセチア感染症, 病態から考える薬物療法. 皮膚臨床 2022；64：932-4.
2) Mochizuki T, Tsuboi R, Iozumi K, et al: Guidelines for the management of dermatomycosis (2019). J Dermatol 2020；47：1343-73.
3) Sugita T, Yamazaki T, Cho O, et al: The skin mycobiome of an astronaut during a 1-year stay on the International Space Station. Med Mycol 2021；59：106-9.
4) Alam HS, Ward JM, Davis LS: Generalized tinea versicolor following initiation of ixekizumab therapy. JAAD Case Rep 2021；18：54-6.

傳染性軟疣

熊本大學醫院皮膚科　江川清文

疾病概要

●傳染性軟疣是一種好發於小兒族群的病毒感染症[1]。
●異位性皮膚炎、在游泳池玩水、免疫不全等是傳染性軟疣的危險因子。
●代表性治療方法之一是刮除軟疣，但難免出現疼痛問題[2]。

問診中應確認事項

☐年齡、病史、發病部位和自覺症狀　　　☐有無危險因子
☐家人（尤其兄弟姐妹）是否有相同症狀
☐是否就讀幼稚園或參加游泳課程[2]

原因＆病型

❶原因

傳染性軟疣是一種表皮角質細胞感染痘病毒科傳染性軟疣病毒（Molluscum Contagiosum Virus，MCV）而引起的皮膚病。因直接接觸患者、間接使用患者用過的毛巾或浮板而感染，或者是自己抓破皮膚而引發感染，從感染到出現丘疹的潛伏期約2～7週[1]。

❷症狀

典型症狀為直徑1～5㎜大小，中央呈臍窩狀凹陷且帶有珍珠般光澤的小丘疹。多發生於小兒族群的軀幹、四肢、肛門周圍、外陰部（圖1）。假設發生於成年人的外陰部，也可能是因為性接觸而遭到感染。

圖1 傳染性軟疣

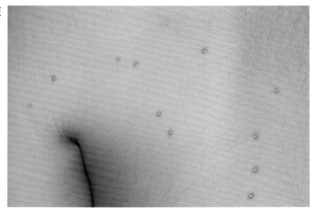

　　多數病例為無症狀，但丘疹四周伴有溼疹性變化[*1、1、3]（圖2）。患者主訴有搔癢感，自行痊癒時可能產生嚴重泛紅和腫脹情形[*2、3、4]（圖3），部分患者表示有疼痛感。多數情況下於數個月～數年內自行消退，但發生在免疫不全患者身上的傳染性軟疣多為非典型且巨大化，因此多數難以根治[1]。

> ＊1：軟疣反應
> （molluscum reaction）

> ＊2：BOTE 徵象
> （beginning of the end）

圖2 軟疣反應

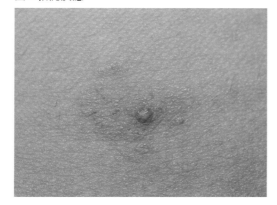

圖3 BOTE徵象

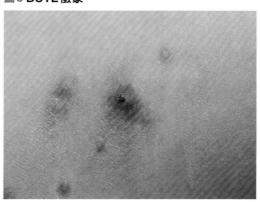

應該進行的檢查項目

　　一般而言，只要根據患者的臨床症狀即能做出診斷，但疑似免疫不全時則需要視情況進行皮膚鏡檢查（圖4）或病理組織檢查（圖5）。

圖4 皮膚鏡檢查影像

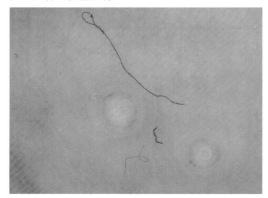

圖5 病理組織切片影像（H & E 染色）

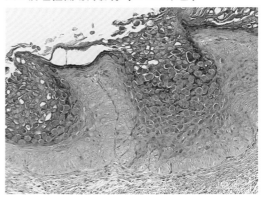

鑑別診斷疾病

　　需要進行鑑別診斷的疾病包含光澤苔癬、粟粒腫、病毒疣、皮脂腺增生，以及疹子為單顆且巨大的角化棘皮瘤等[1]。

治療＆生活衛教

治療

- 基本上，傳染性軟疣是一種會自行痊癒的疾病，更因為主要治療方式「刮除」（使用鑷子夾除）通常會伴隨疼痛，所以包含不治療並靜待自行痊癒的方法在內，根據患者年齡、病情輕重程度、監護人或幼稚園等意願，進行綜合評估考量後再決定治療方針[2、5]。
- 關於「刮除」法，執行前會先黏貼Lidocaine貼片以減輕疼痛。⇒處方箋①
- 另外也有液態氮冷凍療法，使用外用水楊酸、硝酸銀等藥物燒灼法，或者口服薏苡仁等治療方式[5]。
- 患有異位性皮膚炎等會成為危險因子的基礎疾病，也必須同時進行治療。

⇒處方箋①
Lidocaine貼片
給予1～2片，
於處理病灶
1～2小時前黏貼

生活衛教

- 不要和他人共用衣物和玩具，在泳池時也不要共用泳衣、毛巾、游泳圈和浮板。以衣物和泳衣澈底覆蓋發病部位，不要裸露在外，避免感染的同時也可預防病灶擴散。
- 指導皮膚護理方式以維持健康的皮膚。
- 說明該疾病可能會誘發傳染性膿痂疹，確實讓病患了解抓破病灶所造成的不良影響。

轉介至皮膚專科的時機

- 診斷困難時。
- 難以根治時。
- 出現明顯惡化情況。
- 難以有效控制合併症時。

引用文獻

1) 江川清文：病因・病態と臨床像. カラーアトラス疣贅治療考 いぼ/コンジローマ/みずいぼ. 医歯薬出版，東京，2007，p.228-30.
2) 江川清文：治療をめぐる論争. カラーアトラス疣贅治療考 いぼ/コンジローマ/みずいぼ. 医歯薬出版，東京，2007，p.231-4.
3) 江川清文：軟属腫小体，軟属腫反応と軟属腫BOTEサイン. 皮膚病診療2021；43：656.
4) 江川清文：軟属腫BOTEサイン（仮称）. 西日皮膚 2021；83：501-2.
5) 幸野　健：みずいぼ治療のEBM. カラーアトラス疣贅治療考 いぼ/コンジローマ/みずいぼ. 医歯薬出版，東京，2007，p.235-9.

燒燙傷

OMOTO皮膚科　**尾本陽一**

疾病概要

- ●無論男女老少都可能發生燒燙傷，需要立即送急診救治的機率也相當高。
- ●燒燙傷原因常依季節而有所不同，夏季多為煙火、篝火、野火等引起，冬季多為暖氣、暖桌被爐、熱水袋等引起。
- ●評估局部重症程度和全身狀態是重要關鍵。
- ●患者必須定期回診，針對惡化或感染等採取適當的因應措施。

問診中應確認事項

- □受傷日期時間、導致傷燙傷的物體溫度與接觸時間
- □受傷後的降溫時間和用於降溫的素材（流水、冰塊等）
- □生命徵象、呼吸狀態

原因＆病型

1 原因

皮膚接觸溫度45度C以上的物體就可能造成熱灼傷。尤其夏季的煙火、野火等室外直接火焰，往往造成不少熱灼傷案例（圖1、2）。造成表皮溶解的溫度與接觸時間為各70度C狀態下1秒，60度C狀態下5秒，50度C狀態下2分鐘，45度C狀態下15分鐘[1]，火焰溫度愈高，更容易在極短時間內迅速造成熱灼傷。另外還有一些特殊灼傷，例如低溫燙傷（液態氮、乾冰、冬季遭遇山難等）、電灼傷（雷擊、電弧放電等）、化學灼傷（氫氟酸、鹽酸等）[2]。灼傷的深度分類如圖3所示。

圖1 野火造成的熱灼傷

a Day 1

b Day 3

c Day 28

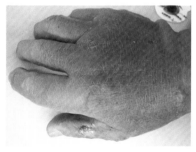 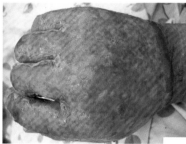 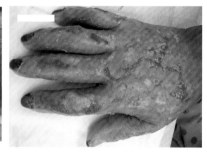

圖2 熱水造成踝關節熱液燙傷

a Day 2　　　　**b** Day 7　　　　**c** Day 14　　　　**d** Day 28

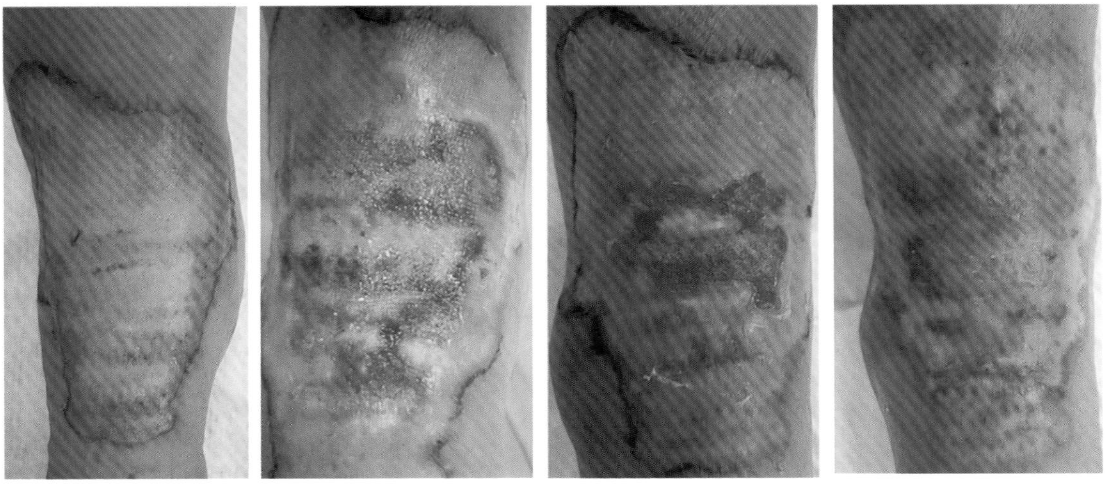

圖3 燒燙傷深度鑑別

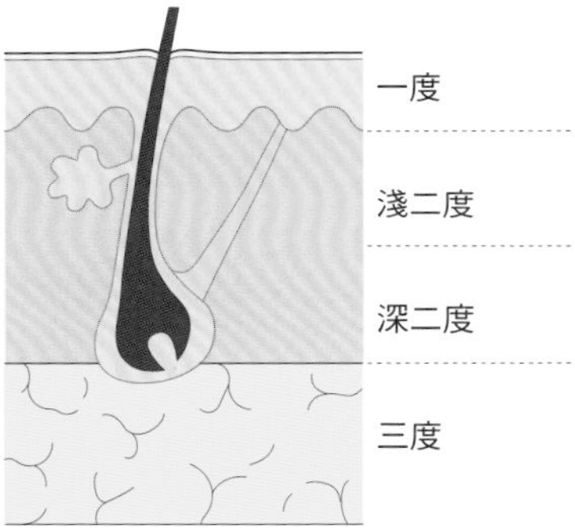

	臨床表現，症狀	痊癒時間
一度	紅斑、輕度疼痛	數天～1週
淺二度	紅斑、疼痛、壓迫水疱時，發紅現象消失	10天～2週，疤痕（－）
深二度	紅斑、感覺遲鈍、壓迫水疱時，發紅現象依然存在	3～4週，形成疤痕
三度	傷口呈黑色、褐色～白色、水疱（－）、無疼痛感	難以自行痊癒，形成增生性疤痕

一度燒燙傷

受傷範圍為表皮的燒燙傷。由於未傷及真皮，痊癒後不會留下疤痕。臨床表現為發紅，不會形成水疱，也沒有疼痛感。通常數天內痊癒。

淺二度燒燙傷

受傷範圍為表皮和真皮淺層的燒燙傷。整個表皮和局部真皮受傷，真皮深層的多數纖維母細胞未受損，因為真皮深層的附屬構造依然存在，表皮細胞得以繼續汰舊換新而不會留下疤痕。有刺痛感和灼熱感，會形成水疱。大部分真皮層裡的血管未受損，所以水疱底部呈紅色。通常2週左右會痊癒。

深二度燒燙傷

受傷範圍達真皮深層的燒燙傷。大部分真皮和真皮層內的附屬構造已產生不可逆的傷害，因此容易形成疤痕，而表皮及真皮層內的多數神經受到損傷，因感覺遲鈍而感受不到疼痛。另外也因為真皮層內的血管大量受損，水疱底部近乎呈白色。通常需要3～4週才會痊癒。

三度燒燙傷

　　受傷範圍含表皮及真皮全層的傷燙傷。局部傷口缺乏閉合所需的上皮和真皮成分，所以會形成疤痕。沒有疼痛感且皮膚乾硬如皮革，呈白色至褐色。

❷病型鑑別

　　單憑觀察受傷後的即時狀態，無法正確評估燒燙傷深度。必須綜合皮膚外觀（有無水疱、顏色、水疱底部含水量）、自覺症狀（淺二度略有疼痛感，深二度則出現感覺遲鈍）、拔毛測試（能快速拔除或感覺不到疼痛，表示毛根部位的真皮層受損）等資訊進行評估診斷。定期回診，針對病情變化和狀態進行適當治療。

治療＆生活衛教

治療之前

●燒燙傷後立即沖冷水15分鐘左右，幫助患部降溫。診斷為二度且面積大於15%的中度燒燙傷時，必須立即送醫，可能需要住院或接受手術治療。

治療方式

●一度燒燙傷的情況，初期可考慮使用外用類固醇藥物⇒處方箋①。針對清楚知道受傷範圍的二度燒燙傷，除了使用敷料⇒處方箋②外，也可以使用Trafermin噴霧劑或軟膏⇒處方箋③[3]。而針對三度燒燙傷，必須進行植皮等外科手術治療。

重要的生活衛教

●更換紗布時，最好每天以清水沖洗患部，有效降低感染機率。患部開始上皮化後，建議要勤加保溼，並且做好防曬以預防色素沉著。

⇒處方箋①
Betamethasone Butyrate Propionate 軟膏0.05%

⇒處方箋②
AQUACEL® Ag BURN 敷料
（包覆材料1A級推薦）

⇒處方箋③
Alprostadil Alfadex軟膏

> **轉介至皮膚專科的時機**
> ●燒燙傷深度達二度以上（形成水疱、糜爛、潰瘍）。
> ●受傷部位為機能部位（臉部、手、腳等）時。

引用文獻

1) Moritz AR, Henriques Jr FC, et al: Studies of thermal injury; an exploration of the casualty-producing attributes of conflagrations; local and systemic effects of general cutaneous exposure to excessive circumambient (air) and circumradiant heat of varying duration and intensity. Arch Pathol (Chic). 1947; 43: 466-88.
2) 尾本陽一，高橋健造，佐伯秀久，ほか：「熱傷診療ガイドライン」の検証. 皮膚疾患最新の治療2021-2022, 南江堂，東京. 2021, p.16-9.
3) 吉野雄一郎，天野正宏，尾本陽一，ほか：創傷・褥瘡・熱傷ガイドライン-6 熱傷診療ガイドライン. 日皮会誌 2017；127：2261-92.

唇疱疹&卡波西氏水痘樣疹& 種痘樣水疱症（陽光照射引起）

川崎醫科大學皮膚科學教室／川崎醫科大學綜合醫療中心皮膚科　**山本剛伸**

疾病概要

●唇疱疹是單純疱疹病毒第一型（HSV-1）重新活化所引起的疾病，出現口唇周圍不適感的前驅症狀後長出小水疱。容易反覆復發。

●卡波西氏水痘樣疹是經皮膚感染單純疱疹病毒（HSV）的疾病，容易合併異位性皮膚炎或 Darier 氏症（又稱為毛囊角化症）等皮膚疾病。

●種痘樣水疱症屬於光敏感症的一種，病變部位有感染EB病毒的T細胞。首要之務是必須區別典型與全身性。

問診中應確認事項

□ 確認過往病史（有無相同症狀等）

□ 有無發燒、疼痛等症狀

□ 詢問是否曝曬於紫外線下

□ 有無合併其他皮膚疾病、最近合併疾病的狀態

原因&病型

1唇疱疹（圖1）

因各種壓力（過度陽光曝曬、生理期、疲勞、感染症）或免疫力下降，導致曾經感染且潛伏在三叉神經節的HSV-1病毒重新活化而發病。確認有刺痛、搔癢等不適前驅症狀後，開始冒出群聚的小水疱。一般來說，口腔黏膜內不會形成病灶，多數情況不會出現發燒、強烈疼痛等症狀。最大特徵為一而再，再而三復發。

2卡波西氏水痘樣疹（圖2、3）

初次感染HSV-1、2病毒，或者病毒重新活化而引起的疾病。異位性皮膚炎或Darier氏症的皮膚病變若感染HSV，容易形成大範圍的水疱和潰瘍。通常伴有疼痛症狀。初次感染的病例也容易有發燒、淋巴結腫大等全身性症狀。

Darier 氏症（圖4）是體染色體顯性遺傳造成表皮角化異常的皮膚病。症狀好發於臉部、胸背、鼠蹊部等脂漏性區域。高溫、高溼、多汗、紫外線照射等是危險因子，因此病情容易在夏季時惡化。隨著症狀惡化，除了可能遭到細菌及黴菌的二次感染，也容易合併卡波西氏水痘樣疹。

一整年都可能出現異位性皮膚炎合併卡波西氏水痘樣疹。

3種痘樣水疱症（圖5）

這是一種罕見的光敏感症，好發於10歲以下的兒童，曝曬紫外線（主要是

UVA）數天後，露出部位（臉、下唇、耳背、手背等）出現小水疱和丘疹，結痂後會留下疤痕。病變部位的T細胞因感染EB病毒而產生浸潤現象。病情容易在紫外線強烈的季節裡（春季～夏季）一而再，再而三復發。

　　多為典型種痘樣水疱症。雖然發生機率低，但全身性種痘樣水疱症可能引發嚴重皮膚症狀、發燒、淋巴結腫大、血液常規檢查異常、肝功能障礙等全身性症狀，多數病例會合併慢性活動性EB病毒感染症（Chronic active EBV infection）。

圖1 唇疱疹

去海邊戲水後的第3天，口唇周圍出現許多伴有紅暈的小水疱。沒有疼痛感，口腔內也沒有長出皮疹。一年發作數次，疲勞時容易出現相同的皮疹症狀。

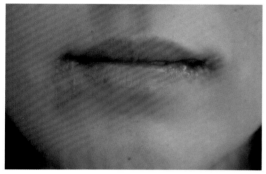

圖2 卡波西氏水痘樣疹（合併異位性皮膚炎的病例）

異位性皮膚炎的皮疹症狀惡化後，出現許多伴有疼痛感的小水疱和丘疹。

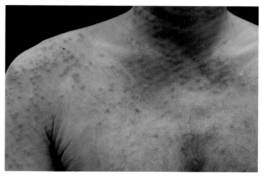

圖3 卡波西氏水痘樣疹（合併Darier氏症的病例）

以Darier氏症的皮疹為中心，出現大範圍小水疱融合在一起的鬆弛型水疱、糜爛和潰瘍現象。經常伴隨發燒、強烈疼痛等症狀。照片為8月的鼠蹊部臨床症狀（和圖4為同一病例）。隔年7月，該名患者的臉上出現卡波西氏水痘樣疹。

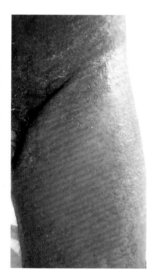

圖4 Darier氏症

以脂漏性區域為中心，出現大範圍的角化性丘疹。每年一到夏季，反覆出現糜爛且帶有臭味的皮疹。照片為3月的鼠蹊部臨床症狀。

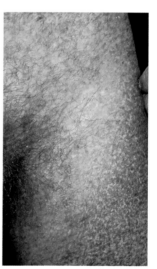

圖5 典型（種痘樣水疱症）

曝曬紫外線後，露出部位反覆出現小水疱和丘疹，結痂後留下疤痕。在鼻尖和臉頰上有些許丘疹、糜爛現象，而且有許多凹陷的疤痕。

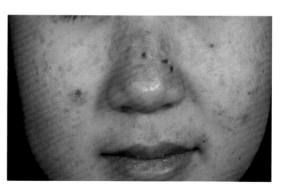

應該進行的檢查項目

①組織細胞學檢測（Tzanck smear）（圖6）

用於診斷HSV感染症或水痘及帶狀疱疹病毒（VZV）感染症。除去小水疱，使用水疱底部或水疱壁的細胞，進行傑姆沙氏染料法（Giemsa stain）後置於顯微鏡下觀察。一旦確認有棘狀層溶解細胞，即可診斷為HSV感染症或VZV感染症，但無法鑑別是HSV或VZV。取水疱壁的細胞作為檢體樣本，巨細胞的檢出率比較高，敏感性也比較高[1]。

> 依實際狀況選擇組織細胞學檢測或免疫層析試紙分析法。

②免疫層析試紙分析法（Immunochromatography）（圖7）

用於診斷HSV感染症。讓試劑盒內固相化的HSV特異性抗體和小水疱裡的HSV抗原產生反應，針對結果進行評估。截至2022年10月，用於診斷唇疱疹、卡波西氏水痘樣疹的PrimeChek®HSV仍未納入健保給付項目。使用固相化VZV特異性抗體（DermaQuick®VZV，適用健保給付），則有助於診斷VZV感染症。

③PCR法（RT-PCR法）（圖8）

確認病變部位出現EB病毒有助於診斷種痘樣水疱症。使用病變部位的小水疱、痂皮進行RT-PCR法以檢出EB病毒相關基因的EBER，並且進行非侵入性的分析（非健保給付項目）。

圖6 組織細胞學檢測

確認有明顯大於周圍細胞的圓形棘狀層溶解細胞和巨細胞。

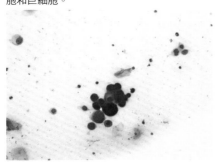

圖7 免疫層析試紙分析法（HSV）

可見控制線（C）和判定線（S）一起出現時，判定為HSV抗原呈陽性反應PrimeChek®HSV可用於診斷唇疱疹或卡波西氏水痘樣疹，但並非健保給付項目。

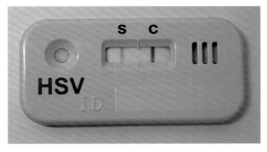

圖8 PCR法（RT-PCR法）

為了確認病變部位是否存在EB病毒，使用痂皮進行非侵入性檢測，兼具敏感性和特異性[2]。也可以活用於診斷其他的HSV／VZV感染症[5]。

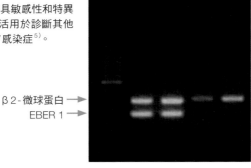

β2-微球蛋白 →
EBER 1 →

①標記
②EB病毒陽性對照
③EB病毒陽性樣本
④EB病毒陰性樣本
⑤EB病毒陰性對照

鑑別診斷疾病

帶狀疱疹（P238）	症狀幾乎出現於單側，通常伴有強烈疼痛症狀。不會頻繁復發。
尋常性座瘡（P244）	俗稱青春痘。以臉部為主，出現同毛孔位置的丘疹、膿疱。有時混雜米粒大小的面皰。好發於青春期。
傳染性膿痂疹（P118）	角質層感染金黃色葡萄球菌或A型β-溶血性鏈球菌而發病。形成鬆弛型水疱和糜爛。好發於小朋友。以革蘭氏染色法確認革蘭氏陽性球菌。
多形性日光疹	春季～夏季時曝曬紫外線1～2天後，露出部位（臉、耳背、手臂等）形成紅斑、丘疹、小水疱。容易發生在年輕人身上。無關EB病毒。

治療＆生活衛教

唇疱疹

●發病導火線是各種壓力，盡可能預防壓力以避免發病。

●治療目的為縮短病期，並非預防日後再復發。輕症者使用外用抗病毒藥物，但原則上，發病早期應盡快口服抗病毒藥物。⇒處方箋①、②

●1年復發3次以上，能夠自行判斷發病時的前驅症狀者，可以採用PIT（Patient Initiated Therapy）療法，於前驅症狀出現後立即服用事先取得醫師開立的抗病毒藥物（健保給付）。⇒處方箋③

卡波西氏水痘樣疹

●避免既有並存的皮膚病變惡化。原本有異位性皮膚炎的患者，搭配使用外用類固醇藥物等改善溼疹，細心照護皮膚以恢復並維持皮膚屏障功能。而患有Darier氏症的人，則隨時留意保持病變部位的清潔。

●針對卡波西氏水痘樣疹的治療方式，主要為根據症狀輕重程度選擇治療方式（重症病例⇒處方箋④，輕症～中症病例⇒處方箋⑤、⑥）。

種痘樣水疱症

●首要之務是區分典型種痘樣水疱症或全身性種痘樣水疱症。

●典型種痘樣水疱症的預後佳，不少病例會隨著成長而自然緩解。採取防曬措施（遮陽、擦防曬乳等），使用外用類固醇藥物，抗組織胺藥物。

●全身性種痘樣水疱症的預後通常不佳[3]，依慢性活動性EB病毒感染症的流程治療。

轉介至皮膚專科的時機

●確認出現發燒、淋巴結腫大等全身性症狀時。

●皮疹部位有強烈疼痛感時。　●皮疹急速擴散時。

⇒處方箋①
Valaciclovir Hydrochloride錠
（500mg）1天2次，
1次1錠，早晚飯後服用，
服用5天

⇒處方箋②
Famciclovir錠
（250mg）1天3次，
1次1錠，三餐飯後服用，
服用5天

⇒處方箋③
PIT Famciclovir（Famvir®）（250mg）
前驅症狀出現後的6小時內服用4錠，口服12小時後再服用4錠（共服用2次），Famciclovir新開發產品非健保給付藥物

⇒處方箋④
Aciclovir 250mg 注射用 5mg/kg 點滴靜脈注射
1天投以3次

⇒處方箋⑤
Valaciclovir Hydrochloride錠
（500mg）1天2次，
1次1錠，早晚飯後服用，
服用5天

⇒處方箋⑥
Famciclovir錠
（250mg）1天3次，
1次1錠，三餐飯後服用，
服用5天

引用文獻

1) Yamamoto T, Aoyama Y: Detection of multinucleated giant cells in differentiated keratinocytes with herpes simplex virus and varicella zoster virus infections by modified Tzanck smear method. J Dermatol 2021；48：21-7.

2) Yamamoto T, Tsuji K, Suzuki D,et al: A novel, noninvasive diagnostic probe for hydroa vacciniforme and related disorders: detection of latency-associated Epstein-Barr virus transcripts in the crusts. J Microbiol Methods 2007；68：403-7.

3) Miyake T, Yamamoto T, Hirai Y, et al: Survival rates and prognostic factors of Epstein-Barr virus-associated hydroa vacciniforme and hypersensitivity to mosquito bites. Br J Dermatol 2015；172：56-63.

4) 木村　宏，岩月啓氏，藤原成悦，ほか：診療アルゴリズム．慢性活動性EBウイルス感染症とその類縁疾患の診療ガイドライン．診断と治療社，東京，2016，p.ⅷ-ⅹ.

5) Yamamoto T, Yamada A, Tsuji K,et al: Tracing of the molecular remnants of herpes virus infections in necrotic skin tissue. Eur J Dermatol 2008；18：499-503.

金屬過敏引起的皮膚炎

NAGATA診所　**伊藤明子**

疾病概要

● 金屬過敏相關的接觸性皮膚炎病型中，直接曝曬接觸性皮膚炎和全身性金屬過敏症的病情可能會在夏季時惡化。

● 罹患直接曝曬接觸性皮膚炎的情況下，金屬與汗水接觸產生電離作用（離子化），並進一步與皮膚的蛋白質結合，導致身體將其視為異物而引發過敏反應。

● 全身性金屬過敏症中，掌蹠膿疱症和汗皰疹屬於容易在夏季惡化的皮膚炎。

問診中應確認事項

□ 發病日期與時間、症狀是否隨季節交替而惡化

□ 形成皮疹的部位

□ 是否曾經因配戴首飾或皮革製皮帶而引起金屬過敏症，是否曾經配戴耳環

□ 是否偏好富含鎳、鈷、鉻的食品

□ 牙科就診史、治療史、有無金屬假牙　　　□ 是否抽菸

原因 & 病型

1 直接曝曬接觸性皮膚炎（direct contact dermatitis）

　　單純金屬接觸皮膚並不會誘發皮膚炎，而是汗水或唾液導致金屬製品釋放金屬離子，當金屬離子與皮膚的蛋白質結合，身體便會將其視為異物而引發過敏性接觸性皮膚炎。

　　尤其在夏季，汗水容易促使接觸皮膚的金屬製品解離並釋放金屬離子，所以接觸金屬的身體部位容易產生溼疹（圖1）。夾式耳環、穿孔耳環、項鍊、手錶金屬錶盤、硬幣、皮帶扣環、金屬拉鍊、眼鏡等都是誘發原因。

圖1 硬幣引起的接觸性皮膚炎
習慣將硬幣直接放在褲子口袋裡。進行斑貼測試時，對鎳呈陽性反應（左大腿外側的臨床表現）。

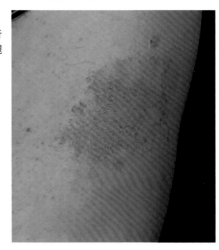

②夏季有惡化傾向的全身性金屬過敏症

①汗皰疹（Dyshidrotic Eczema）

　　手掌、手指、足底、腳趾出現伴有小水疱和鱗屑的溼疹，也多半有搔癢症狀（圖2）。隨著病程拉長，開始出現紅斑、苔癬化病變和皸裂。屬於手部溼疹的其中一種病型，但是否與汗管有關聯，目前尚未有一致性的見解。部分病例可能和金屬假牙、食品中的金屬過敏原有關。

②掌蹠膿疱症（palmoplantar pustulosis，PPP）

　　手掌和足底長出許多膿疱的疾病。除了膿疱，可見水疱、鱗屑、結痂、紅斑、角質化等症狀表現也混雜其中（圖3）。指甲下也會形成膿疱，導致指甲變形。症狀不僅出現在皮膚外，也可能合併胸鎖關節、椎管、腰部、肩關節、手腕關節等部位的掌蹠膿疱症性關節炎。扁桃體病變、口腔病灶、抽菸、金屬過敏等則是促使掌蹠膿疱症惡化的危險因子[2]。

　　從病理組織學的角度來看，症狀始於表皮內單房性水疱，進一步演變成膿疱性水疱和膿疱。而從免疫組織學的角度來看，掌蹠膿疱症的水疱可能是汗管擴張或遭受破壞所引起[3]。儘管是無菌性膿疱，經細菌培養也沒有檢測出細菌，但根據研究報告顯示，膿疱裡有微生物基因體的存在[4]。任何季節都可能出現症狀，但部分病例容易在夏季惡化。

圖2 汗皰疹

症狀於冬季多有改善。斑貼測試中未發現有金屬過敏現象。皮疹通常於夏季惡化，於冬季緩解。

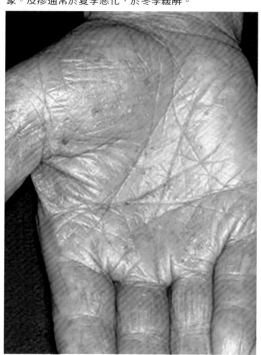

圖3 掌蹠膿疱症

斑貼測試中對金、銦呈陽性反應，在未摘除金屬假牙，但切除扁桃體後，病情獲得改善。

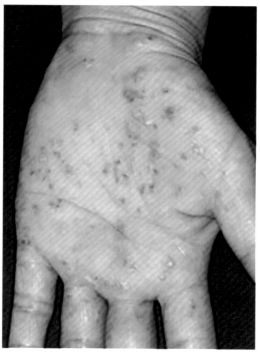

應該進行的檢查項目

1 斑貼測試

Japanese baseline series（JBS）包含金屬過敏原中高陽性率的鈷、鎳、鉻、汞、金，以及造成手部溼疹惡化的各種過敏原。針對 JBS 以外的過敏原，需要另外取得試劑，並以貼布方式進行檢測。

2 食物誘發試驗

診斷全身性金屬過敏症時，若斑貼測試呈陽性結果，針對該金屬含量高的食物（例如鎳、鈷、鉻呈陽性反應時，使用巧克力或堅果做測試）進行食物誘發試驗，連續數天攝取該食物，觀察症狀是否惡化，接著再限制攝取該食物，觀察症狀是否獲得改善，重複進行數次。不可中途任意變更攝取量。

另一方面，即便斑貼測試呈偽陰性結果，若懷疑可能是金屬引起的過敏，還是必須進行食物誘發試驗。

3 皮膚鏡檢

罹患掌蹠膿疱症時，可見水疱中央部位出現膿疱。

4 真菌顯微鏡檢法（直接顯微鏡檢法）

有時候汗皰疹、掌蹠膿疱症的皮疹必須與皮癬菌病或疥瘡進行鑑別診斷。

5 皮膚切片檢查

僅透過皮疹和病情進展難以做出準確診斷時，考慮進行皮膚切片檢查。

鑑別診斷疾病

需要針對乾癬、接觸性皮膚炎、手及足癬（P96）、嗜伊紅球性膿疱性毛囊炎、蕈狀肉芽腫、疥瘡（P228）等疾病進行鑑別診斷[5]。

治療&生活衛教

1 直接曝曬接觸性皮膚炎

指導患者不要讓皮膚直接接觸含金屬過敏原的金屬製品，並且使用外用類固醇藥物。⇒處方箋①

2 汗皰疹

使用外用類固醇藥物⇒處方箋②的同時，若出現搔癢症狀，並用抗組織胺藥物。若有金屬過敏症，確認是否與飲食中的金屬或金屬假牙有關。斑貼測試中呈陽性結果的金屬過敏原未必就是真正的罪魁禍首。由於摘除金屬假牙或限制攝取含金屬食物可能對患者造成莫大負擔，務必謹慎評估。

⇒處方箋①
Epinastine Hydrochloride 錠（20mg）1天1次，晚餐後服用；
Betamethasone Butyrate Propionate 軟膏（10g）1天塗抹2次，塗抹於腹部

⇒處方箋②
Dexamethasone Valerate 製劑（20g）1天塗抹2～3次，塗抹於手部

❸掌蹠膿疱症

　　主要的對症治療方式為使用外用類固醇藥物和外用維生素D3⇒處方箋③，以及透過生物製劑的藥物療法與紫外線療法。原則上，所有病例都必須戒菸，並且找出口腔病灶並加以治療。遲遲無法根治的情況下，評估切除扁桃體的可行性。

　　部分鎳、鈷、鉻金屬過敏病例中，只要摘除金屬假牙或限制攝取含金屬的食物，通常都能獲得不錯的改善效果。日本的金屬假牙中常添加金與鈀，難以確認是否與症狀有關，但透過治療感染病灶和戒菸仍無法改善症狀的話，必須謹慎評估摘除假牙的可行性[5,6]。

⇒處方箋③
Maxacalcitol軟膏
（20g）1天塗抹1次，塗抹於手部

轉介至皮膚專科的時機

●對症治療仍無法改善症狀時：必須重新評估診斷是否正確無誤，是否存在能夠排除的惡化危險因子。

引用文獻

1）伊藤明子：手の皮膚病-異汗性湿疹の原因と治療-. 皮膚病診療　2015；37：1107-13.

2）照井　正，小林里実，山本俊幸，ほか：掌蹠膿疱症診療の手引き2022. 日皮会誌 2022；132：2055-113.

3）Murakami M, Ohtake T, Horibe Y, et al: Acrosyringium is the main site of the vesicle/pustule formation in palmoplantar pustulosis. J Invest Dermatol 2010; 130: 2010-6.

4）Masuda-Kuroki K, Murakami M, Tokunaga N, et al: The microbiome of the "sterile" pustules in palmoplantar pustulosis. Exp Dermatol 2018; 27: 1372-7.

5）日本皮膚科学会掌蹠膿疱症診療の手引き策定委員会：掌蹠膿疱症診療の手引き2022. 日皮会誌 2022；132：2055-113.

6）Masui Y, Ito A, Akiba Y, et al: Dental metal allergy is not the main cause of palmoplantar pustulosis. J Eur Acad Dermatol Venereol 2019; 33: e180-1.

防曬乳引起的皮膚炎

藤田醫科大學BANTANE醫院綜合過敏科　二村恭子

========= 疾病概要 =========

● 塗抹防曬乳的露出部位出現症狀的皮膚炎。

● 可分為過敏性、光過敏性、刺激性，但部分病例為多重原因引起。

● 防曬乳成分中的紫外線吸收劑是眾所皆知的過敏原之一，但近來不少底妝產品也都含有防曬成分，所以腦中必須先有除了防曬乳，也可能是化妝品中的過敏原引起皮膚炎的觀念。

========= 問診中應確認事項 =========

☐ 發病日期時間、發病部位、自覺症狀

☐ 使用的防曬乳／底妝產品名

☐ 塗抹防曬乳／底妝的部位

☐ 陽光照射情況（部位、時間）

☐ 補擦防曬乳的次數

原因&病型

❶過敏性接觸性皮膚炎（圖1）

塗抹防曬乳或含有防曬成分底妝產品的部位出現遲發性過敏反應，長出伴隨搔癢感的紅色丘疹及紅斑性變化。透過斑貼測試確認疑似產品呈陽性結果。

主要過敏原可能是紫外線吸收劑[1]，也可能是化妝品中的防腐劑、美白成分、香料等誘發過敏反應。

❷光過敏性接觸性皮膚炎

如同一般過敏性接觸性皮膚炎，出現紅色丘疹及紅斑，有時伴有水疱，但比較不一樣的是塗抹防曬乳或含有防曬成分底妝產品的數天後，僅陽光照射部位出現皮疹。也就是說，單純塗抹防曬乳並不會引起皮疹，而是防曬乳等所含的紫外線吸收劑因陽光照射而轉變成過敏原，進一步引發過敏且產生皮疹。

一般斑貼測試呈陰性結果，但在斑貼部位照射紫外線的光斑貼測試中則呈陽性結果。一般斑貼測試和光斑貼測試皆呈陽性結果的話，可診斷為過敏性接觸性皮膚炎合併光過敏性接觸性皮膚炎。

---

[1]：　甲氧基肉桂酸辛酯（ethylhexyl methoxycinnamate）、二乙氨羥苯甲醯基苯甲酸己酯（Diethylamino hydroxybenzoyl hexyl benzoate）、雙乙基己氧苯酚甲氧苯基三嗪（Bis-Ethylhexyloxyphenol Methoxyphenyl Triazine）等。

圖1 防曬乳引起的
過敏性接觸性皮膚
炎臨床表現

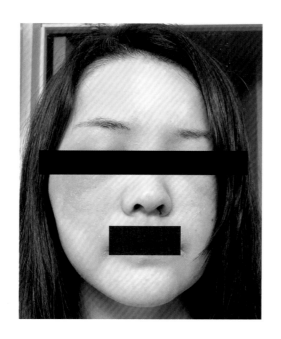

③刺激性接觸性皮膚炎

　　類似過敏性接觸性皮膚炎，塗抹防曬乳或含防曬成分底妝產品的部位出現紅斑、脫屑現象，但發病機轉與過敏反應無關，斑貼測試呈現陰性結果。針對乾燥採取妥善的護膚措施，能夠有效改善症狀。

應該進行的檢查項目

①斑貼測試

　　以as is方式（不稀釋）將疑似致病原因的防曬乳抹在斑貼器（Finn chamber 測試貼片®或斑貼測試用貼布®）上，並且黏貼在患者上背部或上臂伸展側，48小時後連同斑貼器一起移除抗原，待狀況穩定後進行第1次評估，72小時或96小時後進行第2次評估，1週後進行第3次評估。若72小時或96小時以後，黏貼部位整體出現比浸潤紅斑更嚴重的發炎現象時，判定為陽性結果（圖2）。

圖2 與圖1為相同病例，含防曬
成分底妝產品的斑貼測試（無照
射陽光）
Finn chamber測試貼片®黏貼部位可
見浸潤紅斑和小丘疹。

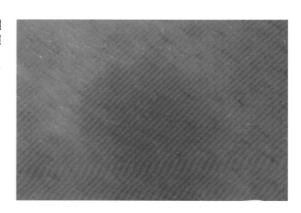

2 光斑貼測試（圖3）

進行一般閉塞條件的斑貼測試時，事先準備2組相同的斑貼器，保持適當距離並分開貼於左右兩側。進行光斑貼測試時，於黏貼24小時（或48小時）後移除斑貼器，其中一側採取遮光處置，照射UVA 0.5～5 J/cm^2，再經過24小時後，如同一般斑貼測試進行評估。

圖3 光斑貼測試

將同樣試劑的斑貼器分別貼於左右兩側，僅右側照射UVA48小時。照射側可見強烈的陽性反應。

無照射UVA，閉塞條件下的斑貼測試　　　　　　　　　　照射UVA，光斑貼測試

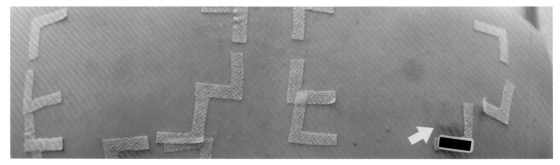

鑑別診斷疾病

日光性皮膚炎（P66）	也就是曬傷，我們常說的曬黑。這是一種熱傷害，刺痛的感覺比接觸性皮膚炎的常見症狀搔癢更強烈。防曬乳塗抹量或補擦次數太少時也可能會發生。
引起光過敏反應的皮膚疾病	即使不塗抹防曬乳，露出部位也會出現症狀，而且過敏反應也會出現在內臟器官。兒童期可能引起光過敏反應的疾病包含種痘樣水疱症、著色性乾皮症、血球合成性原紫質症等，而成人期可能引起光過敏反應的疾病則包含（口服藥物造成）光敏感性藥物疹、緩發性皮膚病變紫質症、慢性日光性皮膚炎等。

治療＆生活衛教

治療

- 首先，停用可能是致病原因的防曬乳或含防曬成分的底妝產品。
- 根據皮膚炎的嚴重程度，給予適當的外用類固醇藥物。一旦形成水疱，發炎反應多半較為強烈，這時可以針對臉頸部使用中～強效型外用類固醇藥物，針對軀幹四肢使用超強～最強效型外用類固醇藥物，1天塗抹2次。⇒處方箋①
- 若搔癢情況強烈，口服抗組織胺藥物。⇒處方箋②
- 臉部、眼瞼嚴重腫脹、形成大範圍水疱等皮疹現象嚴重時，參考患者本身的危險因子，考慮短時間內並用腎上腺皮質素口服藥物。⇒處方箋③

⇒處方箋①
（輕中度皮疹）臉部皮疹使用
Betamethasone Valerate 軟膏
1天塗抹2次；
前臂皮疹使用
Difluprednate 軟膏
1天塗抹2次

⇒處方箋②
Olopatadine Hydrochloride 錠
（5mg）2錠
早晚餐後，
1天服用2次

秋季

皮膚疾病

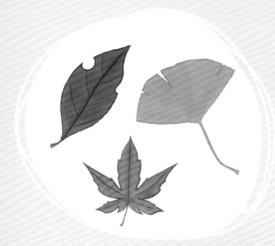

毒蕈菇引起的皮膚炎

北千住皮膚科診所　**片桐正博**

疾病概要

● 採摘郊外野菜時，特別注意不要誤觸有毒蕈菇火焰茸，觸摸恐造成皮膚潰爛。

● 診察同抓搔痕一致的鞭狀紅斑（scratch dermatitis）時，詢問患者是否生吃香菇，鑑別是香菇皮膚炎或毒蕈菇引起的皮膚炎。

● 異位性皮膚炎患者中若過敏原為鏈格孢屬、枝孢菌屬、麴菌屬等空氣中的真菌，食用蘑菇可能誘發過敏症狀。極少數患者食用菠菜後也可能出現過敏症狀，這一點需要格外注意。

問診中應確認事項

□ 是否接觸火焰茸（呈橙色～紅色的鹿角狀蕈菇）

□ 是否食用生蕈菇或未充分煮熟的香菇、香菇萃取物

□ 有無異位性皮膚炎、是否對空氣中的真菌（鏈格孢屬、枝孢菌屬、麴菌屬）產生過敏反應

□ 是否對蘑菇、菠菜過敏

原因＆病型

❶ 火焰茸引起刺激性接觸性皮膚炎

最常見引起刺激性接觸性皮膚炎的毒蕈菇是火焰茸（*Podostroma cornudamae*）。火焰茸生長於日本、中國以及印尼爪哇島[1]。整體呈橙色～紅色，肉質偏硬，形狀宛如鹿角（圖1），在夏季～秋季之間，單生乃至群生在山毛櫸闊葉樹林下[2]。

橙色的火焰茸長得和可食用的紅擬鎖瑚菌（*Clavulinopsis miyabeana*）有點類似（圖2），但可以藉由紅擬鎖瑚菌是從地面垂直向上生長，呈細棒狀且肉質柔軟這兩點加以區別[2]。

火焰茸含有對皮膚具強烈刺激性的鐮刀黴菌毒素，觸碰到火焰茸的汁液，可能導致皮膚潰爛[2]。近年來，日本國內有不少民眾目擊到火焰茸，請千萬多加留意，不可用手觸摸。

❷香菇皮膚炎（圖3）

食用未充分煮熟的香菇或香菇萃取物1～2天後，會發生香菇皮膚炎[3]。臨床表現為軀幹等部位出現群聚性小米粒大小的紅色丘疹，位置和抓搔痕一致（Koebner現象），另外也會長出伴有強烈搔癢感的鞭狀紅斑[*1]，偶爾可見點狀出血[3]。好發於平均年齡50.9歲的中高年男性身上，男女性比例為2.2：1，皮疹多發生在軀幹，最常見於四肢（約84.8%），其次是頸部（約60.0%）、臉部（約27.6%）、頭部（約14.3%）[4]。通常不會伴隨黏膜症狀、消化器官及神經症狀[3]。一整年都可能是發病期，但3～5月的發病病例特別多，可能原因是這個時期是生香菇的收成期[4]。另一方面，也可能因為BBQ食用未充分烤熟的香菇而引起，所以務必特別留意夏季～秋季的發病情況。

關於發病原因和致病機轉，是針對香菇成分產生中毒反應或過敏反應，目前仍有許多不明之處，因此尚未得出明確的結論[5]。

＊1：scratch dermatitis

圖1 火焰茸

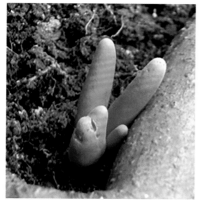
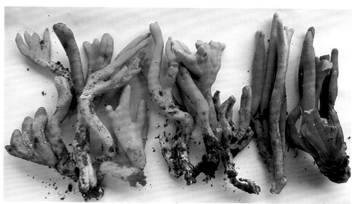

圖2 紅擬鎖瑚菌

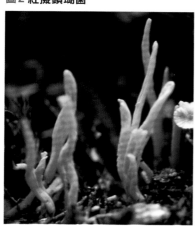

圖3 香菇皮膚炎
胸部和兩側上臂出現同抓搔痕一致的鞭狀紅斑。

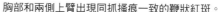
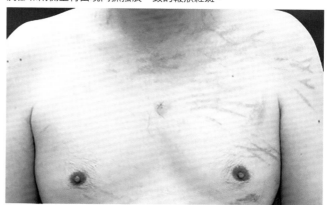

（圖1、2：轉載自厚生勞動）

❸對空氣中的真菌和蘑菇過敏

異位性皮膚炎患者中，據說有3〜40%對真菌過敏[6]。其中對互生鏈隔孢菌（*Alternariaalternata*，圖4）、草本枝孢菌（*Cladosporium herbarum*，圖5）、煙麴黴（*Aspergillus fumigatus*，圖6）等空氣中真菌過敏的異位性皮膚炎患者，在蘑菇和菠菜的點刺測試中會出現陽性結果[6]，因此攝取這二種食物時，需要多加留意。

圖4 鏈格孢屬（互生鏈隔孢菌）

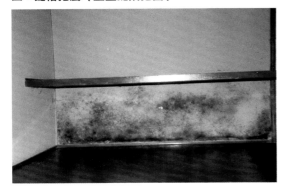

圖5 枝孢菌屬（草本枝孢菌）

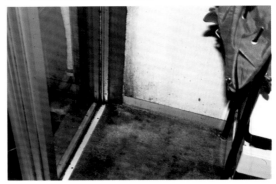

圖6 麴菌屬（煙麴黴）

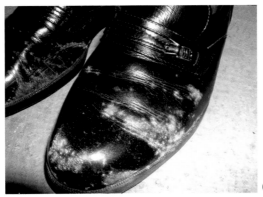

（圖4〜6：照片由NPO法人黴菌諮詢中心提供）

應該進行的檢查項目

❶香菇皮膚炎

血液常規檢查中未見明顯異常，但報告顯示AST及ALT上升、白血球增加或減少、嗜酸性白血球數增加、LDH上升[3]。另外，病理檢查報告可見表皮層呈海綿狀態，且有過度角化和角化不全現象，少數情況下可能出現單一細胞壞死[5]。而真皮層可見浮腫、血管周圍出現以嗜酸性白血球和淋巴球為主且混有嗜中性白血球的炎症細胞浸潤現象[5]。

❷空氣中的真菌和蘑菇誘發過敏

診斷空氣中的真菌過敏原時，針對鏈格孢屬、枝孢菌屬、麴菌屬等抗原進行特異性IgE抗體檢測。另一方面，對蘑菇過敏的情況下，由於無法進行抗原的特異性

IgE抗體檢測，病史和點刺測試有助於診斷是否對蘑菇過敏[7]。如果擔心也會對菠菜過敏，可以一併進行菠菜的特異性IgE抗體檢測。

III

鑑別診斷疾病

香菇皮膚炎的鑑別診斷

皮肌炎	伴有向陽性皮疹（眼瞼周圍有浮腫性紫紅色斑紋）、Gottron氏表徵（手指關節伸展側有角化性紅斑）、指甲周圍泛紅。
化療藥物撲類惡皮膚炎	注射抗癌藥劑撲類惡（Bleomycin）的12～24小時至6個月內，出現全身伴隨搔癢的色素沉著現象[8]。

治療&生活衛教

- 疑似火焰茸引發刺激性接觸性皮膚炎時，先以大量清水洗淨患者，產生紅斑的情況下給予外用類固醇藥物⇒處方箋①，產生潰爛的情況下，給予附有軟膏且具保護作用的敷料⇒處方箋②。
- 針對香菇皮膚炎的治療，採用皮疹部位塗抹外用類固醇藥物⇒處方箋①和口服抗組織胺⇒處方箋③的對症治療，平均10.9天左右，症狀多半有所改善，但重度病例需要搭配口服類固醇藥物[4]。為了預防再次復發，指導患者千萬不要生吃香菇，務必徹底煮熟後食用。
- 對蘑菇過敏而出現症狀時，如同治療其他食物過敏，採取對症治療方式，在皮疹部位塗抹外用類固醇藥物⇒處方箋①，並搭配口服抗組織胺⇒處方箋③。出現全身型過敏反應時，進行肌肉注射腎上腺素⇒處方箋④和供應氧氣、給予輸液治療。
- 對空氣中真菌過敏的異位性皮膚炎患者出現氣喘症狀時，可能是對蘑菇或菠菜過敏而引起[6]，所以日常生活中要盡量避免直接接觸空氣中的真菌。

⇒處方箋①
Betamethasone Butyrate Propionate 軟膏
1天塗抹2次

⇒處方箋②
Dimethyl Isopropylazulene 軟膏
1天塗抹1～2次

⇒處方箋③
Bepotastine Besilate 錠
（10mg）1次1錠，
1天服用2次

⇒處方箋④
腎上腺素注射0.1%
注射劑0.01mg/kg
（最大劑量：成人0.5mg，兒童0.3mg）
採肌肉注射方式，注射於股外廣肌（大腿中央部位的前外側）

轉介至皮膚專科的時機

- 疑似對蘑菇或菠菜過敏，診斷上需要進行點刺測試時。

引用文獻

1) Lee SR, Seok S, Ryoo R, et al: Macrocyclic trichothecene mycotoxins from a deadly poisonous mushroom, podostroma cornu-damae. J Nat Prod 2019; 82: 122-8.
2) 長沢栄史 監：フィールドベスト圖鑑 日本の毒きのこ. 学研，東京，2003，p.48-9.
3) Nakamura T: Shiitake (Lentinus edodes) dermatitis. Contact Derm 1992; 27: 65-70.
4) 中村雄彥：シイタケ皮膚炎 – 30年間の自驗例105例の考察. 皮病診療 2004；26：1055-59.
5) Nguyen AH, Gonzaga MI, Lim VM, et al: Clinical features of shiitake dermatitis: a systematic review. Int J Dermatol 2017; 56: 610-6.
6) Mozo IH, Ferrer B, Luís Rodriguez-Sanchez J, et al: Description of a novel panallergen of cross-reactivity between moulds and foods. Immunol Invest 2006; 35: 181-97.
7) 八木田隼啓，足立厚子，梅村 薫，ほか：症例 キノコアレルギーの4例. 皮膚臨床 2021；63：1377-81.
8) Yamamoto T: Bleomycin and the skin. Br J Dermatol 2006; 155: 869-75.

銀杏果皮膚炎

HANAMIZUKI診所　**飯島茂子**

大內皮膚科外科診所　**矢口順子**

疾病概要

● 9～11月撿拾銀杏果或剝殼時因接觸銀杏果的外種皮而引發皮膚炎。

● 銀杏果的外種皮具有高度致敏性。

● 臉部，尤其眼眶周圍的浮腫特別明顯，可能導致眼睛睜不開。

● 漆樹科的漆樹、芒果和使用取自腰果殼的腰果油作為原料的塗料（腰果漆）會產生交叉反應。

問診中應確認事項

□ 發病季節和發病部位

□ 是否接觸銀杏果

□ 是否曾經因為接觸漆樹或芒果而長出皮疹（請參照P63）

原因＆病型

　　銀杏屬於裸子植物的落葉喬木，不會結果實，所以銀杏果其實是銀杏的種子（圖1）。種子的中央部位有可以食用的銀杏果（胚乳和胚），外側是堅硬的內種皮（殼），以及看似果肉模樣的外種皮（圖2）。

圖1 從銀杏樹掉落之前的種子（銀杏果）

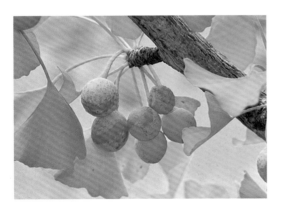

圖2 銀杏果的構造
可食用的銀杏果包覆在內種皮（殼）和外種皮裡面。

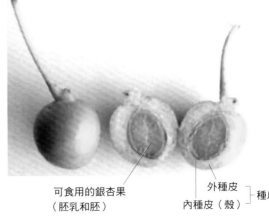

可食用的銀杏果
（胚乳和胚）

外種皮
內種皮（殼） ─ 種皮

（引用自 https://naturewalk.yale.edu）

　　引起銀杏果皮膚炎的抗原主要是外種皮所含的銀杏酸、銀杏醇、氫化銀杏酸、銀杏酚4種化合物（圖3）。可食用的銀杏果幾乎不含這些化合物，但銀杏葉含有少量。

　　引發漆樹過敏的抗原是漆酚，芒果則是芒果酚，而引發腰果油過敏的抗原則包含腰果酚（cardanol）和強心酚（cardol）（圖3）。這些物質和引發銀杏果過敏的抗原有相似的化學結構式。

　　銀杏果皮膚炎的好發時期為銀杏果外種皮成熟，從銀杏樹掉落至地面的9～11月，尤其是颱風過後。銀杏果皮膚炎好發部位是撿拾銀杏果的手指和手經常觸摸的臉部，特別是眼睛周圍（圖4）。症狀出現在眼睛周圍的患者，多半有睜眼困難情況。男性則可能出現陰莖及陰囊腫脹現象。

　　如圖3所示，銀杏果和漆樹科的漆樹、芒果產生交叉反應，過去曾經因為接觸漆樹科植物或芒果而引發過敏的人，初次接觸銀杏果外種皮時，可能於接觸當天～隔天出現以紅斑及浮腫為主的皮膚炎。使用以腰果油為原料製作的腰果漆時也要特別注意。

圖3 銀杏果和漆科植物的抗原相似性
銀杏果所含的銀杏醇、漆樹所含的漆酚、芒果所含的芒果酚、腰果油所含的強心酚都有相似的化學結構式。

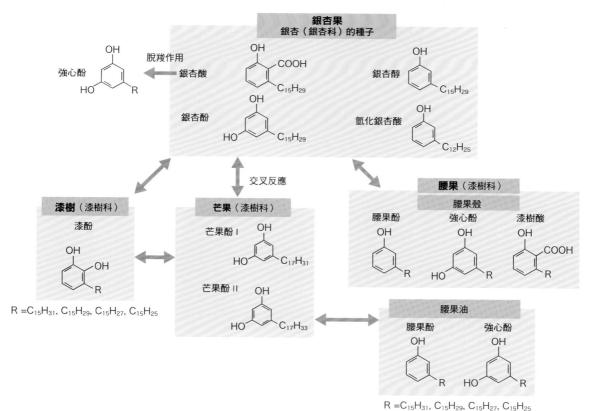

圖4 銀杏果皮膚炎的臨床表現

a 臉部嚴重發紅、腫脹，睜眼困難。

b 手指觸摸處的耳廓也出現發紅、腫脹現象，左小指可見紅斑。

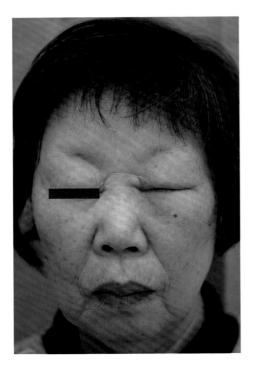

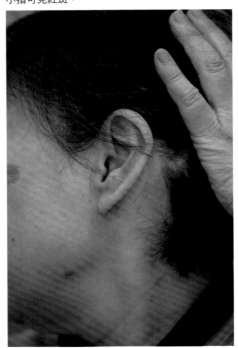

應該進行的檢查項目

1 斑貼測試

使用漆酚試劑（鳥居藥品）進行銀杏果外種皮的斑貼測試。含有少量銀杏果抗原的銀杏葉10%試劑（鳥居藥品）也很有效，但該試劑已於2022年3月起停售。未來需要使用銀杏葉自製凡士林基劑的檢測試劑。

鑑別診斷疾病

染髮劑引起的過敏性接觸性皮膚炎	使用含有對苯二胺成分的氧化性染髮劑，當天～隔天在頭皮、臉上長出紅斑且腫脹。
丹毒	單側臉部出現泛紅、腫脹現象，有明顯的局部灼熱感。除了發燒，發炎指數也非常高。
秋季花粉引起的過敏性皮膚炎	豬草、日本艾蒿等花粉引起過敏，臨床表現為眼瞼周圍腫脹。多伴有眼瞼結膜充血現象。
血管性水腫	蕁麻疹的其中一種病型，真皮深層浮腫。臨床表現為上眼瞼或上下嘴唇有局部性腫脹現象，症狀持續數天。

治療&生活衛教

- 外用藥物部分，臉部使用中效類固醇，手、前臂使用強效類固醇，徹底讓患部降溫。⇒處方箋①
- 針對搔癢症狀，開立抗組織胺處方。⇒處方箋②
- 指導患者不要觸摸漆樹科植物（漆樹、藤漆、野漆樹、木蠟樹等）。對於具高抗原性的漆樹，光是從旁邊經過也可能誘發皮膚炎，所以指導患者盡量避免使用任何漆器製品（漆器、筷子、矮桌等）。
- 芒果和腰果也是漆樹科植物。禁止食用芒果，也不要使用塗抹腰果漆的製品。但食品類的腰果，由於已經去殼且加熱處理，所以不含抗原成分。

⇒處方箋①
臉部使用
Alclometasone Dipropionate 軟膏，
1天塗抹2次；
手、前臂使用
Dexamethasone Propionate 軟膏，
1天塗抹2次

⇒處方箋②
Bepotastine Besilate 錠
2錠，早晚餐後服用

轉介至皮膚專科的時機

- 無法斷定臉部腫脹原因時。
- 使用外用類固醇藥物、抗組織胺藥物仍無法改善症狀，須考慮口服類固醇藥物時。

引用文獻

1) 山根裕美子，綾部原子，高橋ユエ，ほか：ギンナンによる全身性接触皮膚炎.皮病診療 2005；27：1023-6.
2) 藤本和久：頻度の高い接触皮膚炎の原因とその対策 ⑤植物，食物.皮膚臨床 2020；62：1830-7.

夏季受損肌
－夏季日曬引起的皮膚問題和色斑－

大森町皮膚科　鷲崎久美子

疾病概要

● 夏季紫外線傷害造成色斑和皮膚問題。
● 預防對策包含使用防曬乳、做好保溼等護膚保養、穿著隔絕UV的衣物、戴寬帽緣帽子、戴太陽眼鏡、穿著袖套腿套。
● 有時候必須針對曬斑和惡性黑色素瘤、基底細胞癌、光化性角化症等皮膚癌進行鑑別診斷。

問診中應確認事項

□ 發病部位、時期和自覺症狀
□ 關於平時的皮膚護理，像是使用防UV產品等
□ 關於防曬對策（陽傘、寬帽緣帽子、穿著長袖、長褲、袖套）
□ 是否從事需要長時間曝曬紫外線的戶外工作

原因 & 病型

　　損害皮膚的紫外線中，UVA會深達真皮層，破壞膠原蛋白和彈性蛋白，導致生成皺紋、皮膚鬆弛和色斑。UVB則是作用於表皮且破壞細胞核內的DNA，造成曬黑和曬斑。日曬會損害人體DNA，一旦損傷就會不斷重複發生，可能造成人體的自我修復功能失效而發展成癌症。對於紫外線，皮膚採取的防禦反應包含生成過量黑色素、皮膚代謝更新紊亂而長出曬斑、角質肥厚、乾燥、暗沉、表面凹凸不平、痤瘡等種種皮膚問題。

1 曬斑（圖1）

　　又稱老人斑。皮膚老化和紫外線照射累積造成皮膚表皮損傷所致。曬斑也可能是誘發基底細胞增生和黑色素細胞活化的原因。好發於30歲過後，經常曝曬紫外線的臉部、手背、前臂出現界線明顯的橢圓形～不規則形狀的褐色斑。

圖1 曬斑

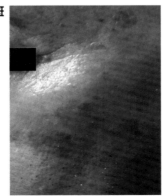

2 肝斑（圖2）

　　好發於青春期過後的女性，因懷孕或雌激素失調而產生。黑色素細胞活化是主要原因，紫外線則進一步造成惡化。可見界線明顯的褐色斑左右對稱出現在臉頰、額頭。

圖2 肝斑

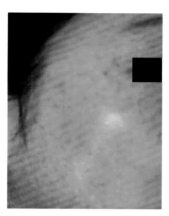

3 曬傷引起的皮膚問題（乾燥肌、溼疹、痤瘡等）

　　為了防止紫外線損害細胞，角質層會增生變肥厚，進而造成角質間產生縫隙，一旦皮膚屏障功能下降，角質層內的水分逐漸散發。結果引起肌膚凹凸不平、粗糙、乾燥、泛紅、溼疹、毛孔阻塞、痤瘡等各式各樣的皮膚問題。

應該進行的檢查項目

1 皮膚鏡檢查

　　除了診斷曬斑（圖3），也有助於診斷脂漏性角化症、惡性黑色素瘤、基底細胞癌等疾病。

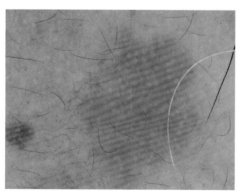

圖3 曬斑的皮膚鏡檢查結果

2 皮膚切片檢查

　　用於鑑別是色斑還是惡性腫瘤。

3 斑貼測試

　　對於治療困難的臉部溼疹患者，針對他們所使用的化妝品，以及透過市售的斑貼測試器（S）®（佐藤製藥）進行斑貼測試以鎖定引起溼疹的原因。

鑑別診斷疾病

曬斑和肝斑等色斑

脂漏性角化症	也稱為老人斑，屬於良性腫瘤的一種，可以透過臨床表現和皮膚鏡檢查加以診斷。如果難以區別是否為惡性腫瘤，必須另外進行皮膚切片檢查。
惡性黑色素瘤	皮膚鏡檢查有助於診斷惡性腫瘤。
基底細胞癌	好發於高齡者臉部的黑色～灰黑色結節。多半受到紫外線的影響，防曬乳和抗 UV 衣物能有效預防。
光化性角化症	紫外線造成的損傷所引起的皮膚癌。好發於臉部和手背。
日光性花瓣狀色素斑	在海邊等照射強烈紫外線後，兩側肩膀至上背部會出現許多花瓣狀褐色色素斑，大小約數公釐～1cm左右，顏色濃淡分明且界線明顯。

皮膚問題

接觸性皮膚炎	斑貼測試鎖定原因產品後，盡量避免再使用該產品。
脂漏性皮膚炎	脂漏性區域出現伴有鱗屑的紅斑。
異位性皮膚炎 （P210、215）	伴有搔癢症狀的慢性皮膚疾病。因皮膚乾燥和屏障功能下降，再加上各種外來刺激和過敏反應而引起。
酒糟肌（P80）	臉頰和鼻子可見紅斑、丘疹、微血管擴張現象。
痤瘡（P244）	粉刺和紅色丘疹混雜在一起。

治療&生活衛教

- ●不同疾病產生的色斑，皆有不同的有效治療方式，務必確實做出診斷。
- ●針對曬斑，能夠透過雷射治療和液態氮冷凍治療加以改善，但必須向患者說明可能有色素沉著、色素脫失、留下瘢痕等情況。
- ●雷射治療肝斑反而可能造成惡化，這一點務必多留意。可使用傳明酸、口服維他命C、含有對苯二酚和麴酸成分的外用美白劑。⇒處方箋①
- ●預防夏季受損肌最有效的方法就是防止紫外線照射。像是使用防曬乳、做好保溼護膚工作、穿著抗UV衣物、戴寬帽緣帽子、袖套腿套、太陽眼鏡等。
- ●針對皮膚問題，使用低刺激性的肥皂輕柔洗淨，幫助改善角質肥厚造成的缺水和屏障功能下降，清洗乾淨後務必確實做好保溼工作。
- ●確定是接觸性皮膚炎時，盡量少用引起皮膚炎的產品，使用外用類固醇藥物，同時也口服抗過敏藥。

⇒處方箋①
傳明酸 750～1,500mg／3（三餐飯後）；
Ascorbic Acid Calcium Pantothenate 錠
6錠／3（三餐飯後）

III

◀ **轉介至皮膚專科的時機** ▶

●色斑可能是皮膚癌的情況下，必須進一步接受含皮膚切片檢查在內的精密檢查。

●皮疹一再復發，保溼等治療也無法根治的情況，必須視情況進行斑貼測試。

乾燥肌
－皮脂缺乏症－

仙台TAIHAKU皮膚科診所　**菊地克子**

■ 疾病概要 ■

●乾燥肌（醫學上稱為乾皮症或皮脂缺乏症）的起因是皮膚表面角質層的天然保溼因子含量減少所致。

●秋季～冬季的室外空氣乾燥、室內開暖氣導致溼度偏低、沒有適當清洗乾淨等種種環境因素，即便是皮膚健康的人也會出現乾燥肌現象，再加上其他因素可能導致乾燥肌惡化。

●嬰幼兒、兒童、高齡者基於生理因素而容易產生乾燥肌現象。

●異位性皮膚炎等皮膚疾病、糖尿病或慢性腎臟病等全身性疾病、使用抗癌劑或放射性治療等醫源性因素都可能引發乾燥肌。

■ 問診中應確認事項 ■

□是否使用保溼劑
□泡澡時的熱水溫度
□肥皂或沐浴乳的使用方式（加溫水起泡、將泡沫搓揉於手掌上，然後輕輕抹在身上、使用尼龍浴巾或沐浴刷用力刷洗身體、是否確實沖洗以避免肥皂泡沫殘留）
□室內是否開暖氣，是否使用加溼器
□是否長時間使用電熱毯或電暖爐

原因＆病型（表1）

　　乾燥肌又稱乾皮症、皮脂缺乏症。乾皮症因皮膚表面角質層的天然保溼因子含量減少而引起。從皮脂缺乏症這個名稱來看，大家可能誤以為只是單純缺少皮脂的狀態，但其實乾皮症是由皮膚內在因素如皮脂、天然保溼因子、汗水、角質層細胞間脂質減少，以及環境因素如溼度降低而引起。

　　乾皮症也會伴隨皮膚屏障功能異常，不僅無法鎖住體內水分，還容易導致外界物質或病原性微生物入侵。另一方面，乾皮症也經常伴有搔癢症狀，若抓破患部會進一步損害皮膚屏障功能，一旦發生溼疹病變，可能演變成缺脂性溼疹或錢幣狀溼疹[1]（圖1）。

III

❶生理因素引起

　　年齡造成皮膚功能失調而引起的乾皮症，屬於生理因素引起的乾皮症，好發於皮脂分泌較少的四肢、腰臀部和腹部，較容易在秋季～冬季溼度低且低溫的環境下惡化。

高齡者

　　多數高齡者發生的乾皮症稱為老人性乾皮症（圖2）。發病因素包含隨年齡增長而來的皮脂腺和汗腺功能衰退、形成自絲聚蛋白的天然保溼因子減少，以及角質層代謝更新速度變慢使角質層逐漸增厚，最終導致皮膚內滲透至角質層表面的水分量減少[2]。

表1 造成乾燥肌（乾皮症、皮脂缺乏症）的因素和皮膚生理變化

TEWL（經皮水分散失）是檢測皮膚屏障的指標之一，數值愈大代表皮膚屏障功能愈差。

皮脂缺乏的原因		生理變化*	
		角質層含水量	TEWL
生理因素	高齡者的皮脂腺和汗腺等皮膚功能衰退	↓	→ or ↓
	嬰幼兒、兒童的皮膚生理功能尚未發育成熟	↓	↑
環境因素	室外空氣乾燥和室內暖氣造成環境溼度太低（冬季乾皮症）	↓	↑ or →
非生理因素	伴隨皮膚疾病而來（異位性皮膚炎、尋常性疥瘡等）	↓	↑
	伴隨全身性疾病而來（糖尿病、慢性腎臟病等）	↓	→ or ↓
	醫源性（抗癌劑、放射線治療等）	↓	↑ or →

＊：關於造成皮脂缺乏症的因素，資料是引用改編自論文報告（引用自文獻4之表中參考文獻）。
TEWL：transepidermal water loss

圖1 乾皮症繼發缺脂性溼疹

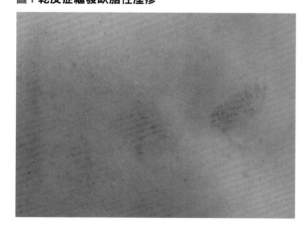

圖2 外觀粗糙的老人性乾皮症

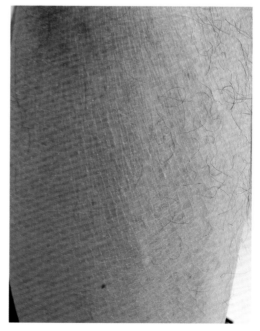

兒童及嬰幼兒

隨著青春期雄激素增加，皮脂腺變得發達促使皮脂分泌旺盛。新生兒受母體荷爾蒙影響，皮膚表面脂質量暫時性增加；嬰幼兒和兒童的皮膚表面脂質量則明顯少於成人。而且具有天然保溼因子功用的游離胺基酸，兒童也明顯少於成年人。因此相較於成年人，兒童身體的許多部位都偏乾燥，皮膚屏障功能較差[3]。有時也可能出現混合雞皮疙瘩狀丘疹的皮脂缺乏性溼疹臨床表現（圖3）。

圖3 好發於兒童的雞皮疙瘩狀皮脂缺乏性溼疹

❷環境因素引起

皮膚四周的環境溼度愈低，角質層的含水量愈低。即使春季～夏季完全沒有乾皮症問題的人，一到秋季～冬季室外空氣低溼度且低溫的時期，四肢、腰臀部和腹部等部位可能會出現皮膚乾燥現象，稱之為冬季乾皮症。

高齡者因使用電暖爐、電熱毯等，容易導致乾皮症惡化。過燙的熱水澡或不適當的皮膚清潔方式也會加重皮膚乾燥症狀，所以日常生活衛教非常重要。

❸非生理因素引起

皮膚疾病引起

乾皮症常見於患有異位性皮膚炎、魚鱗癬等皮膚疾病患者身上。尤其異位性皮膚炎患者中，4個月大～6歲兒童乾皮症盛行率約12%，20～30歲成年人盛行率約9%。不僅病變部位，甚至沒有明顯溼疹的非病變部位也會出現乾皮症，這種情況稱為異位性乾皮症。

全身性疾病引起

糖尿病患者常見排汗減少和排汗障礙，特別是下半身容易產生類似老人性乾皮症的皮膚乾燥問題。慢性腎臟病患者中，通常初期就有乾皮症，並伴隨搔癢症狀。報告顯示，因慢性腎臟病而接受血液透析的患者中，約80%以上都有乾皮症問題。

醫源效應而引起

用於治療頭頸部癌、肺癌、大腸癌的標靶治療藥劑之一EGFR*[1]X抑制劑，導致的常見不良事件中，除了痤瘡樣皮疹之外，發生率第二的就是乾皮症。不只在癌細胞裡，正常組織的表皮基底層、毛囊、指甲基質、皮脂腺細胞中都有EGFR。顯示出服用後會引發表皮生長抑制、分化異常，因此推測抑制劑是引起乾皮症的原因之一。

以中劑量放射線治療乳癌後也會發生乾皮症。原因包含角質層受到放射線破壞導致角質層含水量減少、皮脂腺受到破壞導致覆蓋在皮膚表面的皮脂膜減少等。

＊1：表皮生長因子受體（epidermal growth factor receptor）

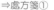

治療＆生活衛教

- 乾皮症的治療方式為使用保溼劑。針對暫時性的輕度乾皮症，指導患者排除惡化因素，並且使用一般保溼劑進行自我藥療。有明顯的鱗屑或抓搔痕跡時，因可能造成症狀惡化，考慮使用醫療用保溼劑。

- 指導患者必須在皮膚上確實塗抹足夠分量的保溼劑。經常出汗或討厭油膩的患者，給予泡沫型保溼劑，需要油脂覆蓋的患者，建議開立 W/O 型乳化劑軟膏或油脂性軟膏處方。⇒處方箋①

- 兒童身上長出許多雞皮疙瘩狀的毛囊性丘疹且多有抓破痕跡的情況⇒處方箋②，出現溼疹性病變的情況⇒處方箋③，使用外用類固醇藥物等抗發炎藥進行治療，視情況使用抗組織胺口服藥物。

- 肥皂等清洗用品屬於界面活性劑，過度使用或殘留易造成乾燥肌症狀惡化。使用尼龍浴巾或沐浴刷等刷洗方式，也容易傷害角質層而導致乾燥肌症狀惡化。

- 指導患者取適量溫水將肥皂或沐浴乳搓揉至起泡，將泡沫置於手掌中，以輕撫方式清洗身體。請特別留意，指導患者以手掌清洗身體時，有些人可能會直接將肥皂或沐浴乳抹在皮膚上，而且在不起泡的狀態下刷洗身體。

- 高溫熱水易使皮脂膜減少，造成乾皮症惡化，同時也會使搔癢程度加劇，所以泡澡的熱水要控制在 40 度 C 以下。

- 洗完澡後，水分會開始從角質層流失，所以要盡快塗抹保溼劑。

- 冬季室內開暖氣易使室內的相對溼度降低，應適度使用加溼器。比起空調暖氣，使用瓦斯或煤油的暖爐更容易降低室內溼度。

- 冬季經常使用電暖桌被爐或電熱毯，也容易加劇乾燥肌症狀和搔癢。指導患者睡前關掉電熱毯，不要長時間使用。

⇒處方箋①
類肝素泡沫狀噴霧劑
針對患部1天塗抹2次

⇒處方箋②
Hydrocortisone Butyrate軟膏或類肝素油性乳膏等量混合
針對患部1天塗抹2次

⇒處方箋③
類肝素乳膏
針對患部1天塗抹2次；
針對皮疹使用
Betamethasone Valerate軟膏
1天塗抹2次（筆者通常指導患者在乾皮症部位整體塗抹保溼劑，然後溼疹部位再另外堆疊塗抹外用類固醇藥物）

在動物實驗研究中，老鼠從高溼度往低溼度環境移動時，角質層含水量隨之減少，亦即產生皮膚乾燥現象後，表皮角化細胞DNA合成增加，表皮變肥厚的同時，屏障功能損傷的發炎指數也跟著上升[5]。

這也表示人體皮膚有相同情況，從夏季進入秋季，溼度逐漸降低的情況下，發炎指數可能隨之上升。發炎部位出現表皮分化異常而形成鱗屑時，有些人可能視為單純的皮膚乾燥而持續只塗抹保溼劑，但必要時應該使用類固醇等抗發炎外用藥物。

▶ 轉介至皮膚專科的時機

- 針對搔癢和溼疹投以外用類固醇藥物（強效型以下），但塗抹後症狀仍未見改善時。

引用文獻

1) 佐伯秀久，常深祐一郎，新井　達，ほか：皮脂欠乏症診療の手引き2021. 日皮会誌 2021；131：2255-70.

2) Hara M, Kikuchi K, Watanabe M, et al: Senile xerosis: functional, morphological, and biochemical studies. J Geriatr Dermatol 1993；1：111-20.

3) 船本香里，古橋茉里子，仲尾次浩一，ほか：乳幼児の皮膚に関する生理学的特性. 日小皮会誌 2020；39：13-21.

4) 菊地克子，五十嵐敦之，加藤則人，ほか：皮脂欠乏症（乾皮症）について－皮脂欠乏症の定義とその治療課題－. 日皮会誌 2019；129：2763-70.

5) Denda M: Influence of dry environment on epidermal function. J Dermatol Sci 2000；24 Suppl 1：S22-8.

室內灰塵對異位性皮膚炎的影響
－塵蟎的屍體與排泄物等－

AICHI兒童保健醫療中心免疫‧過敏中心 德毛典子、松井照明、伊藤浩明

疾病概要

● 室內灰塵的主要過敏原是室塵蟎。

● 現代住家環境氣密性高且隔熱性佳,有利於塵蟎一整年繁殖。秋冬之際幫衣物換季時,滋生於衣物或寢具中的塵蟎一旦接觸皮膚,可能導致異位性皮膚炎惡化。

● 驅除塵蟎的效果見仁見智,對於症狀隨環境變遷而好轉或惡化的病患,應給予改善環境的指導。

● 雖然不建議異位性皮膚炎患者進行過敏原免疫療法(allergen immunotherapy,AIT),但合併塵蟎引起的過敏性鼻炎患者,可以積極考慮進行該療法。

問診中應確認事項

□ 異位性皮膚炎症狀是否隨環境改變而好轉或惡化

□ 室內是否有塵蟎容易滋生的環境

□ 是否合併塵蟎引起的過敏性鼻炎、過敏性結膜炎(allergic conjunctivitis,AC)

原因&病型

❶構成室內灰塵的成分

室內灰塵由塵蟎、動物毛及其皮屑、昆蟲、真菌及細菌等微生物、花粉、食物、纖維等混合物構成。在日本幾乎所有室內灰塵過敏患者的體內都有針對室塵蟎的特異性IgE抗體,塵蟎是室內灰塵的主要過敏原[1]。

❷室塵蟎的生態

室塵蟎的壽命大約3個月,雌性塵蟎在溫度20～35度C,溼度60～85%的環境下開始產卵,1天4～7顆,一生產卵100顆左右。

室塵蟎於高溫高溼的夏季大量繁殖,邁入秋季後死亡,塵蟎引起的過敏症狀種類最多(圖1)。現代由於住宅的氣密性和隔熱性愈來愈好,致使塵蟎整年都容易繁殖。

❸塵蟎過敏原

存在於室內灰塵中的塵蟎主要是室塵蟎屬的屋塵蟎*Dermatophagoides pteronyssinus*(以下稱Der p),以及粉塵蟎*Dermatophagoides farinae*(以下

稱Der f），二者之間的結構極為相似，所以會產生強烈的交叉過敏反應。

　　截至2022年2月為止，根據WHO和IUIS 的《Allergen Nomenclature》，Der P目前登錄有32種過敏原，Der f則有37種過敏原。其中最主要的過敏原是Der P 1、Der f 1、Der p 23的塵蟎排泄物，和Der P 2、Der f 2的塵蟎蟲體（**表1**）。

　　近年來根據調查顯示，清楚可知引起支氣管性氣喘的過敏原多為Der P 1、Der P 2、Der P 5、Der P 23，而引起異位性皮膚炎的過敏原則為Der P 11和Der P 18[2]。

圖1 室塵蟎數量和塵蟎抗原量的季節性波動

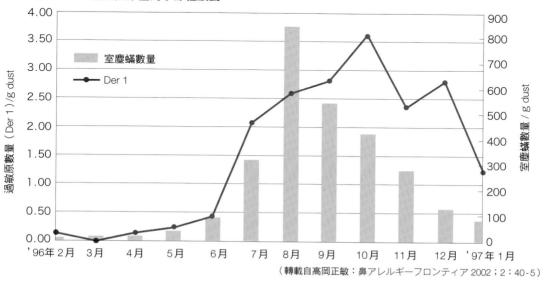

（轉載自高岡正敏：鼻アレルギーフロンティア 2002；2：40-5）

表1 室塵蟎的過敏原和過敏學特徵

群組	過敏原蛋白	生物化學特徵	過敏特徵	患者過敏率（%）
1	Der p 1 Der f 1	半胱胺酸蛋白酶	主要過敏原，PAR 活化	70～100
2	Der p 2 Der f 2	脂肪結合蛋白	主要過敏原，MD-2 蛋白	80～100
3	Der p 3 Der f 3	絲胺酸蛋白酶（胰蛋白酶）	PAR 活化	
4	Der p 4	澱粉酶		25～46
5	Der p 5	脂肪結合蛋白		50～70
6	Der p 6	絲胺酸蛋白酶（胰凝乳蛋白酶）	PAR 活化	5～41
7	Der p 7 Der f 7	脂肪結合蛋白		50
8	Der p 8 Der f 8	穀胱甘肽 S- 轉移酶		40
9	Der p 9	絲胺酸蛋白酶（膠原蛋白酶）	PAR 活化	
10	Der p 10 Der f 10	原肌凝蛋白	與蝦子有交叉反應	5～18、50～95
11	Der p 11	副肌凝蛋白	異位性皮膚炎的主要過敏原	80
23	Der p 23	圍食膜蛋白、幾丁質結合蛋白	主要過敏原	74

（轉載改編自 Roxana SB, et al. Epub 2020；20：3554-60）

4 塵蟎引發的過敏性疾病

塵蟎是引起異位性皮膚炎、支氣管性氣喘、過敏性鼻炎、過敏性結膜炎等各種過敏性疾病的原因或導致惡化的危險因子。以中度至重度異位性皮膚炎患者為對象的研究報告中，可知95％的患者對屋塵蟎有過敏反應[3]。塵蟎引起的過敏性鼻炎患者中，雖然合併發生異位性結膜炎的機率低，但異位性結膜炎是導致眼瞼皮膚症狀惡化的危險因子。

塵蟎過敏原透過其蛋白酶活性破壞皮膚屏障功能，並促使誘發過敏。進一步透過蛋白酶活化蛋白酶激活受體（protease-activated receptor，PAR）和透過MD-2蛋白活化類鐸受體（toll-like receptor，TLR），引起Th2過敏發炎反應[4]（**表1**）。

應該進行的檢查項目

1 針對室內灰塵進行過敏反應評估

血液檢查

針對屋塵蟎（塵蟎1）、粉塵蟎（塵蟎2）的特異性IgE檢測為保險給付項目。由於二者之間會產生強烈的交叉過敏反應，可以針對其中一種進行檢測就好。另外，室內灰塵的主要過敏原是塵蟎，若針對塵蟎進行檢測，就無須再針對室內灰塵進行血液檢查。

點刺測試

鳥居藥品生產的塵蟎過敏原檢測液（スクラッチダニアレルゲンエキス「トリイ」）100,000 JAU/㎖含有提取自屋塵蟎和粉塵蟎的萃取液。

2 異位性皮膚炎生物標記*1

血清IgE濃度、末梢血液嗜酸性白血球數、血清LDH值、血清TARC值、血清SCCA2值等。

＊1：請參照
P210、215
「異位性皮膚炎」。

治療＆生活衛教

異位性皮膚炎治療

●請參照 P210、215「異位性皮膚炎」。

清除塵蟎

●根據研究報告顯示，每1g的室內灰塵中，塵蟎Der 1濃度超過2μg時，塵蟎過敏的風險就會顯著增加[5]，建議採取清除塵蟎過敏原對策以預防含異位性皮膚炎在內的過敏性疾病。

●以異位性皮膚炎來說，多項清除塵蟎過敏原對策的隨機對照試驗（RCT）證實，寢具中的塵蟎過敏原數量減少後，皮疹症狀也有所改善[6]。但有些報告則顯示過敏原數量有所減少，皮疹卻不見改善效果[7]，所以現階段來說，清除塵蟎過敏原對策對異位性皮膚炎的改善效果並不明確。

●對塵蟎嚴重過敏，在室內灰塵多的環境下，皮疹反覆惡化，但外宿期間反而有所改善，像這樣皮疹症狀隨環境改變而有所變化時，建議要採取清除塵蟎過敏原對策（表2、圖2）。

●根據報告顯示，Der 1（Der p 1、Der f 1）於加熱變性後會失去結合IgE 的能力，但Der 2（Der p 2、Der f 2）於加熱後並不會失去結合IgE的能力[8]，因此光靠高溫加熱，無法完全殺死塵蟎。要澈底減少塵蟎，必須採取不讓塵蟎繁殖滋生的對策，像是能夠清洗的物品盡量定期清洗，無法清洗的物品則使用吸塵器加以清潔，針對需要存放保管的物品，則善用乾燥劑。

AIT

●AIT（過敏原特異性免疫療法）是一種透過控制致病過敏原的免疫反應，改變過敏性疾病自然病史的治療方法。包含皮下注射減敏療法（SCIT）和舌下減敏療法（SLIT）。SCIT為一個月經皮注射一次（剛開始每週注射一次，逐漸增加注射量和濃度。達適當濃度後開始延長注射間隔時間，最終一個月注射一次，維持該濃度持續注射），SLIT則為一天一次的舌下投藥治療方式。持續3～5年的治療結束後，預期效果也能繼續維持多年。而關於醫療保險給付，塵蟎過敏原特異性免疫療法中的SCIT適用於過敏性鼻炎和支氣管性氣喘，而SLIT僅適用於過敏性鼻炎。

●雖然有些RCT報告顯示AIT對異位性皮膚炎有治療效果[9]，但現階段尚未有實際成果，所以不建議作為常規性的一般治療方法。

●日本用於塵蟎過敏原特異性免疫療法AIT的過敏原萃取液，所含之過敏原Der p 1濃度已經標準化，而容易誘發異位性皮膚炎的Der p 11和Der p 18的過敏原濃度尚未有明確規定。

●對於長年合併過敏性鼻炎的異位性皮膚炎患者，建議積極考慮接受AIT治療。

表2 塵蟎容易出現的場所和清除塵蟎過敏原對策（號碼對應圖2）

	塵蟎出現場所	特徵和塵蟎出現原因	清除塵蟎過敏原對策
①	寢具類：棉被、床、枕頭	寢具裡藏汙納垢，溫度和溼度也相對較高，正是塵蟎大量出沒的地方	・保持寢具乾燥，經常以吸塵器清潔（每1m²清潔20～30秒，每週1次） ・清洗床單、被單、枕頭套等 ・更換寢具時保持室內通風 ・使用烘乾機或烘被機（塵蟎殺菌：55度C以上，烘乾30分鐘以上） ・使用不織布製品和空氣清新機
②	地板：榻榻米、地毯、地墊	常有各式各樣有機物質掉落地板上	・鋪設地板，盡量少用地毯 ・每隔3天用吸塵器打掃1次以上
③	抽屜、壁櫥、衣櫃、衣物收納箱	溼氣高，經常存放大量衣物和寢具	擺放乾燥劑
④	沙發、椅子、抱枕	是皮膚屑、皮脂、毛髮、食物等最常掉落的區域	・盡量少用布製品 ・若使用布製品，要定期清洗
⑤	布偶、洋娃娃	抱著玩經常接觸皮膚	・定期清洗布偶 ・收納時將布偶等和乾燥劑一起放入塑膠袋中
⑥	廚房食品、食物收納櫃	塵蟎容易出現在米、小麥麵粉、砂糖、麵包粉、奶粉、魚乾、柴魚片、起司、餅乾、巧克力等存放各類食物的地方	・連同乾燥劑和脫氧劑一起放入密封盒中 ・放入冰箱中保存
⑦	窗簾	接觸地板的窗簾或質地厚重的窗簾	換成質地輕薄且耐水洗的布料
⑧	家具	家具背面、下方等不容易清掃的地方，沒有確實打掃，便容易滋生塵蟎	選擇打掃時容易搬動的家具
⑨	吸塵器	吸塵器裡的髒汙垃圾是塵蟎滋生的溫床	經常清除吸塵器裡的髒汙垃圾

（轉載改編自高岡正敏：ダニとアレルギーの話，ASA出版，2021，P102-9）

圖2 塵蟎容易出現的場所（號碼對應表2）

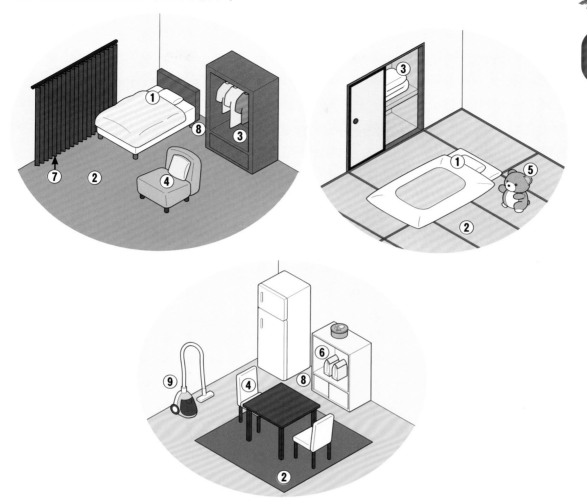

引用文獻

1) Voorhorst R, Spieksma-boezeman MI, Spieksma FT: Is a mite (Dermatophagoides sp.) the producer of the house dust allergen? Allerg Asthma (Leipz) 1964; 10: 329-34.

2) Bumbacea RS, Corcea SL, Ali S, et al: Mite allergy and atopic dermatitis: Is there a clear link? (Review). Exp Ther Med 2020; 20: 3554-60.

3) Scalabrin DM, Bavbek S, Perzanowski MS, et al: Use of specific IgE in assessing the relevance of fungal and dust mite allergens to atopic dermatitis: A comparison with asthmatic and nonasthmatic control subjects. J Allergy Clin Immunol 1999; 104: 1273-9.

4) Nakamura T, Hirasawa Y, Takai T, et al: Reduction of skin barrier function by proteolytic activity of a recombinant house dust mite major allergen Der f 1. J Invest Dermatol 2006; 126: 2719-23.

5) Platts-Mills TA, Vervloet D, Thomas WR, et al: Indoor allergens and asthma: report of the third international workshop. J Allergy Clin Immunol 1997; 100: S2-24.

6) Matricardi PM, Kleine-Tebbe J, Hoffmann HJ, et al: EAACI molecular allergology user's guide. Pediatr Allergy Immunol 2016; 27: 1-250.

7) Tan BB, Weald D, Stricland I, et al: Double-blind controlled trial of effect of housedust-mite allergen avoidance on atopic dermatitis. Lancet 1996; 347: 15-8.

8) Lombardero M, Heymann PW, Platts-Mills TA, et al: Conformational stability of B cell epitopes on group I and group II Dermatophagoides spp. allergens. Effect of thermal and chemical denaturation on the binding of murine IgG and human IgE antibodies. J Immunol 1990; 144: 1353-60.

9) Langer SS, Cardili RN, Melo JML, et al: Efficacy of house dust mite sublingual immunotherapy in patients with atopic dermatitis: A randomized, double-blind, placebo-controlled trial. J Allergy Clin Immunol Pract 2022; 10: 539-49.

金黃色葡萄球菌燒燙傷狀皮膚症候群

大阪大學研究所醫學系研究科內科系臨床醫學專攻情報整合醫學講座皮膚科學教室　松岡悠美

疾病概要

- ●位在皮膚、鼻咽腔甚至遠端部位的金黃色葡萄球菌（*Staphylococcus aureus*）釋出脫皮毒素（exfoliative toxin，ET）而誘發疾病。
- ●好發於兒童，尤其是新生兒和嬰幼兒。成年人發病機率小，但80歲以上的高齡者罹患該疾病的風險會逐漸提升。
- ●可見對磨部位發紅、潰爛，以及獨具特徵的臉部容貌。

問診中應確認事項

- □有無基礎疾病、過敏病史
- □是否曾經接受抗生素治療
- □小兒科、內科的就診經歷
- □掌握進食及水分攝取狀況

原因＆病型

　　位在皮膚、鼻咽腔，甚至遠端部位的金黃色葡萄球菌釋出脫皮毒素（ET）後，毒素隨著血液循環流至身體各部位，因破壞全身皮膚的橋粒醣蛋白（desmogleins）[*1]而造成皮膚快速形成水疱、潰爛等症狀的疾病。

＊1：表皮細胞間的聯合蛋白。

　　多發生在6歲以下的兒童，尤其是新生兒和嬰幼兒。成年人發病機率小，但80歲以上的高齡者罹患該疾病的風險會逐漸提升。

　　除了發燒、全身倦怠等症狀，對磨部位會出現發紅、潰爛，嘴巴周圍和眼睛周圍出現放射狀皸裂，臉部因浮腫而產生特徵性容貌（圖1）。可見咽頭部位發紅，但通常沒有口腔黏膜病變，皮膚的尼氏徵象呈陽性結果。

圖1 臨床表現

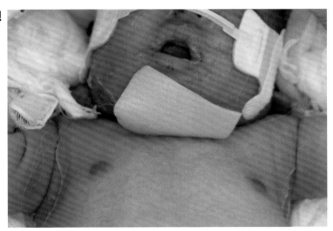

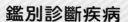

鑑別診斷疾病

　　皮膚科醫師經常遇到的疾病除了燒燙傷、傳染性膿痂疹、TEN型藥物疹、史蒂芬強森症候群、天皰瘡外，還包含中毒性休克症候群、猩紅熱、川崎症等。

治療&生活衛教

●發生機率相對較少的肺膿瘍、肌炎、關節炎、心內膜炎等可能引起金黃色葡萄球菌燒燙傷狀皮膚症候群，常見於嬰幼兒，因此兒科醫師和皮膚科醫師必須會同診斷，共同擬定治療方針。不僅鼻腔、皮膚，也盡可能從血液、咽頭、其他常見感染病灶採集樣本以進行細菌培養檢查，鎖定致病細菌和產生抗藥性的抗生素。

●患者為高齡者的情況下，針對沒有明顯的前驅皮膚症狀且全身狀態不佳的患者，也應該多加觀察留意。

●針對疑似病例，原則上立即請患者住院，並且進行抗生素的靜脈點滴注射。

●輕度～中度感染且鎖定為MSSA（Methicillin敏感性金黃色葡萄球菌）時，給予對抗革蘭氏陽性球菌較具威力的第1代或第2代Cephem類抗生素。⇒處方箋①

●重症病例、MRSA（Methicillin抗藥性金黃色葡萄球菌）感染風險高的患者（90天內有住院史、血液透析史、置入導管、使用抗菌藥物）給予抗MRSA藥物，確認抗藥性結果後進行抗菌藥物降階治療。部分情況基於Clindamycin或許能夠減少病原性黃金葡萄球菌外毒素之核糖體生成的理論，會同時並用Cefazolin，但尚未有充分證據足以證明[1,2]。抗生素投藥時間約10天，若治療反應較慢則延長至14天左右。至於從點滴注射切換至口服藥物的時機，可依照一般建議改用口服抗生素的藥事規定處理，於全身狀態改善後或可以經口進食後再切換成口服藥物。

●根據抗生素抗藥性進行藥物調整，但皮疹的症狀依舊沒有改善時，應進行皮膚切片檢查以確定診斷是否正確。根據報告顯示，透過靜脈注射免疫球蛋白（IVIG）和血漿置換術有助於改善重症病例[3,4]，但目前尚未有充分的證據足以證明。

●水分由糜爛病灶處流失，再加上進食困難等造成脫水，必須根據血液檢查數據，適時追加靜脈輸液治療。

●可見症狀有所改善時，積極使用肥皂等洗淨皮膚。在糜爛病灶處塗抹厚厚一層白色凡士林，並以非黏性紗布覆蓋保護。糜爛通常並非細菌增生造成，所以塗抹白色凡士林就足夠了，若有膿痂疹的皮膚前驅病變，可使用含抗生素的外用軟膏。

●預防復發嬰幼兒溼疹、異位性皮膚炎等伴隨搔癢的皮疹，指導患者做好照護管理。

⇒處方箋①
Cefazolin Sodium
或**Cefotiam**
Hydrochlorid的
靜脈點滴注射

◀ 轉介至皮膚專科的時機 ▶

●疑似罹患金黃色葡萄球菌燒燙傷狀皮膚症候群時，應盡快轉介至皮膚專科。

引用文獻

1) Braunstein I, Wanat KA, Abuabara K, et al: Antibiotic sensitivity and resistance patterns in pediatric staphylococcal scalded skin syndrome. Pediatr Dermatol 2014; 31: 305-8.

2) Schlievert PM, Kelly JA: Clindamycin-induced suppression of toxic-shock syndrome--associated exotoxin production. J Infect Dis 1984; 149: 471.

3) Urata T, Kono M, Ishihara Y, et al: Adult staphylococcal scalded skin syndrome successfully treated with multimodal therapy including intravenous Immunoglobulin. Acta Derm Venereol 2018; 98: 136-7.

4) Kato T, Fujimoto N, Nakanishi G, et al: Adult staphylococcal scalded skin syndrome successfully treated with plasma exchange. Acta Derm Venereol 2015; 95: 612-3.

玫瑰糠疹

東邦大學醫療中心大橋醫院皮膚科　福田英嗣

疾病概要

● 玫瑰糠疹是發炎性角化症的其中一種病型，主要症狀為軀幹和四肢近端部位有許多脫屑性小紅斑。

● 發病初期身上先出現單獨的粉紅色斑塊（斥候斑），隨後陸續長出許多邊緣帶鱗屑的紅色丘斑，在背部對稱性排列成聖誕樹形狀。

● 多數不需要治療，數個月內自行痊癒。

問診中應確認事項

□ 皮疹出現前是否有上呼吸道感染等輕微感冒症狀

□ 口服藥物史　　□ 發病部位、是否有自覺症狀

原因＆病型

　　發病原因有以下幾種說法，像是人類疱疹病毒第六型和第七型、新型冠狀病毒等病毒和細菌、真菌、黴漿菌等引起的感染症，或者是病灶感染過敏、自體敏感性皮膚炎、自體免疫疾病等引起[1-3]。病型如下所示。

❶典型玫瑰糠疹（圖1、2）

　　好發年齡為10～35歲左右，常見於春季和秋季。輕微感冒症狀1～2週後出現單一性的較大粉紅色斑塊，臨床上稱為斥候斑（圖1）。約50～90％患者身上可見斥候斑，主要出現在軀幹部位，單一粉紅色斑塊，呈橢圓形，大小約2～5cm，斑塊邊緣帶環狀（領口狀）鱗屑。約2～14天後，軀幹和四肢近端部位陸續出現許多橢圓形且大小不一（1～2cm不等），邊緣帶有鱗屑的紅色丘斑（繼發疹，圖2）。橢圓形的玫瑰糠疹長軸與皮膚割線（Langer割線）呈平行，在背部看起來宛如聖誕樹的圖案。

　　新生皮疹持續數週，通常不會出現在掌蹠部位和頭部。全身狀態良好，偶爾伴有發燒、全身倦怠、關節痛、淋巴結腫脹等症狀。可能有輕微搔癢的自覺症狀，但多數病患沒有自覺症狀[2]。

圖1 發疹初期（斥候斑）

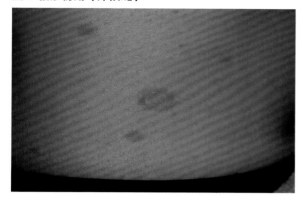

圖2 繼發疹

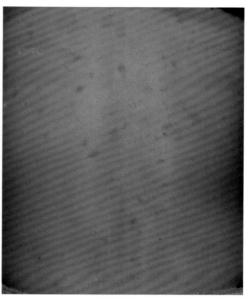

②非典型玫瑰糠疹

皮疹出現在手掌、足底和臉上。約占玫瑰糠疹病例的20%[2]。

應該進行的檢查項目

該疾病沒有特殊檢查方式，無法確定診斷時，可以進行皮膚切片檢查。

病理組織檢查結果可見表皮有輕度肥厚和局部角化不全現象，而且呈海綿狀態。真皮乳頭層明顯浮腫，可見紅血球滲出血管外。在真皮上層的血管周圍和膠原纖維間可見到以淋巴球為主（也可能是嗜酸性白血球或組織球）的炎症細胞浸潤（圖3）。

圖3 病理切片檢查結果

➡：輕度肥厚和局部角化不全
▧：海綿狀態

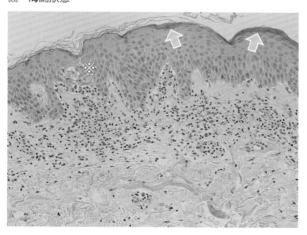

鑑別診斷疾病

梅毒性玫瑰疹	全身出現大量少有鱗屑的粉紅色斑塊，手掌和足底可見皮疹。梅毒血清反應呈陽性。
脂漏性皮膚炎	同毛孔位置的紅色丘疹和伴有偏黃色鱗屑的紅色丘斑出現在頭部、臉上、腋窩等脂漏性區域。
乾癬	全身出現伴有厚厚一層銀白色鱗屑的紅斑，頭皮和指甲產生病變。
汗斑（P120）	沒有發紅現象的褐色斑和白色斑出現在頸部、胸部、背部和腋窩等部位。透過直接顯微鏡檢法檢驗出糠枇馬拉色黴菌。
體癬（P96）	環狀丘斑邊緣有紅斑和小水疱，皮疹分布不規則。透過直接顯微鏡檢法檢驗出皮癬菌。
藥物疹	同時存在呈玫瑰糠疹模樣皮疹的藥物疹，必須根據藥物服用史和鎖定原因藥物的檢查進行綜合評估診斷。

治療＆生活衛教

- ●雖然皮膚症狀在短時間內逐漸增加，但通常不需要治療，2個月內（最長3個月左右）會自然消退且不留疤痕。
- ●針對搔癢症狀，開立抗組織胺藥物和外用類固醇藥物處方。⇒處方箋①、②
- ●玫瑰糠疹本身不具傳染力，幾乎不用擔心傳染給其他人。
- ●包含洗澡在內的日常生活可以一切照舊，泡溫泉和去游泳池都沒有問題。

⇒處方箋①
Bilastine 錠 1錠，
空腹時服用
（睡前等）1天口服1次

⇒處方箋②
皮疹部位塗抹
**Dexamethasone
Propionate 軟膏**
1天塗抹2次

轉介至皮膚專科的時機

- ●皮疹數量急速增加且快速擴大，伴有強烈搔癢感的情況。
- ●皮疹症狀持續3個月以上。

引用文獻

1）浅田秀夫：ジベルバラ色粃糠疹とヘルペスウイルス. 皮膚科診療プラクティス10 治療にてこずる皮膚疾患, 宮地良樹, 瀧川雅浩, 橋本公二編, 文光堂, 東京. 2000, p.120-1.
2）高橋英俊：Gibertばら色粃糠疹. 最新皮膚科学大系7 角化異常性疾患, 玉置邦彦編. 中山書店, 東京. 2002, p.271-6.
3）Ehsani AH, Nasimi M, Bigdelo Z: Pityriasis rosea as a cutaneous manifestation of COVID-19 infection. J Eur Acad Dermatol Venereol 2020; 34: e436-7.

旅行中可能發生的食物過敏

島根大學醫學部皮膚科學講座　千貫祐子

疾病概要

● 邁入學齡兒童期之後新發生的小麥過敏症，多半只在攝取小麥又加上次要因素的情況下才會出現症狀。
● 對禾本科花粉過敏的人，可能因為交叉過敏反應而出現小麥過敏症[1]。
● 對魚類過敏的人，也需要留意可能產生海獸胃線蟲過敏症。
● 尤其在旅行途中，一些不同於往常的飲食生活和行為，可能導致患者產生一些自身沒有察覺的過敏症狀，務必多加留意。

問診中應確認事項

□ 飲食內容　　□ 是否合併花粉熱
□ 運動或 NSAIDs 等次要因素
□ 從進食到出現過敏症狀之間的時間：對小麥過敏或對魚類過敏，通常於食用後2小時內出現過敏症狀，而海獸胃線蟲過敏症，若於晚餐時段食用，則會在深夜或是隔天發病。

原因＆病型

❶常見型小麥依賴型運動誘發過敏反應（圖1）

　　食物依賴型運動誘發過敏反應（food-dependent exercise-induced anaphylaxis，FDEIA）是食物過敏症的其中一種病型，吃某種致敏食物後不會立

圖1 常見型小麥依賴型運動誘發過敏反應的全身性蕁麻疹

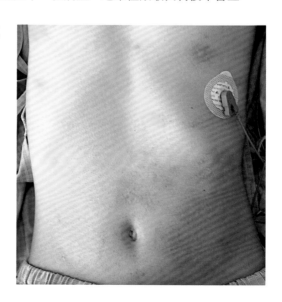

即出現過敏症狀，而是同時追加進食後從事體育活動或口服非類固醇類消炎止痛藥（NSAIDs）等次要因素才會出現過敏症狀。小麥是最常見的致敏食物，約占整體病例的6成（圖2）[2]。旅行中吃下小麥製品，可能於徒步觀光時發病。臨床症狀多為全身性蕁麻疹，情況嚴重時也可能進展為過敏性休克。約8成過敏原為omega-5麥醇溶蛋白，約2成為高分子量麥穀蛋白（表1）。

圖2 食物依賴型運動誘發過敏反應的致敏食物（n = 192）

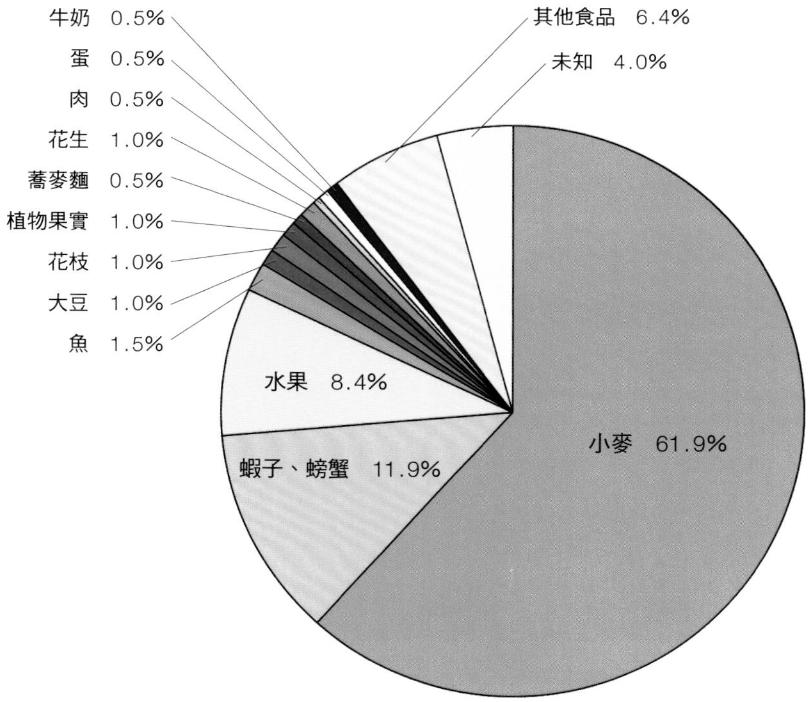

牛奶　0.5%
蛋　0.5%
肉　0.5%
花生　1.0%
蕎麥麵　0.5%
植物果實　1.0%
花枝　1.0%
大豆　1.0%
魚　1.5%
其他食品　6.4%
未知　4.0%
水果　8.4%
蝦子、螃蟹　11.9%
小麥　61.9%

表1 小麥抗原的特異性IgE抗體陽性率

CAP-FEIA	常見型WDEIA 整體（54例）	常見型WDEIA 20歲以上（38例）	常見型WDEIA 未滿20歲（16例）	異位性皮膚炎[※]（16例）
小麥	31.4 %	31.5 %	31.2 %	87.5 %
麩質	37.0 %	39.4 %	31.2 %	18.7 %
omega-5麥醇溶蛋白	79.6 %	94.7 %	43.7 %	0 %
高分子量麥穀蛋白	18.5 %	7.8 %	43.7 %	12.5 %
omega-5 gliadin、高分子量麥穀蛋白其中一種或同時兩種	94.4 %	97.3 %	87.5 %	12.5 %

WDEIA：小麥依賴型運動誘發過敏反應（Wheat-dependent exercise-induced anaphylaxis）
※小麥或麥麩的特異性IgE呈陽性反應，但食用小麥時未出現過敏症狀的異位性皮膚炎患者。

請參照「全年性：成人食物過敏」P253～254。

III

❷PFAS型小麥依賴型運動誘發過敏反應（圖3）

　　花粉－食物過敏症候群（PFAS）是一種對花粉過敏的患者食用與花粉有類似蛋白質結構的水果或蔬菜後，因交叉反應而產生過敏症狀的疾病。PFAS的臨床症狀表現多為口腔過敏症候群（OAS）的症狀（口腔咽喉黏膜發癢腫脹），以及眼鼻過敏症狀，但隨著病情進展，可能出現全身性蕁麻疹或全身型過敏反應。

　　對禾本科植物花粉過敏的人，可能因為交叉反應而對小麥產生過敏症狀[1]。這時候多半會出現FDEIA病型，比較不會出現OAS臨床症狀。禾本科植物花粉飛散的5～9月，症狀可能嚴重惡化，需要多加注意。

圖3 PFAS型小麥FDEIA常見的眼瞼浮腫

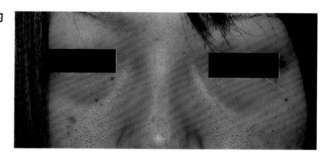

❸海獸胃線蟲過敏

　　吃了魚之後出現蕁麻疹或全身型過敏反應，原因之一可能就是海獸胃線蟲。中年過後的發病率有提升趨勢（圖4）[3]。

　　對於海獸胃線蟲過敏，經鑑定後得知有些致病過敏原耐熱，有些致病過敏原不耐熱，因此發病時間從數小時內至長達數小時之後都有可能，需要多加留意。

圖4 魚過敏和海獸胃線蟲過敏的年齡分布
吃了魚之後出現蕁麻疹或全身型過敏反應的情況，往往是邁入中年後，
海獸胃線蟲是致病過敏原所致。

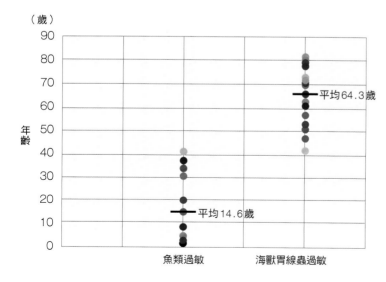

（根據文獻3製表）

應該進行的檢查項目

❶抗原的特異性IgE檢查

大部分食物過敏是因為IgE媒介的立即性過敏反應而發病，針對抗原的特異性IgE檢查有助於診斷。疑似小麥過敏時，針對小麥、麩質、omega-5 gliadin進行特異性IgE檢查。常見型小麥FDEIA的情況，omega-5 gliadin的特異性IgE檢查多半呈陽性結果；PFAS型小麥FDEIA的情況，小麥的特異性IgE檢查多半呈陽性結果。

另一方面，海獸胃線蟲過敏的情況下，其特異性IgE檢查呈陽性結果。

❷點刺測試

針對小麥FDEIA，使用小麥麵粉和麵包的過敏原檢測液（鳥居藥品）進行點刺測試對診斷有所幫助。由於高分子量麥穀蛋白的特異性IgE檢查並非醫療保險給付項目，因此使用含小麥非水溶性蛋白質的麵包過敏原檢測液的檢查能夠輔助診斷。

鑑別診斷疾病

鬆餅症候群	和Storage mite allergy同樣意思。大阪燒粉等小麥麵粉開封後，若置於常溫下保存，袋子裡容易滋生粉塵蟎，而當我們食用這些粉類製作的食品，便容易誘發塵蟎過敏。除了蕁麻疹症狀，還可能有呼吸困難現象。小麥抗原的特異性IgE檢查呈陰性結果，但粉塵蟎的特異性IgE檢查呈陽性結果。
魚類過敏	在兒童期至成人期這段期間，吃魚之後出現蕁麻疹或全身型過敏反應，多半因為對魚本身產生過敏反應。魚抗原的特異性IgE檢查呈陽性結果。
類過敏症食物中毒	魚的游離組胺酸被細菌分泌的組胺酸脫羧酶分解成組織胺。食用含大量組織胺（通常是100 mg/100 g以上）的魚肉而引起過敏症狀，稱為類過敏症食物中毒。這並非由免疫系統引起，而且無關是否過敏都會發病，因此被歸類為食物中毒。這類食物中毒常發生在紅肉魚（鮪魚、鰹魚、鰤魚、鯖魚、沙丁魚等），因為相較於白肉魚，紅肉魚含有的組織胺前驅物質，亦即游離組胺酸比較多。

治療&生活衛教

- 罹患FDEIA的情況下，一旦攝取致病食物，盡量避免進食後運動或服用NSAIDs等次要因素，有助於在某種程度上抑制發病。
- 先排除全身型過敏反應的先例，定期口服抗組織胺藥物、事前服用、事後服用都有助於抑制發病。⇒處方箋①、②
- 出現全身型過敏反應時，進行腎上腺素的肌肉注射。⇒處方箋③

⇒處方箋①
Bilastine錠（20mg） 1次1錠，1天1次，起床時服用

⇒處方箋②
Rupatadine Fumarate錠（10mg） 1次1錠，1天1次，晚餐後服用

⇒處方箋③
腎上腺素自動注射筆

轉介至皮膚專科的時機

- 反覆出現原因不明的蕁麻疹或全身型過敏反應時。

引用文獻

1）千貫祐子，荻野龍平，森田栄伸：イネ科花粉症に合併するPFAS．アレルギー・免疫 2017；24：1051-6.
2）千貫祐子，森田栄伸：FDEIA．Derma 2016；249：105-11.
3）千貫祐子，森田栄伸：魚アレルギーとアニサキスアレルギー．Derma 2021；307：13-9.

新加坡的氣候與皮膚疾病

Raffles Japanese 診所　**大月亞希子**

　　新加坡這個城市國家位在馬來半島南端，面積相當於東京23區，人口約545萬人（2021年資料）。一整年高溫高溼度，平均氣溫為26～27度C，白天多半超過30度C。屬於沒有明顯四季變化的熱帶季風氣候，但有分雨季（11月～2月）與乾季（3月～10月）。雨季時雨量多，氣溫略微下降；另一方面，乾季時氣候乾燥少雨且日照強烈。但即便是乾季，也經常突然出現1～2小時的強降雨，然後又迅速放晴。

　　我所任職的Raffles Japanese診所，主要患者為居住在新加坡和鄰近諸國、前來出差或旅遊的日本人。常見30～40歲派駐人員及其家人（中學以下的孩童居多）前來看診，高齡患者相對較少。

　　皮膚科裡最常見的病例是尋常疣或皮癬菌病。一般認為可能是室內常打赤腳，因此容易受到感染。另外，天氣炎熱促使汗水和皮脂分泌量大增，而讓尋常性痤瘡和汗疹等問題跟著增加。由於室內空調強冷，導致乾燥型溼疹上門求診的患者也非常多。

　　至於手足口病的處理方式，新加坡和日本大不相同。以日本來說，只要發燒和口腔內潰瘍的情況不嚴重，孩童就可以到校上課，但新加坡當地對手足口病的規定相當嚴格，經診斷為手足口病後，「至少1週前後禁止到校，直到所有皮疹結痂且口腔內潰瘍痊癒」。這是因為含臺灣在內的東南亞地區，手足口病可能併發急性腦炎。尤其1997在年馬來西亞曾經大爆發一次，因此才會採取如此嚴格的措施。

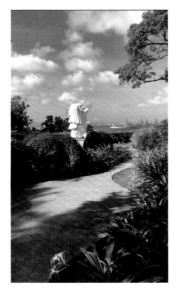

Mt.Feber的魚尾獅

冬季

皮膚疾病

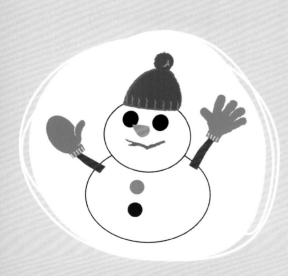

乾燥肌
－皮脂缺乏症＆老人性乾皮症－

東北大學大學院醫學系研究科皮膚科／東照宮站前皮膚科診所　**小澤麻紀**

疾病概要

- ●乾燥肌因皮膚含水量減少而產生。常見於高齡者，症狀多出現在秋季～冬季。皮膚變白宛如撒了白粉，隨病情進展可能出現皸裂和搔癢。症狀好發於小腿、大腿、腰背部。
- ●造成皮膚乾燥的原因包含隨年齡增長而來的生理功能變化、氣候等環境因素、錯誤的皮膚保養、引起乾燥肌的皮膚疾病或全身性疾病等。
- ●乾燥症狀輕微且沒有搔癢症狀的情況下，可採取自我藥療方式，但有明顯的鱗屑與抓搔痕跡時，建議使用醫療級保溼劑。進一步有溼疹病變的情況，則需要並用外用類固醇藥物等抗發炎藥劑。
- ●最重要的是指導患者正確使用保溼劑和抗發炎外用藥物，消除環境因素，以及做好適當的皮膚保養工作。

問診中應確認事項

- □發病日期時間、症狀惡化的季節
- □發病部位、自覺症狀
- □沐浴狀況：熱水溫度、是否使用清潔用品、是否使用尼龍浴巾或沐浴刷
- □病史：糖尿病、慢性腎臟病
- □使用中的藥物、是否接受放射線治療

原因＆病型

❶症狀

　　乾燥肌的症狀五花八門，根據乾燥程度從沒有伴隨發炎的輕症到出現皸裂現象的重症都有可能（圖1、2）。隨著病情發展，可能產生溼疹病變，演變成錢幣狀溼疹（圖3）。

❷生理因素

　　高齡者和一般成年人一樣，水分會經由皮膚蒸發，但因為皮脂腺和汗腺功能衰退，無法供應皮膚足夠的水分，導致皮膚含水量逐漸減少。

　　至於嬰幼兒和兒童，則是因為皮膚生理功能尚未發育完全，經由皮膚蒸發的水分過多，導致皮膚含水量減少。

圖1 乾皮症（輕症）

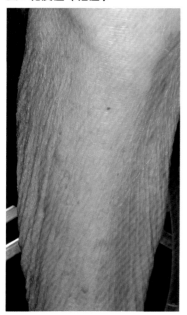

圖2 乾皮症（重症）

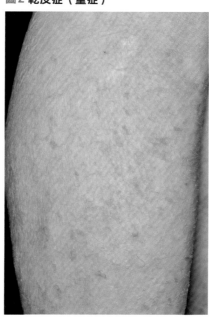

圖3 錢幣狀溼疹

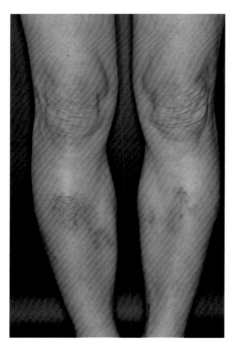

③環境因素

冬季室外空氣乾燥，且室內暖氣造成低溼度環境，導致皮膚含水量減少。

④不適當的皮膚保養

使用去油力太強的洗面乳或過度用力摩擦導致角質層受損，進而造成水分大量蒸發，皮膚含水量減少。

圖4 糖尿病患者因溼疹病變而產生乾皮症

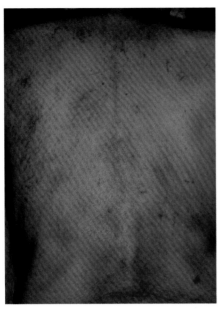

圖5 放射線治療引發的乾皮症（形成局部紅斑）

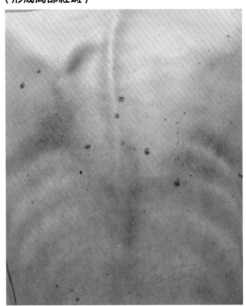

⑤非生理因素

①全身性疾病引起（糖尿病、慢性腎臟病等）（圖4）

糖尿病患者因自律神經功能異常造成出汗量減少，而高血糖會引起脫水症狀，導致皮膚含水量逐漸減少。慢性腎臟病患者由於限制水分攝取，導致皮膚含水量逐漸減少。長期血液透析會使皮膚汗腺和皮脂腺萎縮，也是皮膚缺水的原因之一。

②醫源效應引起（抗癌劑或放射線治療）（圖5）

表皮生長因子受體（EGFR）抑制劑是一種針對EGFR的分子標靶藥物[1]。

在正常皮膚上，EGFR是重要細胞生長因子，負責分化與增生，這個功能一旦受到抑制，會導致無法充分形成角質層、皮脂腺和汗腺功能衰減，進而使皮膚含水量減少。開始投藥後的4～8週形成乾皮症，掌蹠和腳趾部位因角質肥厚而皸裂。

放射線治療會損害照射部位的皮膚基底細胞，造成角質層變薄，同時也因為皮脂腺和汗腺受到影響而使皮膚含水量逐漸減少。

[1]：用於治療非小細胞肺癌、結腸癌、直腸癌、乳癌、胰臟癌。

鑑別診斷疾病

尋常性魚鱗癬	角質層脫落機制發生異常，造成角質層異常堆積，皮膚表面呈魚鱗狀。由於皮脂和汗水分泌減少，症狀通常於夏季有所改善，於冬季時惡化。一般多有家族病史，於嬰幼兒時期發病，於青少年期之後漸漸改善。甚少有搔癢等自覺症狀。
後天性魚鱗癬	類似尋常性魚鱗癬，但關節屈側也會出現症狀。沒有家族病史。發病原因可能是惡性腫瘤（惡性淋巴腫瘤、白血病、多發骨髓瘤、上皮癌、惡性肉瘤）、全身性疾病（類肉瘤病、吸收不良症候群、甲狀腺功能低下症等）、藥劑（膽固醇合成抑制劑等）。
魚鱗癬樣蕈狀肉芽腫[2]	魚鱗癬樣蕈狀肉芽腫和後天性魚鱗癬在臨床上並不容易區別，必須透過病理組織檢查確認表皮內是否有異型淋巴球浸潤。
異位性皮膚炎 （P210、215）	多於兒童期發病。臉上和對磨部位可見溼疹病變。

疥瘡（P228）	臨床表現多樣化，類似皮脂缺乏性溼疹。有強烈搔癢症狀。透過直接顯微鏡檢法檢驗出蟲體或蟲卵即可診斷為疥瘡。長在軀幹的皮疹，難以檢測出蟲體或蟲卵，建議採集手掌或手指處的皮疹進行檢查。

IV

治療＆生活衛教[1]

- 使用保溼劑，並且視情況使用抗發炎外用藥物治療。同時指導患者改善環境因素，並且做好適當的皮膚保養工作。
- 乾燥情況輕微且沒有搔癢症狀的情況下，可使用市售保溼劑加以保溼，但有明顯的鱗屑與抓搔痕跡時，建議使用醫療級保溼劑。⇒處方箋①
- 重要的是取適量保溼劑，均勻、輕柔地塗抹在乾燥部位。一般來說，0.5g的保溼劑（乳膏或軟膏的話，約食指指尖到第一關節處的分量。擦劑的話，約日幣1圓大小）足夠塗抹2個手掌大的面積。塗抹時勿用摩擦方式，而是先將保溼劑分別點在數個地方，然後以整個手掌像輕撫般塗抹開來。使用乳膏或軟膏時，也可以先均勻抹在手掌上，然後輕拍目標部位至吸收。
- 醫療級保溼劑包含透過鎖水成分增加角質層水分的保溼霜（類肝素、尿素），以及形成油膜以抑制水分蒸發，間接增加角質層水分的潤膚霜（凡士林）。
- 保溼霜能夠有效增加角質層的含水量，而且劑型多。潤膚霜的保護效果佳，但具有黏性，使用上容易讓人感到不適。
- 出現溼疹病變時，根據皮疹嚴重程度開立強效外用類固醇藥物處方。⇒處方箋②
- 搔癢症狀強烈時，開立抗組織胺藥物處方。⇒處方箋③
- 關於洗澡的衛教也很重要。尤其高齡者，熱水容易加劇搔癢程度，擦洗方式也會導致症狀惡化。務必建議患者不要使用尼龍浴巾或沐浴刷、使用刺激性低的清潔用品、熱水溫度控制在40度C以下。另外，容易乾燥的部位，盡量不要使用清潔用品。
- 針對暖氣造成室內溼度降低，建議使用加溼器。
- 羊毛材質或起絨毛織物容易誘發搔癢，若非穿不可，建議在裡面多加一件棉質貼身衣物，不要讓羊毛材質等衣物直接接觸皮膚。

⇒處方箋①
類肝素乳膏
1天塗抹2次

⇒處方箋②
Betamethasone Valerate 軟膏
1天塗抹2次

⇒處方箋③
Loratadine 錠
1錠，1天口服1次

- 冬季乾燥肌和氣溫、溼度降低造成出汗量減少有密切關係。汗水含有許多天然保溼因子，每一滴都是「來自體內的天然保溼劑」。養成平時出汗的習慣，可以作為冬季乾燥肌的預防對策。
- 至於塗抹保溼劑的時間點，寒冷季節裡，穿上衣服後塗抹可能有點困難，建議可以在浴室或更衣室裡穿上衣服之前先塗抹。不喜歡黏膩感或大範圍塗抹有困難時，筆者建議使用添加高保溼入浴劑的熱水來沖澡。

轉介至皮膚專科的時機

- 外用類固醇藥物和抗組織胺藥物的治療都沒有效果時。
- 容易出現乾燥症狀的部位以外也開始出現症狀時。

引用文獻
1) 佐伯秀久, 常深祐一郎, 新井達, ほか：日本皮膚科学会診療の手引き　皮脂欠乏症診療の手引き 2021．日皮会誌 2021；131：2255-70.
2) 山田真嗣, 梅本尚司, 松本崇直, ほか：魚鱗癬様菌状息肉症－乾皮症・魚鱗癬と紛らわしい菌状息肉症－. 皮膚病診療 2020；42：1054-58.
3) 入江絹子, 大塚幹夫, 山本俊幸：皮脂欠乏性湿疹に似た臨床像を呈した疥癬. 皮膚病診療 2020；42：1059-61.

厚重衣物引起的皮膚疾病
－汗水＆化學纖維過敏－

第一診所皮膚科・過敏科　杉浦真理子、杉浦啟二

疾病概要

●使用防寒裝備或吸溼發熱材質衣物時，流汗容易導致發病。
●汗水是異位性皮膚炎的惡化因子。
●有時候為了鑑別診斷需要進行必要的檢查。

問診中應確認事項

□發病時間
□發病部位和症狀
□穿著的衣物、配戴的首飾
□有無異位性皮膚炎、金屬過敏症
□職業、興趣（有無造成流汗的行為）

原因＆病型

1 汗疹（圖1）

　　皮膚表面出汗後處於高溫高溼狀態，形成宛如封閉的空間，因此容易引發汗疹。症狀包含伴有搔癢的紅色丘疹、小水疱。處於封閉狀態的皮膚，會在汗孔開口部位生成粉刺阻礙排汗，進而導致汗腺發炎[1]。

　　戴圍巾或圍脖等保暖頸部時，可能因為流汗而誘發汗疹。而天氣變寒冷，穿著保暖性佳且緊貼皮膚的衣物，也可能促使形成皮疹。

2 化學纖維過敏（圖2、3）

　　使用比羊毛更細的纖維以增加整體表面積，藉此提高吸溼力，這種能夠大量吸水的合成纖維搭配棉布料的混合材質稱為「吸溼發熱素材」，目前已廣泛活用於發熱衣、護膝、防寒肚圍等商品。冬季時穿著發熱衣或防寒肚圍，因出汗潮溼、摩擦會引起皮膚炎。

3 對磨疹

　　大量出汗使汗水緊密貼合於皮膚而形成封閉狀態，一旦汗水持續停留於皮膚上，角質軟化、脫落的摩擦刺激易導致形成對磨疹[1]。穿著保暖性佳的貼身衣物時，症狀容易出現在胸部和腋窩處。

❹異位性皮膚炎惡化（圖4）

　　汗水是造成異位性皮膚炎惡化的危險因子之一。汗水所含的抗菌肽LL-37會破壞細胞而引起發炎，這可能也是皮膚搔癢的原因之一。另一方面，異位性皮膚炎急速惡化期間，若汗水中的葡萄糖含量高於一般人，會破壞皮膚屏障功能而導致搔癢和皮疹症狀惡化。在異位性皮膚炎患者身上，普遍檢驗得到皮膚常駐菌馬拉色菌的IgE抗體。摻雜有皮膚表面過敏原的汗水經皮膚屏障功能下降的皮膚入侵內部組織，進一步誘發搔癢症狀[2]。

圖1 汗疹

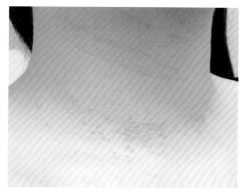

圖2 貼身衣物引起化學纖維過敏

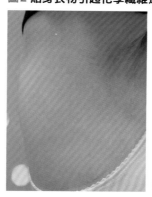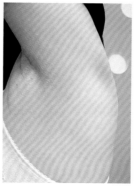

圖3 護膝引起化學纖維過敏

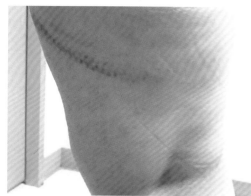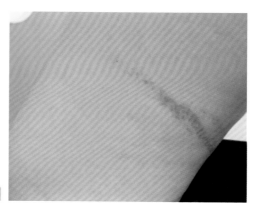

圖4 異位性皮膚炎

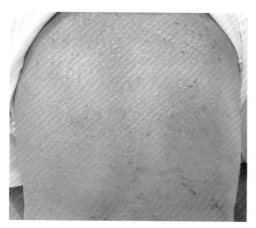

❶斑貼測試（圖5）

需要鑑別貼身衣物、護具、圍巾、圍脖等引起的過敏性接觸性皮膚炎時，進行斑貼測試[3]。

另一方面，金屬項鍊引起的頸部皮疹，或者金屬鈕扣、皮帶金屬扣環引起的腹部皮疹，必須透過斑貼測試的斑貼器®（S）（佐藤製藥）或鳥居藥品的斑貼試劑確認有無金屬過敏現象。

圖5 斑貼測試呈陽性結果

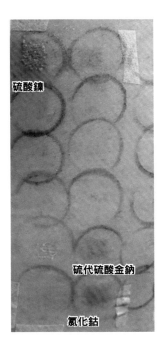

硫酸鎳

硫代硫酸金鈉

氯化鈷

❷血液檢查

根據TARC（Thymus and Activation-Regulated Chemokine）、嗜酸性白血球數、乳酸去氫酶（LD）值等掌握異位性皮膚炎的病症。

❸KOH（氫氧化鉀）直接顯微鏡檢法與細菌培養

這些檢查是為了鑑別體癬和念珠菌性對磨疹。

鑑別診斷疾病

過敏性接觸性皮膚炎	透過斑貼測試確認。
體癬（P96）	透過KOH（氫氧化鉀）直接顯微鏡檢法與細菌培養確認。
念珠菌性對磨疹	透過KOH（氫氧化鉀）直接顯微鏡檢法與細菌培養確認。
紅色陰癬	發生於鼠蹊部。
對磨部位的乾癬	特徵是全身分布伴有厚重鱗屑的紅斑。可能出現指甲病變。透過身體外觀、病情發展、皮膚病理組織檢查等進行綜合評估診斷。

治療＆生活衛教

IV

●使用防寒裝備、吸溼發熱材質貼身衣物或護具時，出汗就要確實擦乾，或者沖澡洗乾淨。
●針對發炎症狀，使用強度適中的外用類固醇藥物。⇒處方箋①
●症狀輕微、可見乾燥症狀時，使用外用保溼劑。
●搔癢症狀強烈時，口服抗組織胺藥。⇒處方箋②
●治療異位性皮膚炎時，可以考慮使用Tacrolimus軟膏、Delgocitinib軟膏、Difamilast軟膏。

⇒處方箋①
Betamethasone Butyrate Propionate 軟膏
1天塗抹2次

⇒處方箋②
Bilastine 錠
1錠，1天1次，空腹時服用

轉介至皮膚專科的時機

●無法穩定控制異位性皮膚炎的病情時。
●必須檢查是否為過敏性接觸性皮膚炎時。
●需要進行皮膚病理組織檢查或真菌檢查時。

引用文獻
1）室田浩之，小野慧美，山賀康右，ほか：皮膚疾患の病態 汗と皮膚疾患の関わり. 臨皮 2019；73：59-62.
2）Murota H, Yamaga K, Ono E, et al: Why does sweat lead to the development of itch in atopic dermatitis? Exp Dermatol 2019; 28: 1416-21.
3）伊藤　崇：家庭用品による接触皮膚炎－パッチテストとNITEの必要性－. 皮膚病診療2020；42：14-9.

手部溼疹

藤田醫科大學BANTANE醫院綜合過敏科　矢上晶子

疾病概要

- ●皮膚科診所常見手部溼疹患者上門求診，而手部溼疹的病程也普遍較長[1]。
- ●女性、從事需要弄溼雙手的工作、異位性皮膚炎患者、接觸性皮膚炎患者、年輕發病患者等均為罹患手部溼疹的高風險族群。若是工作性質造成，在症狀遲遲無法改善的情況下，可能走上離職一途。
- ●根據病型的不同，需要檢查的項目、治療及衛教對策也不盡相同。
- ●避免接觸原因物質、惡化因子，並且接受適當治療，有助於減輕症狀且避免病情嚴重化。

問診中應確認事項

- □ 發病時間、症狀惡化季節
- □ 發病部位、自覺症狀
- □ 洗手、消毒手指的頻率與方法
- □ 有無異位性皮膚炎、金屬過敏症
- □ 職業：醫療從業人員、理髮師、美髮師、餐飲業、美甲師、牙體技術師等
- □ 平時經常使用的日用品：橡膠手套等

原因＆病型

1 刺激性接觸性皮膚炎（圖1）

發病初期的症狀為乾燥、鱗屑或輕微紅斑，隨著轉變成慢性，開始出現角質增生、皮膚肥厚和明顯的皸裂現象，感覺搔癢的同時也有陣陣刺痛感。因頻繁洗手、消毒手指、使用清潔劑等物理性、化學性刺激傷害皮膚而誘發形成皮疹，這種情況約占手部溼疹案例的7成。皮疹症狀一旦拖得太久，可能容易誘發過敏性接觸性皮膚炎。

為了預防新型冠狀病毒感染，無論男女老少比起過往更勤於洗手和使用酒精消毒，因此深受手部乾燥發炎苦惱的人增加不少。

2 過敏性接觸性皮膚炎[2]（圖2）

一種遲發性過敏反應，接觸過敏原的手指和手背，以及過敏原容易長時間殘留的指縫間與手指側邊長出許多伴有強烈搔癢的紅斑和小水疱。持續接觸過敏原會導致溼疹難以痊癒，不僅皮膚逐漸變厚，還會出現色素沉著和皸裂現象。橡膠手套是致病原因的情況下，皮疹出現在手腕和前臂。橡膠手套、外用藥物、乳液等所含的某些成分是過敏原，需要透過斑貼測試以釐清致病原因物質。

❸異位性手部溼疹（圖3）

　　異位性皮膚炎患者普遍有皮膚屏障功能衰退的問題，因頻繁洗手或使用酒精消毒手指，導致皮脂和滋潤度逐漸消失，些許刺激就容易感到搔癢。手指整體乾燥，布滿紅斑、丘疹、小水疱、色素沉著、抓搔痕跡，也因為搔癢而反覆抓破皮膚。

❹復發性水疱型（汗皰疹）手部溼疹（圖4）

　　手掌、手指側邊長出許多對稱性且伴有強烈搔癢的小水疱。小水疱周圍布滿紅斑。有些病例連同足底也出現相同症狀。夏季出汗容易造成症狀惡化，也與鎳等金屬過敏多少有些關係。

❺接觸蛋白質抗原的接觸性皮膚炎
（蛋白質接觸性皮膚炎〔protein contact dermatitis〕）

　　接觸過敏原後立即出現明顯的搔癢症狀，數分鐘至數小時內出現紅斑、膨疹、血管浮腫等現象，緊接著冒出小水疱。發病機轉為立即性過敏反應，皮膚一接觸過敏原立即出現症狀的手部溼疹，致敏原因可能是肉、魚、蔬菜等食物所含的蛋白質。可透過點刺測試釐清原因物質。廚師、園藝師、獸醫等因為工作性質的關係，容易罹患蛋白質接觸性皮膚炎。

圖1 刺激性接觸性皮膚炎

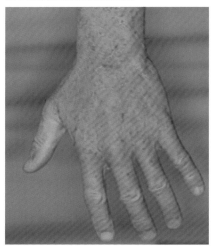

圖2 橡膠手套所含成分引起過敏性接觸性皮膚炎

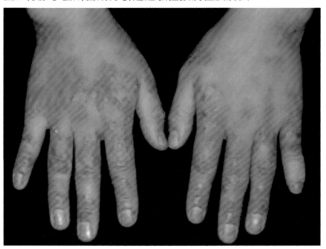

圖3 異位性手部溼疹

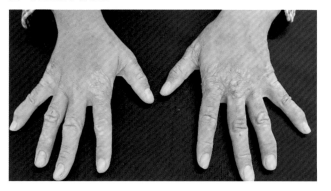

圖4 復發性水疱型（汗皰疹）手部溼疹

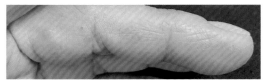

應該進行的檢查項目

❶斑貼測試[3]（圖5）

頑固性手部溼疹的原因疑似為外用藥物（抗菌藥等）、乳霜（香料或防腐劑等）、橡膠手套所含的化學物質（硫化促進劑等）引起的過敏性接觸性皮膚炎（遲發性過敏反應）時，將可能是引起溼疹的產品黏貼於健康皮膚上，並確認產生的反應。針對疑似金屬過敏的汗皰疹溼疹，也可以進行斑貼測試以輔助診斷。

❷點刺測試[3]（圖6）

疑似立即性過敏反應的接觸性蕁麻疹或蛋白質接觸性皮膚炎時，進行點刺測試以輔助診斷。

> 斑貼測試斑貼器（S）（Patch Test Panel，佐藤製藥）是一種可立即使用（ready to use）的產品，內含日本人日常生活中容易誘發疹子的過敏原（金屬、藥劑、染髮劑、防腐劑等），方便隨時黏貼以進行測試。

圖5 斑貼測試

a 開始

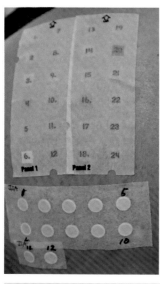

b 黏貼72小時後

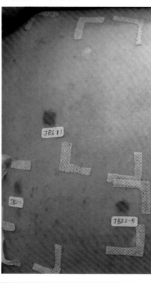

圖6 點刺測試

a 將原因物質滴在皮膚上，然後以點刺測試專用針輕刺入皮膚表面。

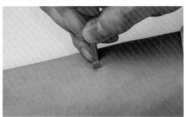

b 15～20分鐘後，確認誘發反應並進行判定。

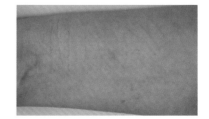

鑑別診斷疾病

手癬（P96）	症狀多發生在單側。透過直接顯微鏡檢法可檢驗出菌絲。
尋常性乾癬	特徵是全身長出許多伴有厚重鱗屑的紅斑，但有些病例則是只有指甲及其周圍出現局部症狀。症狀多樣化，像是指甲呈點狀凹陷、剝落、黃濁肥厚等。
皮肌炎	手背關節部位可見角化性紅斑（Gottron氏表徵）。手指側邊也會出現俗稱「技師手」（Mechanic's hand）的角化性紅斑。根據其他身體外觀和皮膚病理組織檢查進行綜合評估與診斷。
疥瘡（P228）	手掌、指縫間和手腕屈側出現丘疹和線狀鱗屑（疥瘡隧道）。除了有劇烈癢感，症狀也經常出現在軀幹。透過直接顯微鏡檢法可檢驗出蟲體或蟲卵。
掌蹠膿疱症	掌蹠處出現許多膿疱。膿疱不明顯的情況，需要進行鑑別診斷。長時間內症狀反覆惡化又改善，也容易合併鎖骨或胸骨的關節炎。

IV

治療&生活衛教

- 找出引起手部溼疹的刺激因子和過敏性接觸性皮膚炎的原因物質，指導患者盡量避免接觸這些因素。由此，看診過程中需要詳細問診。
- 無論日常生活或工作性質關係，不戴手套從事必須弄溼雙手的工作可能會引起刺激反應而產生溼疹。因此建議工作時戴上保護手套，並於保護手套裡面再套上一雙棉布手套。由於硫化促進劑是誘發過敏性接觸性皮膚炎的原因物質，所以近年來市面上也開始販售不添加硫化促進劑成分的橡膠手套[4]。
- 因工作性質，像是美甲師或牙體技術師等經常使用黏著劑化學物質而必須戴上橡膠手套時，由於化學物質也可能滲透至橡膠手套中，建議每隔1～2小時更換一雙新的手套，不需要採取戴雙層手套的預防措施。
- 指導患者持續使用保溼劑保護皮膚，藉此維持皮膚屏障功能正常運作。具體方法為早晚固定使用保溼劑塗抹在手指每個角落，而工作期間則另外塗抹護手霜。
- 手指產生溼疹病變的情況，依皮疹嚴重程度開立強效外用類固醇藥物處方。⇒處方箋①
- 進入治療階段後，觀察4週左右，症狀有所改善時，降低外用類固醇藥物的強度或使用頻率，或者更換成其他不含類固醇的外用藥物。
- 症狀未改善的情況，向患者確認是否使用保護手套和保溼劑，以及確實塗抹外用類固醇藥物，視情況變更外用類固醇藥物的強度並持續觀察。
- 針對搔癢症狀開立抗組織胺藥物。⇒處方箋②
- 在皸裂部位敷上氧化鋅軟膏，使用含類固醇的貼布（圖7）。
- 指導患者確實修剪指甲，並且不要過度洗手。

⇒處方箋①
皮疹部位塗抹
Diflucortolone Valerate 軟膏
1天塗抹2次；
手指整體塗抹
類肝素乳膏
1天塗抹2次
（筆者通常指導患者先在所有手指上塗抹保溼劑，然後於溼疹部位堆疊外用類固醇藥物）

⇒處方箋②
Bilastine 錠 1錠
空腹時（或睡前）服用，
1天1次

 其他季節不會手部乾燥的人，冬天時可能因為氣候乾燥而容易有雙手乾燥問題。透過使用保溼劑等產品，事先防範病灶產生溼疹病變。

圖7 皸裂部位

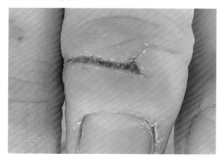

▶ 轉介至皮膚專科的時機 ◀
- 使用保溼劑、外用藥物都無法改善手部溼疹的症狀，而且伴隨強烈搔癢感時。
- 溼疹症狀反覆出現，需要透過斑貼測試和點刺測試等鎖定引起溼疹的原因物質時。

引用文獻
1) 高山かおる，片山一朗，室田浩之，ほか：日本皮膚科学会 手湿疹診療ガイドライン．日皮会誌 2018；128：367-86．
2) 高山かおる，横関博雄，松永佳世子，ほか：日本皮膚科学会 接触皮膚炎診療ガイドライン2020．日皮会誌 2020；130：523-67．
3) 一般社団法人日本アレルギー学会：皮膚テストの手引き．協和企画，東京，2021．
4) 日本ラテックスアレルギー研究会ラテックスアレルギー安全対策ガイドライン作成委員会：ラテックスアレルギー安全対策ガイドライン2018．協和企画，東京，2018．

第五病（傳染性紅斑&蘋果病）

淺井皮膚科診所　**淺井俊彌**

疾病概要

● 微小病毒B19型（以下簡稱B19型）引起的感染性出疹性疾病，傳染途徑是經由飛沫或接觸傳染。
● 特徵是雙頰像是被掌摑般的紅斑，以及四肢有蕾絲狀紅斑，但也有非典型案例。
● 經常伴隨感冒般症狀和關節痛等全身性症狀。
● 若是孕婦受到感染，可能增加胎兒水腫或流產的風險。

問診中應確認事項

☐ 是否接觸臉頰紅通通的兒童，以及周遭情況
☐ 有無感冒般症狀（前驅症狀）和全身性症狀
☐ 是否曾經感染過傳染性紅斑
☐ 是否懷孕

原因&病型

1 流行病學

根據傳染病防治法，傳染性紅斑是指定通報機構*需要每週提出通報的傳染病。但必須提出通報的僅臨床表現皆符合「左右臉頰有紅斑」和「四肢有蕾絲狀紅斑」的病例，成人病例和非典型病例則無須通報。

根據傳染病發生動向調查，傳染性紅斑疫情於2007年、2011年、2015年、2019年以大約每隔4年的週期大爆發一次。雖然每年的模式有些許不同，但近年來的趨勢則是在年末至年初的冬季引發流行（圖1）。

> ＊：日本全國約有3,000處小兒科定點醫療機關。

2 學童的典型病例

特徵是兩側臉頰和兩側耳廓出現紅斑，初期為淺色紅斑（圖2），隨著時間經過，顏色開始轉濃，甚至轉為帶溼潤感的鮮紅色（圖3）。幾乎在這個同時或稍微晚一些，四肢伸側開始出現蕾絲狀、網狀紅斑（圖4、5）且伴隨搔癢感。紅斑於1週左右後自然消退，但曝曬陽光下可能再次復發。

3 PPGSS 和 ULE

非典型傳染性紅斑病例包含年輕人手腳部位出現丘疹和紫斑狀皮疹，就像穿戴手套和短襪，一般稱為PPGSS[*1]（丘疹性紫斑手套和短襪症候症）（圖6）[1]。還有兒童或成人都可能發生，從腋窩、側胸部開始出現單側性紅斑病變，持續3～6週，一般稱為單側性胸部出疹[*2]（圖7）[2]。但無論哪一種，都並非只有微小病毒B19型會引起，其他病毒、感染或不明原因也都會誘發這些症狀。

> ＊1：Papular-purpuric gloves and socks syndrome
>
> ＊2：Unilateral Laterothoracic Exanthema

IV

圖1 傳染病發生動向調查週報

這是根據國立感染症研究所公布的傳染病發生動向調查週報統計出來的資料。從前一年的第49週至當年的第9週為冬季，當季第10週至第22週為春季，第23週至第35週為夏季，第36週至第48週為秋季。冬季柱狀圖中的數字代表1年之中的百分比。

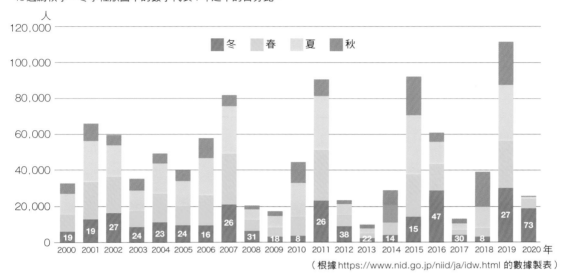

（根據 https://www.nid.go.jp/niid/ja/idw.html 的數據製表）

圖2 臉頰和耳廓上的紅斑

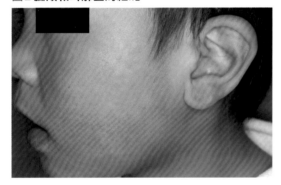

圖3 兩頰上的紅斑

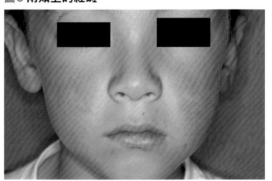

圖4 兩側前臂上的蕾絲狀紅斑

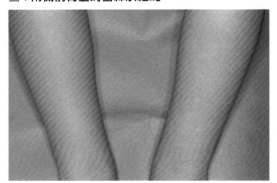

圖5 兩側大腿上的網狀紅斑

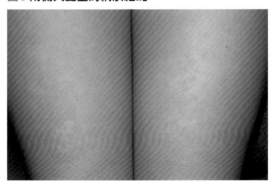

193

圖6 足背、踝關節部位的丘疹性紫斑

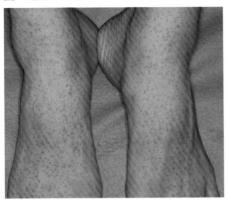

圖7 上臂可見持續性紅斑

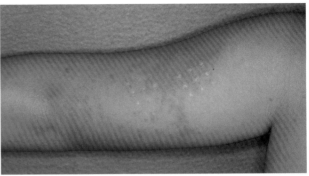

圖8 麻疹狀的淺色紅斑出現在軀幹上的成人病例

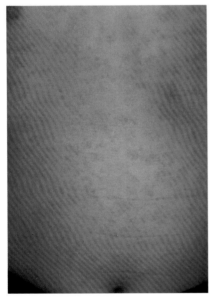

圖9 手指腫脹的成人病例

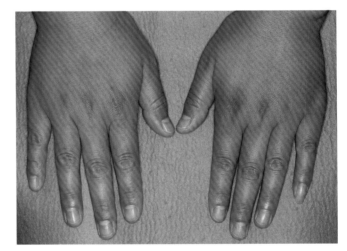

4 成人的非典型病例

軀幹和四肢出現許多德國麻疹或麻疹狀的散布性紅斑（圖8）[3]。除此之外，還有手指腫脹，難以握拳的症狀（圖9）。無論成人或兒童都可能出現典型傳染性紅斑，而非典型傳染性紅斑則好發於女性[4]。

5 特殊病型

長期感到全身倦怠，呈慢性疲勞症候群的病例。溶血性貧血患者一旦感染B19型，可能引起再生性貧血危象[*3]。

B19型感染症必須多加注意併發症，像是孕婦感染B19型可能造成胎兒水腫，甚至流產。根據報告顯示，若懷孕前半期感染B19型，風險相對較高，胎兒可能於感染4～6週後死亡。另一方面，孕婦感染B19型不代表所有胎兒都會出現異常，據說部分罹患傳染性紅斑的孕婦即便生下確定感染B19型的新生兒，在整個分娩過程、出生後的發育狀況也都顯示一切正常，沒有任何先天性異常。

＊3：aplastic crisis

應該進行的檢查項目

　　正常情況下只需要透過臨床表現進行診斷即可。也可以透過 PCR 檢測病毒 DNA、透過血清學檢查 EIA 法測定抗體效價以確定診斷，但受限於醫療保險的規定，「只用在 15 歲以上的成人出現紅斑且強烈懷疑是該種病毒引起的感染症，透過 EIA 測定 IgM 型病毒抗體效價」。進行血清學診斷時，可透過配對血清檢體中特異性 IgG 抗體顯著上升，或者急性期檢驗出特異性 IgM 抗體來加以確認。

　　至於非典型病例，為了進行鑑別診斷，需要進行一般檢查（血液常規檢查、CRP 等）、抗核抗體檢查等。

鑑別診斷疾病

臉部紅斑

全身性紅斑狼瘡	從臉頰跨鼻梁處有蝴蝶形狀的紅斑，耳廓也可能出現紅斑，多少伴有表皮病變。根據全身性症狀，進行鑑別診斷。透過特異性自體抗體檢測進行確認。
皮肌炎	同全身性紅斑狼瘡。確認手指上有無 Gottron 氏丘疹等其他皮膚症狀，根據全身性症狀進行鑑別診斷。透過特異性自體抗體檢測進行確認。
光過敏症（P14）	病例若是成人，需要與後天性光過敏症進行鑑別。確認是否服用 Thiazide 類藥。

成人非典型皮疹

德國麻疹（P20）	軀幹及四肢出現瀰漫性細小紅斑時，需要進行鑑別診斷。根據黏膜疹、眼睛充血、淋巴結腫大等症狀進行區別。透過血清檢查確認是否有特異性 IgM 抗體。
全身性硬皮症	手指腫脹時需要進行鑑別診斷。確認有無抗著絲體抗體（Anti-centromere antibodies）。

治療＆生活衛教

- 治療方式只有對症治療，針對主訴搔癢的患者開立口服抗組織胺藥物。⇒處方箋①，至於紅斑，無須使用外用類固醇藥物。
- 針對免疫功能下降引起的持續感染或溶血性貧血的患者，視情況必須投以 γ-球蛋白製劑。
- 出現紅斑的時候，病毒幾乎已經排泄至體外，不需要針對症狀出現後的二次感染採取預防措施，但為了安全起見，指導患者盡量不要靠近懷孕中的婦女。
- 日曬可能使臉部及前臂的紅斑、腫脹現象再度復發，所以夏季要做好防曬措施。

⇒處方箋①
Bepotastine Besilate 錠
1天2錠

▶ 轉介至皮膚專科的時機

- 成人非典型皮疹的情況：需要鑑別是否為其他病毒引起的病毒疹或藥物疹等。（兒童的典型出疹，幾乎可以立即診斷。）

引用文獻

1) 前田麻衣子，古田淳一，多島新吾：Papular purpuric gloves and socks syndrome. 皮臨 2012；54：1070-4.
2) Navarro-Triviño Md FJ, Pérez-López Md I, Ruiz-Villaverde PhD R: Unilateral laterothoracic exanthema. J pediatr 2021; 229: 306-7.
3) 清島真理子：傳染性紅斑：多彩な臨床症状. MB Derma 2006；114：97-102.
4) 浅井俊弥：ヒトパルボウイルスB19感染症 伝染性紅斑と成人の非定型疹. 皮病診療 2013；35：201-6.

凍瘡

JCHO中京醫院皮膚科　小寺雅也

疾病概要

● 四肢末梢、耳廓、鼻尖等露出部位在寒冷刺激下形成鮮紅色至深紫紅色的色斑。
● 色斑呈浮腫狀，時而形成糜爛、水疱、潰瘍。
● 伴隨搔癢，而搔癢感會隨著溫度上升而加劇。

問診中應確認事項

□ 發病與惡化時的氣溫、時期
□ 性別、年齡
□ 形成皮疹的部位
□ 日常生活的環境、職業、保溫狀況

原因&病型

　　以前日本沒有完善的暖氣設備，再加上營養不良的情況多，因此常見小學生以下的孩童有凍瘡現象，但現在這種情形已經明顯減少許多。

　　凍瘡有好發於兒童和女性的傾向，因為兒童和女性的末梢血液循環相對較差。因此，必須確認家庭、學校、職場的保暖狀況。若症狀出現在年輕人至成年人身上，則需要進行鑑別診斷。

　　凍瘡經常發生在冬季，但比起寒流來襲時期，氣溫變化劇烈的初冬和早春發生凍瘡的病例也不少。除此之外，潮溼環境讓人感到更寒冷，因此凍瘡也經常發生在溼度高的地區。

　　氣溫4～5度C以下的低溫一再反覆刺激人體，引起動脈和靜脈收縮，雖然靜脈能夠長時間收縮，但動脈收縮時間無法持續太久。寒冷刺激後的保暖措施雖然讓動脈得以擴張，但由於靜脈持續收縮，導致組織裡充滿滲出液，因鬱血性發炎而形成凍瘡。

　　手指整體泛紅且像柿子般腫脹的類型稱為T型（圖1），出現滲出性多形性紅斑的類型稱為M型（圖2）。兩種類型混合一起出現的類型稱為MT型（圖3）。

IV

圖1 T 型凍瘡

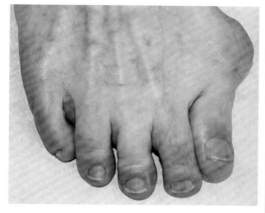
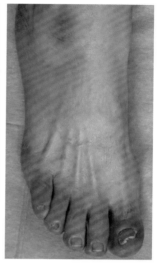

圖2 M 型凍瘡

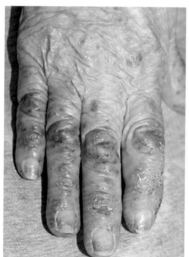
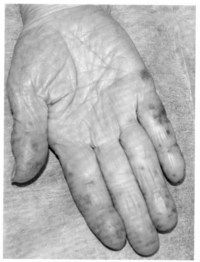

圖3 MT 型凍瘡

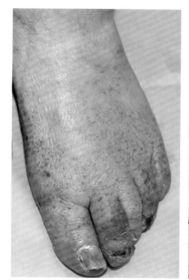
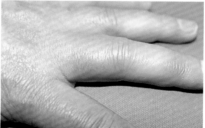
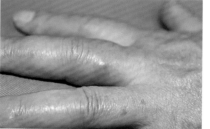

應該進行的檢查項目

發生於夏季的病例或成年人病例，除了進行血液常規檢查和一般生化檢查外，追加TSH、fT3、fT4濃度的甲狀腺功能檢查，以及抗核抗體、抗DNA抗體、抗SS-A抗體、抗SS-B抗體、抗U1-RNP抗體、抗Sm抗體等血液檢查。為了評估是否有動脈硬化阻塞症，進行非侵入性且可以作為簡易指標的踝臂血壓比值（ABI）測量。

鑑別診斷疾病

滲出性多形性紅斑	界線明顯的圓形紅斑大量出現在四肢，呈左右對稱。誘發原因很多，例如感染、藥物、寒冷刺激、結締組織疾病等。
全身性紅斑狼瘡（圖4）	如果是凍瘡型狼瘡，多半會形成萎縮性疤痕。透過皮膚切片檢查，可見免疫球蛋白和補體沉澱在基底膜。
修格連氏症候群（圖5）	手指、腳趾、耳廓、鼻尖為好發部位，可見附著些許鱗屑的凍瘡樣紅斑。偶爾伴隨強烈搔癢和疼痛。症狀於冬季時惡化且鱗屑變多，但未必與病情進展有關；另一方面，如果一整年可見鱗屑少且呈溼潤感的凍瘡樣紅斑，則代表病情持續進展。
手足發紺（圖6）	寒冷刺激造成血液循環不良，四肢末梢、耳廓、鼻尖、乳房呈紫藍色變化。常見於年輕女性。這些部位之所以產生顏色變化，主要是因為低溫造成血管功能異常，血流量減少使組織處於缺氧狀態所致。

圖4 常見於全身性紅斑狼瘡患者身上的凍瘡型狼瘡

圖5 修格連氏症候群患者身上的凍瘡樣紅斑

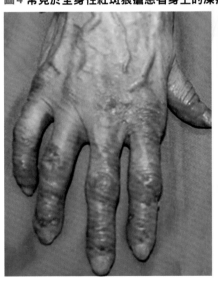
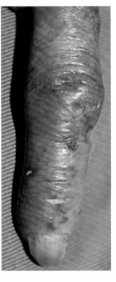
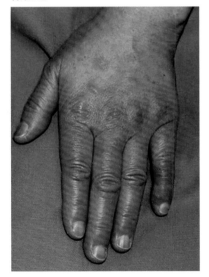

IV

圖6 **手足發紺**

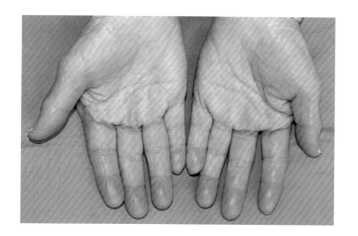

治療&生活衛教

●首要之務是保暖。泡澡時按摩也有幫助，但需注意因過度保暖導致出汗而造成的溼潤環境，易成為再次受到寒冷刺激時引發凍瘡的惡化因子。所以，適度保暖非常重要。

●確實遵循日常生活衛教還是產生凍瘡時，可以口服維生素E⇒處方箋①，以及具有擴張末梢血管功用的前列腺素製劑⇒處方箋②。而針對搔癢症狀，可以口服抗組織胺藥物或使用外用類固醇藥物。

⇒處方箋①
Tocopherol Nicotinate
（600mg）分3次服用

⇒處方箋②
Beraprost Sodium 錠
（120μg）分3次服用

轉介至皮膚專科的時機

●**夏季也出現症狀，疑似其他疾病引起時。**
●**難以治癒時。**

錢幣狀溼疹

福島縣立醫科大學醫學部皮膚科學講座 **山本俊幸**

疾病概要

● 錢幣狀溼疹是冬季常見的皮膚疾病。
● 臨床表現為橢圓形紅色斑塊，部分伴隨鱗屑，部分由漿液性丘疹融合形成溼疹樣病變的紅斑。
● 基礎疾病和惡化因子依年齡和個別病例有所不同，治療和應採取對策也不盡相同。

問診中應確認事項

□ 發病時期、惡化時期
□ 有無異位性皮膚炎等基礎疾病
□ 發病契機
□ 目前是否有口服藥物
□ 有無病灶或局部感染：扁桃腺炎、慢性鼻竇炎、中耳炎、齒源性病灶等

原因＆病型

　　診斷錢幣狀溼疹時，主要根據臨床表現。典型錢幣狀溼疹為漿液性丘疹聚集融合，形成橢圓形的溼潤性病變（圖1），但沒有明顯溼潤表現的病例也不少[1]。目前沒有明確分類，代表性病例如下所示。

圖1 漿液性丘疹融合形成錢幣狀溼疹

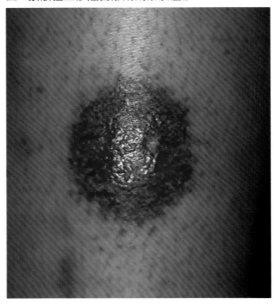

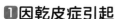

IV

①因乾皮症引起

溼潤表現不明顯，表面帶有鱗屑且界線明顯的橢圓形紅斑～褐色斑。鱗屑多半呈細皺紋狀。除此之外，紅斑邊緣可見宛如堤防形狀的輕微隆起。擴展至超過錢幣大小的情況也十分常見。

患者為高齡者的話，由於可能是乾皮症引起，秋季～冬季時的症狀經常出現在下肢與背部（圖2）。

②伴隨異位性皮膚炎而來

伴隨異位性皮膚炎而來的錢幣狀溼疹經常發生在年輕人身上。患者的軀幹、四肢會出現單一或群發的錢幣狀溼疹。除了皮膚乾燥粗糙外，也可能與皮膚屏障功能異常和病灶感染有關。

③蚊蟲叮咬或接觸性皮膚炎為誘發導火線

由於兒童經常遭蚊蟲叮咬，當手或手臂出現錢幣狀溼疹時，必須進行接觸性過敏的檢查（斑貼測試）。

④因病灶感染而引起

溼潤性病變出現在臉部、軀幹、四肢時，針對扁桃腺炎、鼻竇炎、齒源性感染等病灶感染進行詳細檢查。

⑤因使用藥物引起

近年來臨床上常使用的分子標靶藥物或免疫檢查點抑制劑可能造成皮膚乾燥，甚至進一步演變成錢幣狀溼疹。問診時需確認患者是否使用這些藥物。

⑥形成於外傷疤痕上

陳舊外傷疤痕上也可能形成錢幣狀溼疹（圖3）[2]。雖然已經形成疤痕，但也算是Koebner現象。Koebner現象不僅出現在乾癬、扁平苔蘚、白斑症，也常見於溼疹。

圖2 因皮脂缺乏症而形成錢幣狀溼疹

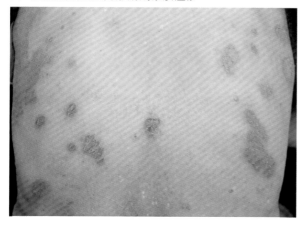

圖3 形成於手術疤痕上的錢幣狀溼疹

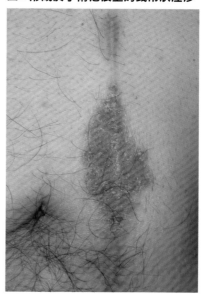

圖4 錢幣狀溼疹和結節性癢疹混雜在一起

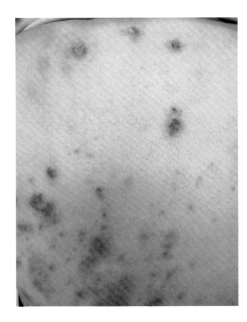

⑦錢幣狀溼疹和結節性癢疹混雜在一起

臨床表現看似錢幣狀溼疹，但下次回診時可能變成以結節性癢疹為主，或者二者混雜在一起（圖4）。這種情況並不常見，目前尚未深入研究。部分報告顯示可能是病灶感染（齒源性感染或扁桃腺炎等）引起。以外用藥物改善錢幣狀溼疹後，通常只會留下結節性癢疹。

鑑別診斷疾病

需要與乾癬、扁平苔蘚、膿痂疹等進行鑑別診斷。

治療＆生活衛教

●確認有乾燥肌情形時，確實做好保溼工作，並且使用腎上腺皮質類固醇外用藥進行治療。⇒處方箋①
●產生自體敏感性皮膚炎時，需同時服用腎上腺皮質類固醇口服藥物。⇒處方箋②

> **轉介至皮膚專科的時機**
> ●腎上腺皮質類固醇外用藥沒有發揮功效時。
> ●合併異位性皮膚炎時。
> ●溼疹和癢疹混雜在一起時。

⇒處方箋①
乾燥部位塗抹
類肝素軟膏
1天塗抹2次；
發紅部位塗抹
Betamethasone Butyrate Propionate 軟膏
1天塗抹2次

⇒處方箋②
Betamethasone 及 d-Chlorpheniramine Maleate 錠
1天4錠，
分2次服用

引用文獻
1）山本俊幸：貨幣狀湿疹. 皮膚病診療 2020；42：283-7.
2）Yamamoto T: Nummular eczema and isomorphic Koebner response. Clin Exp Dermatol 2020; 45: 616-8.

低溫燙傷

新中道皮膚科診所 **林昌浩**

疾病概要

● 短暫接觸不會構成問題的低熱物體如果長時間接觸局部皮膚，容易造成低溫燙傷。

● 引起低溫燙傷的原因包含熱水袋、電暖器的暖風，因此經常發生在寒冷地區的冬季。

● 患者接觸低熱物體時，通常沒有意識到受傷，而是經過一段時間後，才發現形成水疱或疼痛。

● 低溫燙傷多半比燒燙傷更具深度，初診時必須向患者詳細解說。為了避免受傷，預防對策等衛教也十分重要。

問診中應確認事項

☐ 發現症狀的日期時間

☐ 確認是否長時間接觸熱水袋、電暖器暖風等熱源

（不少發病患者都是因為直接在暖爐前睡著）

原因 & 病型

1 熱水袋（圖1）

根據調查，目前並沒有低溫燙傷的流行病學報告，但根據過去的文獻和筆者經驗，造成低溫燙傷最常見的熱源是熱水袋。不少患者睡覺時會將熱水袋置於腳底，因此低溫燙傷好發於下肢。即使是深度低溫燙傷，初診時多半看起來像是淺二度燒傷[*1]，皮膚上有許多水疱，而潰瘍現象則是隨後慢慢變明顯。

> ＊1：Superficial Dermal Burn，SDB

圖1 11歲男童的右小腿因使用熱水袋而造成低溫燙傷

a 初診時的臨床表現。可見皮膚上形成水疱。

b 初診17天後的外觀。皮膚上有黑色壞死組織，請整形外科醫師共同會診，於每次門診中進行清創並施以保守治療。治療過程中併發自體敏感性皮膚炎，從初診到傷口閉合共計75天。

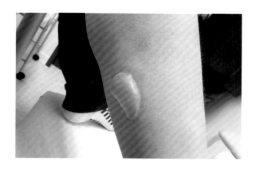

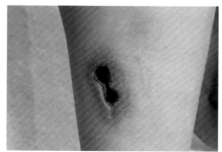

❷電暖器、暖爐的暖風（圖2）

由於熱源不如熱水袋集中在狹小範圍內，所以燙傷深度相對較淺。

❸其他

研究報告顯示智慧型手機也可能造成低溫燙傷[1]。不少人習慣於睡前操作電子產品並直接置於枕頭邊入睡，而隨著這種不良生活習慣的普遍化，低溫燙傷患者逐日增加也是可想而知。

僅供大家參考。筆者任職的診所位在宮城縣，緊鄰利府町的仙台市1月平均低溫為 -1.3度C，冬季極為寒冷[2]，因為這樣的關係，門診中經常可見燙傷患者。2021年12月1日～2022年3月31止，共有62名燙傷患者就診，其中16名為低溫燙傷患者。至於造成燙傷的熱源，排名第一的是熱水袋13名，電暖器、暖爐2名，原因不明者1名。

圖2 24歲女性，在電暖爐前睡著造成左小腿燙傷

a 初診時的臨床表現。可見流出滲出液的水疱。

b 初診14天後的外觀。附著黃色壞死組織。從初診到傷口閉合共計50天。

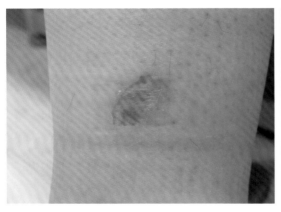
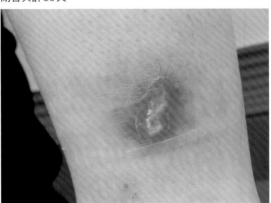

鑑別診斷疾病

經由界線明顯的紅斑、糜爛、潰瘍等症狀，以及透過問診得知接觸過的熱源，可以立即做出診斷，但針對伴隨疼痛的紅斑與水疱等症狀，可能需要與下列疾病進行鑑別診斷。

螫刺症（P40、45）	冬季比較少見。可見許多皮疹且伴隨強烈搔癢感。
接觸性皮膚炎	嚴重發炎的接觸性皮膚炎也會形成水疱，受傷機轉和有無搔癢感是診斷依據。
一般燒燙傷（P127）	確認是否接觸高溫熱源。

治療&生活衛教

●低溫燙傷在初診時難以精準評估燒傷深度。如圖1、2所示，即便是數週後出現明顯潰瘍的病例，初診時可能只出現淺二度燒傷的水疱，因此必須事先假設為深度燒傷並使用相對應的外用藥物進行治療[3]。

針對水疱和糜爛現象
⇒處方箋①

針對潰瘍現象
⇒處方箋②～④

●移除壞死組織且形成紅色肉芽組織後，根據傷口狀態選用促使肉芽形成、上皮化的藥物。⇒處方箋⑤、⑥

●選擇上述藥物時，基於傷口床準備概念（wound bed preparation），並且以能夠正確判斷傷口壞死組織及肉芽狀態為前提。選擇不適當的藥物可能造成傷口延遲癒合，最理想的方式為盡快轉介至專精燒傷治療的皮膚科專科醫師。

●預防低溫燙傷的衛教（睡覺時勿將熱源置於身體四周、熱水袋裡的熱水溫度勿超過40度C等）也非常重要。

轉介至皮膚專科的時機

●低溫燙傷在初診時難以精準評估燒傷深度，務必向患者詳細說明多數情況下可能會是深度燙傷。傷口於數天後產生變化且有明顯壞死現象，如圖1所示的病例需要進行外科治療，建議患者於初診數天後再次回診，疑似深度燒傷時，盡快轉介至專科醫師尋求診療。

IV

⇒處方箋①
針對皮疹使用Dimethyl Isopropylazulene 軟膏
1天塗抹1次
（目的是保護傷口，抗發炎作用）

⇒處方箋②
sulfadiazine silver 乳膏
1天塗抹1次
（目的是抗菌作用、軟化壞死組織）

⇒處方箋③
Bromelain 軟膏
1天塗抹1次（目的是促進壞死組織溶解。注意觸摸到潰瘍周圍的健康皮膚恐引起接觸性皮膚炎）

⇒處方箋④
碘軟膏或 Debrisan 軟膏
1天塗抹1次（用於有大量滲出液的傷口。注意傷口乾燥）

⇒處方箋⑤
Trafermin 噴霧劑
1天使用1次（外用）（具有促使肉芽形成的強效作用）

⇒處方箋⑥
Bucladesine Sodium 軟膏
1天塗抹1次
（具有吸水作用，注意傷口乾燥）

引用文獻

1) 竹田公信，安澤数史，望月　隆：スマートフォンにより就寝中に生じた前腕伸側の低温熱傷．日皮会誌 2014；124：1149-51．
2) 国土交通省 気象庁ホームページ（https://www.jma.go.jp/jma/index.html，2022年10月閲覧）
3) 吉野雄一郎，天野正宏，尾本陽一，ほか：創傷・褥瘡・熱傷ガイドライン-6：熱傷診療ガイドライン．日皮会誌 2017；127：2261-92．

網狀皮斑

秋田大學醫學部附屬醫院皮膚科　**能登舞**

疾病概要

● 「網狀皮斑」其實不是疾病名稱，而是臨床皮膚表現。最常發生在下肢的紅色～深紫色網狀皮斑，因皮膚末梢血液循環不良而引起[1]。

● 根據肉眼可見的形狀，分為大理石樣皮膚、網狀青斑和總狀花疹青斑（暫譯）3種類型[1]。

● 可能有功能性症狀，也可能有各種全身性基礎疾病。

問診中應確認事項

□ 症狀持續時間　　　　□ 有無自覺症狀

□ 症狀是否有季節性　　□ 有無基礎疾病

□ 是否形成潰瘍　　　　□ 有無造成症狀惡化的危險因子

原因＆病型

1 大理石樣皮膚（cutis marmorata）

常發生於兒童或成年女性的下肢。這是一種沒有自覺症狀的暫時性血液循環障礙，網狀環呈閉合形狀（圖1）。氣溫下降時惡化，當皮膚溫度回升，皮疹自然消失。病理組織檢查中看不出有任何異狀。

2 網狀青斑（livedo reticularis）

皮膚溫度上升時有所改善，但寒冷時反覆惡化，皮斑不會完全消退。網狀環呈閉合形狀，因真皮層內的靜脈血流不順所致。透過病理組織檢查，可見真皮層內的靜脈擴張，有血流不順暢的現象，輕度炎症細胞浸潤，但沒有明顯的血管炎或血管阻塞情況。

3 總狀花疹青斑（暫譯，livedo racemosa）

環狀皮疹呈現開放結構，為不規則的樹狀，宛如樹枝的分支處摸得到小結節。症狀持續存在，偶爾有潰瘍現象（圖2）。病理組織檢查中可見真皮層～皮下層交界處的小動脈內膜下有纖維蛋白析出和內腔狹窄、閉塞情況。因各種基礎疾病[*1]導致小動脈發炎所致。

＊1：造成小動脈發炎的基礎疾病：
結締組織疾病、血管炎、抗磷脂抗體症候群、冷凝球蛋白血症、膽固醇栓塞症、鈣化防禦症、血液腫瘤疾病、感染症（梅毒、結核病）等

IV

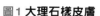
圖1 大理石樣皮膚
下肢可見閉合環狀的大理石花紋皮斑。

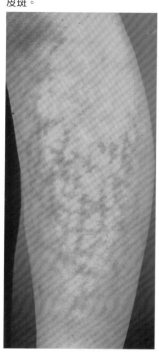

圖2 總狀花疹青斑（暫譯）
下肢可見開放環狀的網狀皮斑，散布小潰瘍和疤痕。

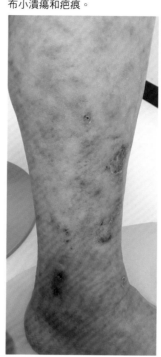

應該進行的檢查項目

❶皮膚切片檢查

皮疹若持續存在，進行皮膚切片檢查，確認有沒有血管炎或血管阻塞。最理想的方式為從皮斑部、結節部、潰瘍周圍等數個病灶各取一小塊皮膚進行檢查。另外，為了觀察真皮層～皮下交界處的組織，可使用手術刀稍微深入一些採取組織進行檢查。

❷基礎疾病的精密檢查

除了一般血液常規檢查，另外確認抗核抗體、各種自體抗體、ANCA（抗嗜中性白血球細胞質抗體）、抗磷脂抗體、冷凝球蛋白等。

先天性毛細血管擴張大理石狀皮膚	剛出生或出生後沒多久即出現網狀皮斑，多數好發於單側四肢，但也可能出現在全身，通常出生後2年內會自然消退。少部分病例與家族病史有關，可能伴隨中樞神經、心臟、血管、肌肉、骨骼、眼睛等畸形，需要進行精密檢查[3]。
火逼性紅斑	電暖爐等持續溫熱刺激，造成四肢和軀幹等部位產生深紅色～棕色的網狀皮疹（圖3）。隨著色素沉著後，皮疹慢慢消退。臨床表現和網狀皮斑很相似，同樣是受到反覆的溫熱刺激所產生的物理性皮膚疾病，需要與網狀皮斑進行鑑別診斷。

圖3 火逼性紅斑
上臂外側可見淺棕色網狀皮疹。

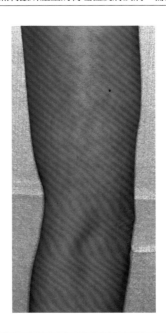

治療&生活衛教

- 大理石狀皮膚因寒冷刺激而變明顯，並且於保暖後有所改善。針對各種症狀，首要之務是先治療基礎疾病。
- 一般而言，下肢血流受阻可能造成惡化，所以讓下肢多休息、抬高、穿彈性襪或彈性繃帶壓迫等方式有助於改善症狀。

轉介至皮膚專科的時機

- 若症狀是暫時性，只要仔細觀察就好，但皮疹症狀一直持續存在，或者原因可能是不明基礎疾病引起時。

引用文獻

1) 戶田憲一：網状皮斑（リベド）livedo. 日皮会誌 2012；122：2283-7.
2) 今山修平：網状皮斑. 最新皮膚科学大系第4卷 紅斑·滲出性紅斑 紫斑 脈管系の疾患，玉置邦彦 編. 中山書店，東京，2003，p.227-9.
3) 倉持 朗：先天性血管拡張性大理石様皮斑. 最新皮膚科学大系第11卷 母斑·母斑症 悪性黒色腫，玉置邦彦 編. 中山書店，東京，2002，p.197-205.

全年
可見的皮膚炎

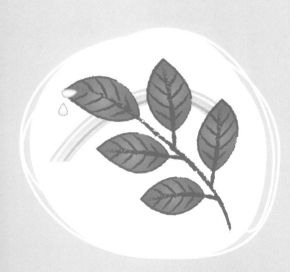

成人異位性皮膚炎

大分大學醫學部皮膚科學講座　**波多野豐**

疾病概要

- ●針對疑似疾病進行鑑別以做出正確診斷，並且由醫師與患者雙方共同評估病況。
- ●醫師與患者之間建立信任關係，提高對治療的醫囑順應性。
- ●醫病之間互相共享緩解導入及長期緩解維持的治療計畫與治療目標。

問診中應確認事項

- □含支氣管氣喘、過敏性鼻炎、過敏性結膜炎、異位性皮膚炎在內的病史
- □症狀惡化季節
- □自覺搔癢的時間與狀況
- □評估是否有充足睡眠等生活品質的資訊（請參照「應該進行的檢查項目」）
- □掌握與皮疹分布有關的惡化因子：洗澡時毛巾和沐浴乳的使用方法、工作內容和有無飼養寵物等生活環境，以及精神壓力等
- □進行治療的相關環境，例如是否有人能夠協助使用外用藥物等

原因＆病型

❶病況

因角質屏障功能下降或容易發炎，再加上各種因素導致皮膚炎，而皮膚炎又進一步損害角質屏障功能、誘發搔癢或促使搔癢程度加劇，陷入持續不斷的惡性循環中。

❷從發病時期和病情進展來區分病型

就成人而言，可分為①於嬰幼兒期發病，進入學童期、青春期時緩解，但於青春期、成年期時再度發作的類型；②於嬰幼兒期發病，症狀持續緩解、惡化的類型；③大約於青春期或成年後才發病的類型。

❸從皮疹型態及分布來區分病型

青春期過後，常見上半身出現較為嚴重的皮疹（圖1）。分為臉部至頸部可見明顯皮疹的顏面型（圖2），以及伴有強烈搔癢的丘疹出現在身體、四肢的搔癢型（圖3），甚至可能演變成擴散至全身的紅皮症（圖4）。

V

圖1 病例1：30歲出頭男性

可見前胸部、背部、肘窩有明顯皮疹。

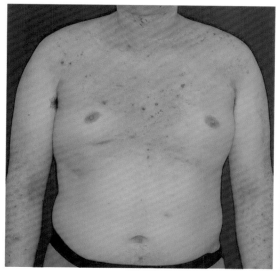
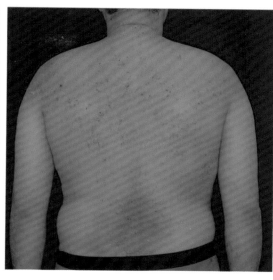

圖2 病例2：50歲出頭男性

可見頭部、臉部、頸部有明顯皮疹。特徵是眉毛外側有Hertoghe徵象，以及鼻背處沒有皮疹。

圖3 病例3：50歲後半男性

可見下肢有許多癢疹結節。局部融合在一起。

圖4 病例4：40歲出頭男性

異位性皮膚炎演變至紅皮症。

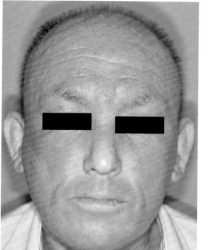
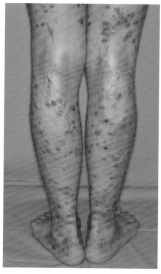
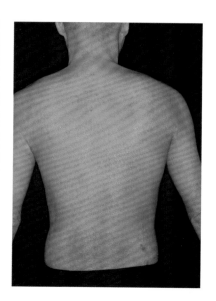

❹伴隨而來的症狀與應該多注意的併發症

　　膽鹼性蕁麻疹和病況也都與出汗功能變差有密不可分的關係。尤其要留意如果無法穩定控制皮疹狀態，極可能出現眼睛部位的併發症（白內障、視網膜剝離等）和感染症（卡波西氏水痘樣疹或傳染性膿痂疹等）。

❶血液檢查

測量血清總量IgE濃度（病程愈長，數值慢慢升高）和血清TARC值（反應當時的皮疹病況）。末梢血液的嗜酸性白血球數量和血清LDH值也會反應皮疹病況。

❷評估皮疹的檢查

溼疹面積與嚴重度指數（Eczema Area and Severity Index，EASI）、異位性皮膚炎嚴重度指標（Severity Scoring of Atopic Dermatitis，SCORAD）等。

❸根據患者報告的評估（病人報告結果〔Patient reported outcome，PRO〕）

包含搔癢數字計算型量表（Numerical Rating Scale，NRS）、病患溼疹自我評分量表（Patient-Oriented Eczema Measure，POEM）、異位性皮膚炎控制測驗（Atopic Dermatitis Control Test，ADCT）、皮膚學生活品質量表（Dermatology life quality index，DLQI，用於評估皮膚疾病對生活品質的影響）等。若醫師評估和根據患者報告的評估出現不一致的情況，上述這些量表有助於重新審視治療方針，也可以作為醫病之間的溝通。

❹尋找惡化因子的檢查

包含斑貼測試、血清抗原特異性IgE濃度檢測等。血清抗原特異性IgE濃度終究只是參考數值，不能單憑濃度高就判定為惡化因子。

蕈狀肉芽腫（圖5）和Sezary症候群等皮膚T細胞淋巴癌，單憑皮疹狀況可能難以進行鑑別診斷，所以針對治療效果不佳的非典型異位性皮膚炎，要先將這種疾病放在心上，並且進行皮膚病理組織檢查。

其他包含接觸性皮膚炎、乾癬、皮肌炎、疥瘡等多種疾病，也都需要進行鑑別診斷。

圖5 40歲出頭男性

患者因異位性皮膚炎而轉診至本診所，但最後診斷為蕈狀肉芽腫。僅透過皮疹外觀，無法與圖4進行鑑別，必須根據病理組織檢查報告做出最後診斷。

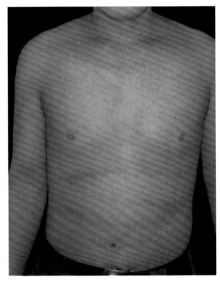
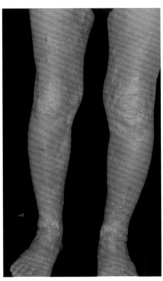

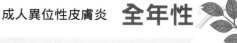

治療&生活衛教

治療目標

- ●根據「異位性皮膚炎臨床治療指引2021」，治療的最終目標是「達到不再出現症狀或即使有症狀也非常輕微，不會對日常生活造成影響，也不需要藥物治療的狀態，並且持續這種狀態。抑或是即使無法達到這樣的狀態，也要以維持症狀輕微或輕度，不會突然惡化到影響日常生活為目標。」簡單說，就是以能夠維持正常生活為目標。

治療的基本概念

- ●最重要的是控制皮膚炎使皮膚恢復健康狀態，並且維持健康狀態。皮膚愈接近健康狀態，愈有助於讓惡化因子不再是惡化因子。
- ●另一方面，透過控制皮膚炎，可以更明確找出真正的惡化因子（食物過敏、接觸性過敏等）。

重要的醫師與患者之間的信任關係

- ●無論選擇何種治療方式，醫師與病患之間建立信任關係，可提高醫囑順應性。

基本外用藥物治療

- ●最基本的治療為根據所有病型和嚴重程度，進行適當的外用藥物治療。為了提高醫囑順應性，在設立治療目標的同時，具體說明外用藥物治療方式與外用藥物的選擇（詳細記載各部位使用的外用藥物種類和使用期間，或者提供患者標有圖示的說明書等）。

①外用類固醇藥物

- ●無論輕重症，針對緩解誘導期和緩解維持期都有治療效果。根據皮疹型態、嚴重程度選用適合強度的外用類固醇藥物，而不是根據年齡。每次塗抹時使用足夠分量的藥劑。中度以上的異位性皮膚炎，症狀緩解後為了繼續維持良好狀態，多半需要預防性持續使用外用藥物（積極性治療）。

②類固醇以外的外用藥物

- ●Tacrolimus、Delgocitinib、Difamilast等非類固醇外用藥物，對緩解誘導期、緩解維持期和中度以上的緩解維持都具有治療效果。

③保溼劑

- ●對緩解維持期有治療效果。根據季節、患者個人偏好使用不同劑型的藥劑，有利於提高醫囑順應性。

圖6 使用Dupilumab治療中的患者

a 和圖1為同一患者。給予Dupilumab藥物的2年後。

b 和圖2為同一患者。開始使用Dupilumab藥物4週後。

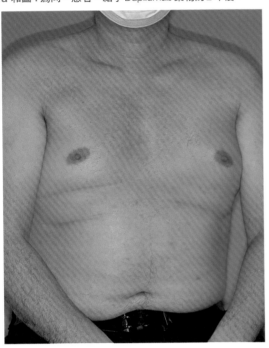

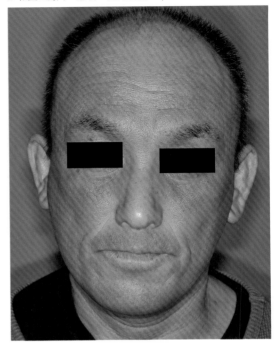

全身療法

●僅透過外用藥物難以達到緩解誘導或緩解維持時，合併使用紫外線治療、口服Ciclosporin、生物製劑（Dupilumab、Nemolizumab）皮下注射、口服JAK抑制劑（Baricitinib、Upadacitinib、Abrocitinib）等全身療法，幫助提高治療效果。（圖6）。

●尤其生物製劑和JAK抑制劑的療效非常好，但使用時務必遵循藥物使用指引。

生活衛教

●細心呵護皮膚是基本原則。不使用尼龍材質的浴巾、塗抹外用藥物的動作要輕柔、流汗時盡快擦拭（沖澡或使用毛巾擦拭）、不要留長指甲等。和患者細心溝通，並且確實傳達這些生活衛教。

> **轉介至皮膚專科的時機**
>
> ●無法確實達到緩解誘導和緩解維持時：積極諮詢專科醫師，重新診斷與擬定治療方針。建立醫師與病患間的信任關係，讓醫病之間能有更良好的溝通與合作。

引用文獻

1）佐伯秀久，大矢幸弘，古田淳一，ほか：アトピー性皮膚炎診療ガイドライン2021．日皮会誌 2021；131：2691-777.

兒童異位性皮膚炎

國立醫院機構名古屋醫療中心小兒科／過敏科　**二村昌樹**

疾病概要

- ●對兒童來說，這是盛行率很高的皮膚疾病，約有 10～15% 兒童患者。
- ●對嬰幼兒來說，溼疹的延誤治療有變成食物過敏症的風險。
- ●透過皮疹和症狀來評估嚴重程度。
- ●基本治療為使用類固醇藥劑的外用藥物治療。不分季節，一整年持續塗抹保溼劑。

問診中應確認事項

- □罹患溼疹的持續時間、（已經確定診斷時）診斷當時的年紀
- □是否合併食物過敏症、支氣管氣喘、異位性鼻炎或結膜炎
- □治療史（含使用藥劑種類和是否曾經中斷治療）
- □對類固醇感到不安或忌諱

原因&病型

　　遺傳也是原因之一，有過敏病家族史的人，發病風險相對較高，若父母有異位性皮膚炎，小孩發病機率自然比較高。現今社會裡，每 2 人之中就有 1 人有過敏問題，由此可知有過敏病家族史的小孩算是高風險族群。

　　一般認為發病原因是皮膚屏障功能異常和免疫系統過於敏感。

　　嬰幼兒的皮膚屏障功能尚未發育完全，所以生活環境中各種外在刺激容易導致兒童異位性皮膚炎發病。為了補足皮膚屏障功能，過去認為只要定期塗抹保溼劑即能預防發病，但截至 2022 年為止，根據各項證據顯示，塗抹保溼劑其實沒有預防發病的效果 [1]。

　　存在皮膚屏障功能受損問題，未來可能成為發生其他過敏症的風險因子。根據研究報告顯示，嬰幼兒期若存在溼疹問題，日後可能成為食物過敏症的發病導火線，尤其早期發病、重症、病程持續時間很長等機率更是相對提高（**圖1**）。有過敏性體質的人遵循一定次序出現各種過敏疾病，這種現象稱為「過敏進行曲」。

圖1 溼疹和食物過敏症

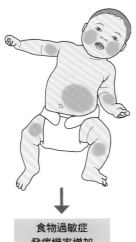

嬰兒溼疹、異位性皮膚炎的情況

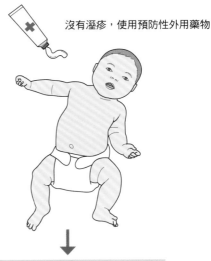

沒有溼疹，使用預防性外用藥物

食物過敏症
發病機率增加

異位性皮膚炎、食物過敏症發病機率
並不會因此降低

應該進行的檢查項目

皮疹嚴重程度和搔癢、睡眠障礙等自覺症狀都是評估疾病病狀的重要依據。

1 POEM（病患溼疹自我評分量表）

在日常診療中，POEM*1是評估嚴重程度的代表性指標之一[2]。POEM採用問卷方式針對患者本人或照顧者，提出有關最近1週皮疹狀態和症狀的7個問題。28分為滿分，8～16分為中度。

關於搔癢程度，則使用NRS*2等量表，0分（完全不癢）～10分（非常癢）共11個等級，將搔癢程度數值化以進行評估。

＊1：Patient
Oriented Eczema
Measure

＊2：Numerical
Rating Scale

2 總量IgE抗體、特異性IgE抗體、皮膚點刺測試

過敏性疾病的共同檢查項目包含總量IgE抗體、特異性IgE抗體、皮膚點刺測試等。IgE抗體效價的檢測和皮膚點刺測試的目的是找出原因抗原，但無論哪一項檢測呈陽性結果，治療過程中未必一定要迴避抗原。尤其抗原與食物有關時，只要盡量避免攝取確認會誘發症狀的食物就好，但注意千萬不要過度去除。

3 血清TARC

血清TARC與異位性皮膚炎的嚴重程度有關，溼疹惡化時，血清TARC值會變高。但務必注意未滿2歲兒童的TARC參考值會高於2歲以上的兒童[3]。

以嬰幼兒的重症為例，溼疹部位會有滲出液，可能進一步引起低蛋白血症、低血鈉症、高血鉀症。

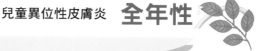
鑑別診斷疾病

需要與其他疾病進行鑑別診斷，但同時合併異位性皮膚炎一起出現的病例不算少數。

蕁麻疹（P220）	一整天的症狀變化多端，有時數小時內皮疹便完全消失。可見紅色皮膚劃紋症。
傳染性膿痂疹（P118）	搔癢抓破導致皮疹數量增加且分布範圍擴大。塗抹外用類固醇藥物易使症狀惡化。
Netherton 症候群	可見先天性魚鱗癬、毛髮異常的遺傳疾病。嚴禁使用Tacrolimus 軟膏。

日常診療中多半需要針對異位性皮膚炎和嬰兒溼疹進行鑑別診斷。並非所有嬰兒溼疹都會演變成異位性皮膚炎，而且多數病例會自然緩解。然而嬰兒溼疹是引發食物過敏症的風險因子，所以基於預防食物過敏症的角度，即便是嬰兒溼疹，也要優先使用外用藥物積極治療，不要等到與異位性皮膚炎鑑別結果出來才開始進行治療。

治療 & 生活衛教

● 基本治療方式為藥物治療、皮膚保養、針對惡化因子採取因應對策[4]。

藥物治療

● 治療方式以外用藥物治療為主軸。近年來，針對中度以上的患者使用分子標靶藥物等全身性治療藥物，但截至2022年，這項藥物的保險給付並未涵蓋學齡前的孩童患者。

● 使用抗發炎的外用類固醇藥物、Tacrolimus軟膏（Protopic®）、Delgocitinib軟膏（CORECTIM®）、Difamilast軟膏（Moizerto®），合併使用保溼劑。外用類固醇藥物的強度無關年齡，而是根據皮疹嚴重程度選用（圖2）。⇒處方箋①

⇒處方箋①
Betamethasone Valerate 軟膏
1天塗抹2次

圖2 外用藥物的選擇

針對重度溼疹部位，即便年齡小，也要選擇具十足效果的強效外用類固醇藥物。
a 即便是幼兒的手，只要確認有苔癬現象，就要考慮使用強效類固醇藥物。
b 可見擴疹的情況，使用次強效等強效類固醇藥物。

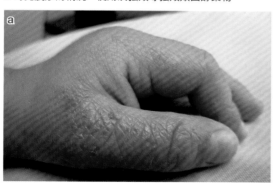

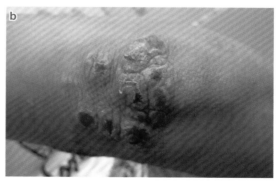

- 沒有塗抹足量外用藥，無法得到充分效果，所以指導患者具體使用方法，按照指尖單位（FTU）使用足夠分量的藥劑。透過有效的指導才能使外用藥物確實發揮原有的效果（圖3、4）。
- 針對反覆發作的患者，透過定期塗抹抗發炎藥物的積極性治療，可有效預防再次復發（圖5）。

圖3 外用藥物的使用量基準

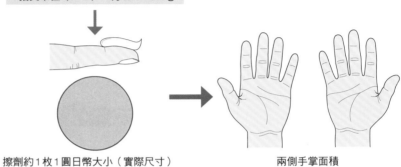

1指尖單位（FTU）＝約0.4～0.5g

擦劑約1枚1圓日幣大小（實際尺寸）　　兩側手掌面積

圖4 外用藥物指導的重要性

同樣的外用藥物，確實遵循使用方法的效果比較好。

a 初診時

b 指導使用方法的1週後

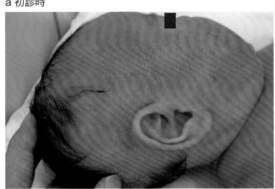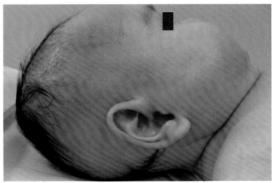

圖5 積極性治療

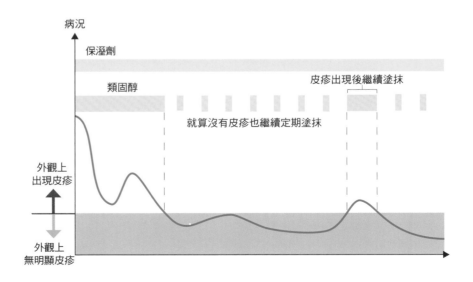

病況

保溼劑

類固醇

皮疹出現後繼續塗抹

就算沒有皮疹也繼續定期塗抹

外觀上
出現皮疹

外觀上
無明顯皮疹

皮膚保養

●養成每天清潔皮膚和塗抹保溼劑的習慣非常重要。

●清洗皮膚時以沖澡為主，即便是冬天，也盡量避免泡熱水澡或長時間泡澡。

●即便排斥，也要確實清潔臉部，千萬不可怠惰臉部的溼疹治療。

●夏天仍要繼續使用保溼劑。出汗後雖然處於潮溼狀態，但皮膚其實還是處於乾燥狀態，指導患者於沖澡洗去汗水後，務必1天塗抹1次保溼劑。

●若患者不喜歡軟膏製劑的黏膩感，只要皮疹狀態沒有問題，可以將劑型更改為擦劑或噴霧劑等液體劑型，以期提高治療的醫囑順應性。⇒處方箋②

⇒處方箋②
類肝素擦劑
1天塗抹2次

針對惡化因子採取因應對策

●針對塵蟎、花粉等吸入性抗原，以及造成症狀惡化的環境因素，指導患者採取改善生活環境的對策。

●除了嬰幼兒，多數患者對塵蟎抗原過敏。日本室內溫暖溼潤，雖然存在季節性差異，但一整年都檢驗得出塵蟎抗原。尤其床墊棉被等寢具更是藏有大量塵蟎抗原，應指導患者經常使用吸塵器等清潔寢具。接觸動物明顯導致症狀惡化的患者，應考慮包含不飼養寵物在內的消除抗原對策。

●症狀隨季節惡化的情況，需了解可能是受到春季的日本柳杉、日本檜木、初夏的禾本科植物、秋天的豬草、日本艾蒿等花粉抗原的影響。指導患者外出時戴口罩，避免將花粉帶入室內。

●日照會傷害皮膚，建議患者在太陽照射強烈的日子裡戴帽子、穿長袖、使用防曬乳等做好防止紫外線的對策。

●針對夏季出汗，採取清潔與適當的皮膚保養工作；針對冬季乾燥，千萬別忘記塗抹足夠分量的保溼劑。

轉介至皮膚專科的時機

●進行正規治療1個月以上還是不見症狀有所改善時。

引用文獻

1) Kelleher MM, Cro S, Cornelius V, et al: Skin care interventions in infants for preventing eczema and food allergy. Cochrane Database Syst Rev 2021；2：CD013534.

2) Charman CR, Venn AJ, Williams HC: The patient-oriented eczema measure: development and initial validation of a new tool for measuring atopic eczema severity from the patients' perspective. Arch Dermatol 2004；140：1513-9.

3) Fujisawa T, Nagao M, Hiraguchi Y, et al: Serum measurement of thymus and activation-regulated chemokine/CCL17 in children with atopic dermatitis: elevated normal levels in infancy and age-specific analysis in atopic dermatitis. Pediatr Allergy Immunol 2009；20：633-41.

4) 佐伯秀久，大矢幸弘，古田淳一，ほか：アトピー性皮膚炎診療ガイドライン2021. 日皮会誌 2021；131：2691-777.

蕁麻疹

廣島大學大學院醫系科學研究研究科皮膚科學　**森桶聰**

疾病概要

● 蕁麻疹是一種身上出現伴隨搔癢的浮腫性紅斑和膨疹的皮膚疾病。
● 皮疹通常於數小時～24小時內不留痕跡地消失。
● 一般分為沒有明確誘因的自發性蕁麻疹和有明確誘因的刺激誘發性蕁麻疹。

問診中應確認事項

□ 發病時期、為病症所苦的時間長短　　□ 大致的皮疹數量、出現部位
□ 有沒有促使皮疹出現的誘因與種類　　□ 有無皮疹以外的症狀
□ 皮疹持續時間、容易出現的時段

原因 & 病型

❶自發性蕁麻疹

　　定義為沒有明確誘因，反覆產生浮腫性紅斑、膨疹。發病原因可能是病毒感染、身心疲勞、基礎疾病（結締組織疾病、甲狀腺疾病、血液造血器官疾病、其他內臟病變等）、患者體內出現對抗IgE或高親和力IgE受體的自體抗體等。

①急性蕁麻疹

　　自發性蕁麻疹中，發病後病程小於6週者稱為急性蕁麻疹。在兒童族群中多伴隨暫時性上呼吸道感染[1]。

②慢性蕁麻疹（圖1）

　　自發性蕁麻疹中，發病後病程大於6週者稱為慢性蕁麻疹。根據田中等人的研

圖1 慢性蕁麻疹

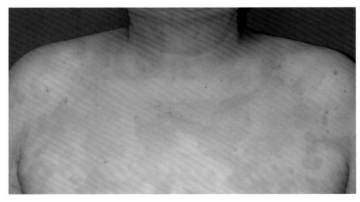

究報告[2]，以在皮膚科診所初次看診並於發病後7天內開始接受治療的自發性蕁麻疹患者284人為調查對象，發現4週後約85%患者痊癒，約7%患者的病程長達1年以上，而病程長達1年的病例在初期治療中，多半需要標準劑量抗組織胺藥物以外的治療藥劑。

②刺激誘發性蕁麻疹

某些因素的刺激而誘發出現皮疹的蕁麻疹類型。

①過敏性蕁麻疹

對食物和藥劑產生第I型過敏反應的病型。攝取致病抗原的1～2小時內發病，嚴重時可能發生全身型過敏反應。這種病型僅占所有蕁麻疹病例的幾個百分比，發生機率並不高。

②食物依賴型運動誘發過敏反應

攝取小麥等原因抗原後2～3小時內運動，因而誘發蕁麻疹。

③非過敏性蕁麻疹

接觸原因物質後即刻產生皮疹，並非經由第I型過敏反應的作用機轉。

④阿斯匹林蕁麻疹

攝取阿斯匹林等非類固醇消炎藥（NSAIDs）而引起蕁麻疹。同樣為不經由第I型過敏反應作用機轉的蕁麻疹病型。因Cyclooxygenase抑制作用而引起。

⑤物理性蕁麻疹（圖2）

包含外界物理刺激引起的機械性蕁麻疹、寒冷性蕁麻疹、日光性蕁麻疹、溫熱性蕁麻疹、遲發性壓力蕁麻疹、水源性蕁麻疹。

⑥膽鹼性蕁麻疹（圖3）

特徵是出汗刺激誘發生成小型膨疹。除了搔癢症狀，還經常伴有刺痛感。好發於30多歲成年人，多合併異位性皮膚炎或少汗症。合併異位性皮膚炎的病例常於夏季時惡化，合併少汗症的病例則常於冬季時惡化。

⑦接觸性蕁麻疹

接觸原因物質後的數分鐘～數十分鐘，接觸部位出現膨疹的病型。

圖2 物理性蕁麻疹（機械性蕁麻疹）

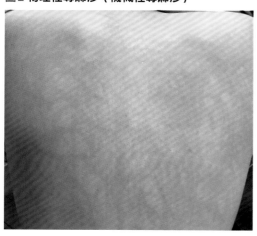

圖3 膽鹼性蕁麻疹

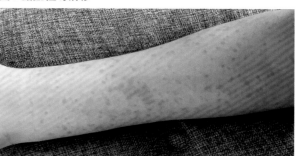

🔟血液檢查

進行血液檢查以確認合併感染症的發炎反應、檢查藥物治療法產生的副作用、疑似有基礎疾病時找出問題所在。

🔟誘發測試

懷疑是刺激性誘發性蕁麻疹時，基於問診所得資料考慮進行誘發測試。以下介紹其中一個病例。

①皮膚劃紋測試（圖4）

疑似機械性蕁麻疹時，進行皮膚劃紋測試。簡單使用鈍棒在前臂屈側輕輕刮搔，確認是否誘發線狀膨疹。如圖4a所示，使用前端長度不一的FricTest®刮搔板器具，就能得知誘發閾值。

②光線照射測試（圖5）

疑似日光性蕁麻疹時，利用可見光確認是否誘發症狀。以幻燈片投影機光源從距離10公分處照射患者腰部15分鐘，10分鐘後誘發膨疹出現。

圖4 皮膚劃紋測試（機械性蕁麻疹）

a 使用專用器具（FricTest®）刮搔皮膚。使用前端較不銳利的鈍棒也可以。

b 10分鐘後出現伴隨搔癢的線狀膨疹。

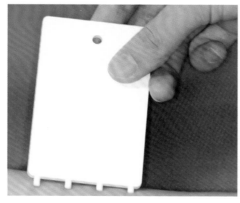 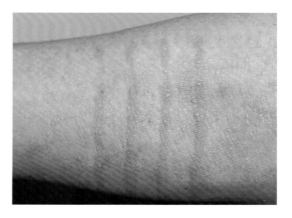

圖5 光線照射測試
（日光性蕁麻疹）　a 使用幻燈片投影機投射可見光。

b 照射15分鐘，10分鐘時誘發膨疹出現。

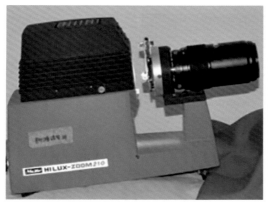 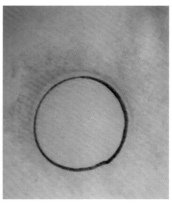

鑑別診斷疾病

螫刺症（P40、45）	常見伴隨膨疹出現，但皮疹多半只存在局部，不會反覆連續數天出現。
滲出性多形性紅斑	皮疹持續存在，不會反覆出現、消失。
皮膚搔癢症	可見搔癢症狀，但沒有浮腫性紅斑或膨疹等明顯的皮疹。
蕁麻疹性血管炎	皮疹持續數天以上，消退時多半留下色素沉著。根據蕁麻疹治療指引[2]，蕁麻疹性血管炎被歸類為蕁麻疹相關疾病之一。
成人型史迪爾氏病	除了皮疹，還有弛張熱、關節痛、嗜中性白血球增加、高鐵蛋白血症等臨床表現。
IgA 血管炎	皮疹型態為紫斑，可透過玻璃板壓法區別紅斑或紫斑。

治療＆生活衛教

- 充分了解病史，找出大致符合的病型。
- 減少漫無目的的全面性血液檢查（測量血清特異性IgE濃度等）。即使進行篩檢測試，多數情況下也未必對診療有幫助。
- 治療自發性蕁麻疹的第一選項為非鎮靜性第二代抗組織胺藥物。⇒處方箋①
- 針對緊急處置，考慮使用抗組織胺藥物的靜脈注射。但禁止用於隅角閉鎖型青光眼和攝護腺肥大症患者身上，容易產生嗜睡的副作用。⇒處方箋②
- 疑似出現全身型過敏反應時，應先採取確保呼吸道順暢、放置靜脈導管、給予腎上腺素等緊急措施。
- 針對皮疹較為嚴重的病例，除了使用腎上腺皮質類固醇，可以並用相當於每天 0.2mg/kg 劑量的 Prednisolone，但服用幾天就必須停止。⇒處方箋③
- 針對刺激性誘發性蕁麻疹，指導患者盡量避免誘發刺激。並且依循自發性蕁麻疹進行藥物治療。
- 叮嚀患者不要抓破皮疹，搔癢情況嚴重時，則以冷卻方式進行降溫（寒冷性蕁麻疹除外）。
- 外用藥物終究只是輔助性治療，患者有需求時再開立處方。⇒處方箋④

⇒處方箋①
Bilastine 錠
（20mg）1錠
1天1次（1次服用1錠）
空腹時服用

⇒處方箋②
d-Chlorpheniramine Maleate 注射液
（5mg）1 Ampoule
緩慢靜脈注射

⇒處方箋③
Prednisolone 錠
（5mg）2錠
1天服用1次
（1次2錠）早餐後服用

⇒處方箋④
Diphenhydramine 乳膏 10g
1天數次，
塗抹搔癢部位

轉介至皮膚專科的時機

- 給予標準劑量的抗組織胺藥物，但2週內都無法控制病情時。
- 即使進行治療，仍舊持續出現難以忍受的症狀（嚴重的皮疹、搔癢）時。

引用文獻

1) 秀 道広：慢性蕁麻疹：原因究明の手がかりは？ MB Derma 2005；101：31-7.
2) 田中稔彦, 平郡真記子, 秀 道広, ほか：特発性の蕁麻疹の初期治療と病悩期間に関する解析. アレルギー 2015；64：1261-8.
3) 秀 道広, 森桶 聡, 福永 淳, ほか：蕁麻疹診療ガイドライン2018. 日皮会誌 2018；128：2503-624.

大皰性類天皰瘡

川崎醫科大學皮膚科學教室　青山裕美

疾病概要

● 大皰性類天皰瘡（bullous pemphigoid，BP）是一種水疱性自體免疫疾病，起因為體內產生自體抗體（IgG）攻擊位於表皮基底膜帶的抗原（半橋粒蛋白結構的 BP180〔COL17〕和 BP230），進一步導致表皮下形成水疱。

● 透過直接性螢光切片檢查，可發現 IgG 和補體呈線狀沉澱在表皮基底膜帶。

● 參考治療指引並依據嚴重程度選擇治療方法[1]。

問診中應確認事項

☐ 發病日、發病部位、有無黏膜症狀、有無搔癢症狀、過去是否有相同症狀

☐ 是否曾經服用糖尿病用藥 DPP-4（Dipeptidyl Peptidase-4）抑制劑

☐ 是否罹患神經性基礎疾病（腦梗塞、失智症、帕金森氏症、癲癇等）

☐ 是否接種疫苗或曾經使用免疫檢查點抑制劑

☐ 是否有疑似惡性腫瘤的併發症狀

原因 & 病型

❶原因

　　BP 是一種水疱性自體免疫疾病，起因是自體抗體（IgG）攻擊表皮基底膜導致形成表皮下水疱。目標自體抗原為半橋粒蛋白結構的 BP180（COL17），以及細胞內結合蛋白 BP230。自體抗體結合至半橋粒後，透過補體活化反應引發局部炎症細胞浸潤，而蛋白質分解酵素進一步分解含有半橋粒的黏著構造，則會導致形成表皮下水疱[2]。

　　另外，也有研究指出由於自體抗體和目標抗原結合後，抗原被吸收至基底細胞內，進而導致表皮基底膜帶變脆弱[3]。部分病例中除了 IgG 抗體，也檢測出 IgE 抗體，研究顯示 IgE 自體抗體效價和 BP 的膨疹、紅斑嚴重程度有關，表示 IgE 抗體也和致病機轉息息相關[4]。

❷病型

　　水疱為典型的飽滿型水疱。臨床表現為伴有搔癢的浮腫性紅斑、飽滿型水疱、糜爛。一般來說，Nikolsky 現象呈現陰性反應。

　　偶爾可見黏膜病變，但幾乎是口腔內的黏膜病變。出現黏膜病變時，檢查病變範圍是否進展至眼睛、鼻腔、咽喉和食道，以利與黏膜類天皰瘡進行鑑別。

圖1 典型的發炎型BP臨床表現

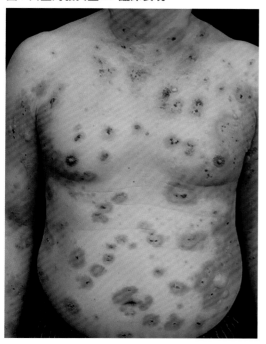

圖2 典型的非發炎型BP臨床表現

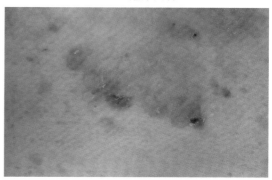

　　BP分為發炎型BP，出現伴有強烈搔癢的浮腫性紅斑（圖1），以及非發炎型BP，水疱周圍幾乎沒有發炎現象（圖2）。發炎型BP的皮疹非常變化多端，像是浮腫性紅斑邊緣有小水疱排列的類型，或者是飽滿型水疱隨機排列的類型等。至於特殊病型則包含侷限性類天皰瘡（脛骨前方型和Brunsting-Perry型）、小水疱性類天皰瘡、結節型類天皰瘡、增殖性類天皰瘡、類天皰瘡性扁平苔癬（lichen planus pemphigoides）、掌蹠部位長出汗皰疹狀水疱的dyshidrosiform bullous pemphigoid、erythrodermic bullous pemphigoid等[2]。還有因懷孕生產而出現的妊娠類天皰瘡。

應該進行的檢查項目

　　經病理組織檢查，發現表皮下產生水疱（圖3）。水疱內和真皮層有炎症細胞浸潤現象，而且有許多嗜酸性白血球。

　　透過直接性螢光切片檢查發現IgG和補體呈線狀沉澱在表皮基底膜帶（圖4）。IgG沉澱也可能呈微弱至陰性反應，但典型病例中的IgG和C3呈陽性反應。透過間接性螢光切片檢查檢測出血清中存在IgG型的抗表皮基底膜自體抗體。在以1M食鹽水裂解的皮膚表皮側，IgG型的抗表皮基底膜自體抗體呈陽性反應。

　　使用ELISA法（酵素連結免疫吸附法）和CLEIA法（化學冷光免疫酵素分析法）[*1]能夠檢測出BP180NC16a區域血清中的IgG，而且這2種檢測法皆為保險給付項目。在不少BP病例中，血清BP180抗體效價能夠反映出病情，有助於評估治療效果。測定血清中BP180抗體的ELISA或CLELA法的敏感度並非100％，需要進行直接性螢光切片檢查。但診所和患者本身不方便進行皮膚切片檢查的話，只要臨床表現有水疱、血清中BP180抗體呈陽性反應，也可能判定為BP並治療。

＊1：chemiluminescence enzyme immunoassay

圖3 BP 病理組織 HE 影像

可見表皮下水疱和嗜酸性白血球浸潤現象。

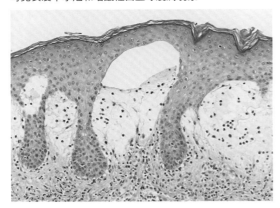

圖4 BP 的直接性螢光切片檢查

可見基底膜帶有 IgG 沉澱。

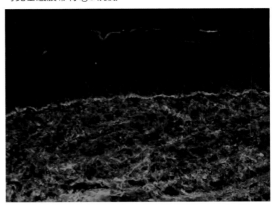

鑑別診斷疾病

　　天疱瘡的症狀之一也是皮膚上形成水疱，因此需要進行鑑別診斷。透過病理組織檢查可以區分是表皮下形成水疱或表皮內形成水疱（圖5）。另外，雖然較為罕見，但線狀IgA皮膚病或後天性表皮鬆解性水疱症等，皆會形成表皮下水疱的自體免疫水疱性疾病，也需要進行鑑別診斷。

　　如果出現口腔黏膜的頑固性口腔潰瘍，則需要進行鑑別以排除貝塞特氏症、疱疹、口腔潰瘍、梅毒、巨細胞病毒感染症等可能性。還有一些像是表皮鬆解性水疱症（營養失養型、單純型、接合型）等的罕見疾病。

　　尤其在夏季，BP容易被誤認為蚤刺症（P40、P45）或水疱性膿痂疹。貓蚤容易在7～8月的夏季繁殖，可以透過夏季且侷限於小腿的飽滿型水疱等條件進行鑑別（圖6）。假設寵物貓飼養在室內，則一整年都可能發生。

圖5 尋常性天疱瘡的病理組織 HE 影像

可見表皮內水疱和棘層細胞鬆脫。

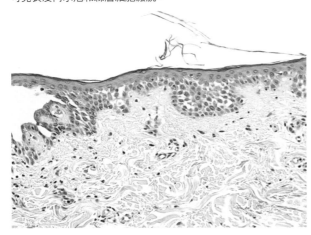

圖6 貓蚤叮咬引起的飽滿型水疱

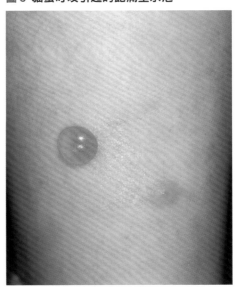

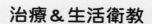

治療＆生活衛教

V

- ●診斷後判定嚴重程度，並且根據程度選擇治療方法。
- ●藥物引起的情況下，停止使用該原因藥劑。
- ●在輕度病例中，透過類固醇外用藥物治療法，像是使用最強效外用類固醇藥（Clobetasol propionate），以及口服 Tetracycline、Minocycline，或者 DDS 等非類固醇藥物，基本上都能有所改善。⇒處方箋①
- ●外用類固醇藥為1天使用10～20g，分為1～2次塗抹於全身的健康皮膚上。指導患者1次塗抹10g，同步監測腎上腺狀態，視情況逐漸減少外用藥的使用量。
- ●在輕度、中度～重度病例中，若口服類固醇藥物以外的方法無效時，基本上採取口服類固醇藥物的治療方式。⇒處方箋②
- ●初期治療階段，輕度病例投藥劑量為0.5mg/kg/日，中度且副作用風險高的病例投藥劑量為0.5～0.8mg/kg/日，重度病例則為0.8～1.0mg/kg/日，根據治療反應，並用輔助療法的免疫抑制劑（Azathioprine、Ciclosporin、Cyclophosphamide其中一種）、高劑量 γ-球蛋白療法、類固醇脈衝療法、血漿交換療法。症狀有所改善後，開始減少類固醇藥物劑量。
- ●初期治療階段使用低劑量Prednisolone，必須留意不僅無法達到治療效果，增加劑量也可能降低類固醇反應性，誘發類固醇抗藥性。我個人認為在轉診至專科醫師之前，不建議為了抑制症狀惡化而給予10g左右的Prednisolone藥物。
- ●要秉持負責任的態度進行治療，一開始使用類固醇藥物時，建議要給予足夠劑量，當症狀有所改善且獲得良好控制時，再逐漸減少藥物劑量。

⇒處方箋①

Minocycline Hydrochloride（100mg）膠囊
2C，分2次服用；
早晚餐後服用

Clobetasol Propionate 乳膏
10～20g／1天，
1天塗抹1～2次

⇒處方箋②

Prednisolone錠
（5mg）
8錠，分2次服用，早晚餐後服用（若夜間發生失眠情況，改為早午餐後服用）

合併使用胃藥的 **H 2受體拮抗劑和氫離子幫浦抑制劑**

轉介至皮膚專科的時機

- ●需要皮膚切片檢查以確定診斷時。
- ●病情達中度或重度時。
- ●高齡者且無法經常前往有專科醫師的醫療院所回診時。先接受專科醫師診察並進行必要檢查，然後根據醫師的診斷結果，在專科醫師的主導下協同非專科醫師一起合作進行治療。
- ●治療2週後，仍然無法有效控制病情時。雖然初期為輕度，但可能因為種種抗藥性的關係而導致病情變嚴重。

引用文獻

1) 氏家英之，岩田浩明，山上　淳，ほか：類天疱瘡（後天性表皮水疱症を含む）診療ガイドライン．日皮会誌 2017；127：1483-521．
2) Liu Z, Giudice GJ, Swartz SJ, et al: The role of complement in experimental bullous pemphigoid. J Clin Invest 1995; 95: 1539-44.
3) Iwata H, Kamio N, Aoyama Y, et al: IgG from patients with bullous pemphigoid depletes cultured keratinocytes of the 180-kDa bullous pemphigoid antigen (type XVII collagen) and weakens cell attachment. J Invest Dermatol 2009; 129: 919-26.
4) Kamiya K, Aoyama Y, Suzuki T, et al: Possible enhancement of BP180 autoantibody production by herpes zoster. J Dermatol 2016; 43: 197-9.

疥瘡

兵庫醫科大學皮膚科學　**金澤伸雄**

疾病概要

● 疥瘡是一種由寄生在皮膚角質層的疥蟎所引起的皮膚疾病，人體對疥蟎的脫皮殘骸、排泄物產生過敏反應而出現全身嚴重搔癢症狀。

● 疥瘡傳播途徑通常是透過人與人直接接觸，因此醫院、老人養護中心、兒童福利機構經常發生集體感染。

● 角化型疥瘡好發於自體免疫低的患者身上，不同於一般型疥瘡，雖然搔癢等症狀輕微，但因為疥蟎寄生數量多，傳染力非常強。

問診中應確認事項

□ 發病時期、治療經過

□ 同住家人或照護者等身邊的人是否有搔癢症狀

□ 患者若為男性，外陰部是否有什麼症狀

□ 搔癢情況和程度如何（晚上是否睡得好）

原因&病型

　　疥瘡是由寄生在皮膚角質層的疥蟎（*Sarcoptes scabie*，圖1）所引起的皮膚疾病，人體對疥蟎的脫皮殘骸、排泄物產生過敏反應而出現全身嚴重搔癢症狀[1]。疥瘡傳播途徑通常是透過人與人直接接觸，過去曾經是好發於年輕人的性傳染病，但現今在醫院、老人養護中心、兒童福利機構常見集體感染事件（大爆發）。

　　疥瘡在臨床上分為一般型疥瘡和角化型疥瘡，兩者均為疥蟎引起，但因為宿主的自體免疫差異，疥蟎寄生數量也大不相同（表1）。

　　一般型疥瘡的症狀為劇烈搔癢，雖然全身搔癢，但疥蟎寄生數量多半不超過1,000隻，約半數患者身上的寄生數量低於10隻。

　　主要症狀為丘疹、結節、抓痕等，除了頭頸部，全身都會出現症狀，但要多加留意，嬰幼兒、高齡者和角化型疥瘡患者的頭頸部也可能出現疹子。雌性疥蟎會挖隧道產卵，形成獨具特徵的疥瘡隧道，沿著指間、手掌、手腕、趾間、足底、腳踝的皺褶都看得到。而相對於疥蟎的行進方向，後方通常會出現呈Ｖ字型的線狀鱗屑（圖2）。男性外陰部會產生大型結節，治癒後仍然持續存在一段時間（圖3）。劇烈的搔癢通常於夜間加劇，嚴重時甚至影響睡眠。

　　另一方面，角化型疥瘡患者身上通常有100～200萬隻疥蟎寄生，可能因接觸脫屑而感染。主要症狀為角質增生、全身明顯乾燥，但搔癢症狀反而較為輕微。指甲和耳廓等部位也經常發生局部角化型疥瘡。

根據研究報告顯示，近年來入住各機構設施的臥床患者身上，有出現一種介於一般型疥瘡和角化型疥瘡之間的中間型或過渡型，需要格外留意（**表1**）[2]。

圖1 疥蟎

呈透明且近乎圓形。

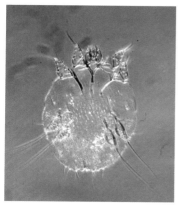

（石井則久醫師提供）

表1 疥瘡的病型分類

	一般型疥瘡	中間型／過渡型疥瘡	角化型疥瘡
寄生數量	1,000隻以下 半數為10隻以下	不固定	100～200萬隻
宿主免疫力	正常	略低	低
傳染力	弱	中度	強
主要症狀	丘疹、結節	丘疹、結節	角質增生
部位	除頭頸部以外的全身	全身	全身或局部
搔癢	強烈	有	不一定

圖2 疥瘡隧道

可見V字型線狀鱗屑。

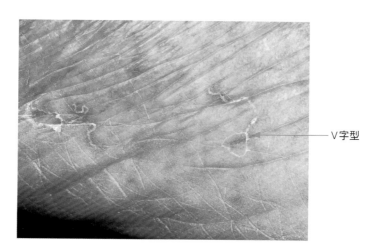

V字型

圖3 陰囊處的結節

患者未必是因為結節的關係來就診。

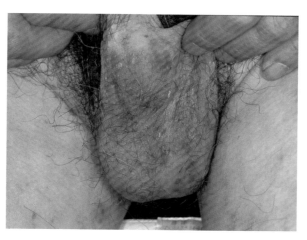

　　找出疥瘡隧道，使用皮膚鏡確認疥蟎的存在。疥蟎的顎體和前面2對腳會形成一個黑褐色三角形，而腹胸部緊接在後，呈近乎透明的圓形，這在隧道前端都觀察得到[1]。

　　使用剪刀剪開疥瘡隧道頂端，再以鑷子採集隧道底部檢體置於載玻片上，直接透過顯微鏡觀察。看到蟲時，先確認死活，同時看見蟲體與蟲卵時，則記錄種類與數量。厚重鱗屑使用KOH法進行檢查（圖4）。

圖4 疥蟎的蟲體和蟲卵
透過KOH法可見許多角化型疥瘡的厚重鱗屑。

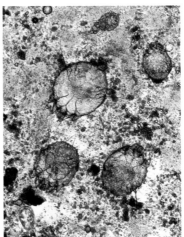

（石井則久醫師提供）

●伴有強烈搔癢的皮疹且多有抓破痕跡的異位性皮膚炎（P210）、皮脂缺乏性皮膚炎、急性或慢性癢疹、水疱性類天疱瘡（P224）、皮肌炎、皮膚惡性淋巴瘤等，這些均為需要進行鑑別診斷的疾病，但留意高齡者或許沒有搔癢症狀。

●除此之外，角化型疥瘡的症狀類似尋常性乾癬，指甲下疥瘡的症狀類似甲癬（P96），需要使用顯微鏡或皮膚鏡檢查，發現蟲體或蟲卵才能確診為疥瘡，但沒有發現蟲體或蟲卵也不能完全排除疥瘡的可能性。可能合併其他疾病，也可能因繼發性而產生。

●適用保險給付的驅蟲劑包含Phenothrin擦劑⇒處方箋①和Ivermectin錠⇒處方箋②。針對搔癢症狀，服用抗過敏藥物和使用Crotamiton外用藥（具驅蟲效果，但可能加劇乾燥症狀），同時並用外用保溼劑。

⇒處方箋①
Phenothrin 5%擦劑　1支（30g），塗抹於頸部以下的全身，經12小時後才洗澡，以沖澡方式洗淨。包含沒有皮疹的部位，皺褶處也要確實撐開，務必每個角落都要塗抹。

⇒處方箋②
Ivermectin錠（3mg）　體重每1kg服用200μg（體重60kg的患者服用4錠），每天服用1次，空腹時服用。

- Phenothrin 和蚊香等均屬於類除蟲菊素，透過作用於神經細胞的鈉離子通道，經反覆去極化機制以阻斷神經傳導，藉此達到殺蟲作用。另一方面，Ivermectin 具有選擇性和高度親和力，藉由結合麩醯胺酸啟動氯離子通道，促使產生過極化，藉此達到將蟲麻痺致死的作用（**表2**）。

- 但這2種藥物對蟲卵的效果尚不明確，需要1週後再次投藥，持續投藥至檢測不出疥蟎，每次間隔1～2週，持續2次均檢測不到疥蟎才算痊癒。判定為痊癒後，仍可能因為對疥瘡產生過敏反應而殘留且復發皮疹和搔癢症狀，尤其高齡者極可能出現疥瘡死灰復燃或再次發生的情況，建議從判定痊癒算起，觀察1個月後再次進行確認[1]。

- 針對角化型疥瘡或指甲下疥瘡，合併使用水楊酸和尿素等角質溶解劑，洗澡時使用刷子除去厚重角質，藉此減少疥蟎數量的同時，也幫助外用藥物滲透至皮膚內以提高治療效果。為了預防頻繁用藥而產生抗藥性疥蟎，建議並用 Phenothrin 和 Ivermectin，然而同時使用可能導致作用力減弱，建議洗淨身上的外用藥後再口服這些藥物[2]。

- 為了預防傳染給周遭人，針對角化型疥瘡患者進行隔離措施，並且在其住處和活動場域噴灑類除蟲菊素殺蟲劑[1]。打掃時先用拖把或膠帶等工具清除脫屑。每天清洗消毒內衣褲和床單寢具（50度C，10分鐘），接觸患者時要戴手套和穿著隔離衣，除了避免自身感染，也預防傳染給照護者或其他第三者。

- 針對一般型疥瘡患者或疑似遭感染的人，也必須每天清洗消毒內衣褲和床單寢具，更建議戴上手套。一般認為接觸者採取預防性治療有助於防範未然，但目前尚且缺乏有力證據。

表2 Phenothrin 和 Ivermectin 的比較

成分名	Phenothrin 擦劑	Ivermectin 錠
商品名	SUMITHRIN®Lotion 5%	STROMECTOL®錠 3mg
藥理作用機轉	主要作用於神經細胞的鈉離子通道 去極化、興奮	主要作用於神經細胞的氯離子通道 過極化、抑制（麻痺）
用法	塗抹12小時後洗淨	空腹時口服
用量	1支30g，塗抹於頸部以下的全身，1天塗抹1次	體重每1kg服用200μg，每天口服1次
作用於角質層	塗抹後立刻作用	口服後8～24小時
作用於血液	幾乎沒有	服用後4小時濃度最高，半衰期為18小時
副作用	皮膚炎、AST／ALT上升等	搔癢症狀暫時性惡化，AST／ALT／總膽紅素上升，毒性表皮溶解等

轉介至皮膚專科的時機

- 疑似疥瘡卻檢驗不出來，無法進行正確診療時。
- 進行疥瘡的治療，但症狀遲遲未能改善時。

引用文獻

1) 石井則久, 浅井俊弥, 朝比奈昭彦, ほか：疥癬診療ガイドライン（第3版）. 日皮会誌 2015；125：2023-48.
2) 石井則久, 浅井俊弥, 朝比奈昭彦, ほか：疥癬診療ガイドライン（第3版追補）. 日皮会誌 2018；128：2791-801.

褥瘡

國立長壽醫療研究中心　磯貝善藏

疾病概要

● 骨骼突起部位的皮膚、皮下組織因自身重量的壓迫而持續性缺血，進一步形成褥瘡。
● 盡可能釐清發病機轉並進行診療。
● 大致區分為深達真皮的淺層褥瘡和深達皮下組織的深層褥瘡。
● 深層褥瘡容易合併骨骼及軟組織感染症，需要根據分級和病程進行清創或外用藥物治療。

問診中應確認事項

□ 什麼時候開始臥床不起
□ 照護情形和是否使用分散身體壓力的寢具等日常生活環境
□ 造成臥床的基礎疾病、狀態，是否使用具鎮靜效果的藥物　　□ 治療史

原因＆病型

❶原因

　　根據日本褥瘡學會的定義：「施壓於身體的外力導致骨骼與皮膚表層間的軟組織血流不順暢或中斷，這種狀況持續一段時間後，組織因缺血性壞死而形成褥瘡。」由此可知，診斷時必須釐清是否有直接原因的「持續性外力」。

　　然而有些褥瘡患者患有失智症，或者發病後未立即就醫，再加上照護者多半有留意預防褥瘡，所以要釐清真正發病原因和發病時間並不容易。

　　首先，根據基礎疾病的特性問診。假設病患保有行動能力，像是行走或翻身等，仔細詢問可能造成褥瘡的基礎疾病（行動能力低下的疾病或狀態），或者是否服用鎮靜類藥物。基礎疾病穩定的狀況下，仔細詢問居家護理情形（照護、療養環境、減壓措施等）（表1）。確實掌握長期褥瘡的治療經過。

　　可以根據褥瘡的發生部位和型態推測發病機轉（表1）。因此，檢查褥瘡傷口後也要仔細問診。

❷病型

　　褥瘡的分類方式有很多種，簡單介紹如下。

①Stage 分級

　　依褥瘡傷口深度分級，幾乎在傷口發生時就已經決定，進展過程中不會產生變化。

目，但診所若沒有配置螢光顯微鏡，可能需要委託外部檢驗機構，通常需要2～3天的檢驗時間。檢測敏感度70%，並沒有很高。

③血清學診斷

帶狀疱疹是病毒再活化引起的病變，根據抗體效價的診斷務必謹慎評估。換句話說，即使抗體效價為陽性，也僅能證明曾經有感染病史，不代表最近才感染。單憑1次的抗體效價測定難以證明是剛發生不久的感染。

④核酸擴增檢驗

針對VZV感染，從水疱內容物、皮膚或血液、唾液、脊髓液等採取檢體，再從檢體中提取DNA，然後透過PCR、real-time PCR法、RAMP法進行檢驗。檢測敏感度和特異度都很高。另一方面，real-time PCR法能將病毒DNA定量化，所以極具診斷價值。但施行檢測時需要能夠提取DNA的器具和設備，可能不適用於保險給付。

⑤免疫層析試紙分析法檢驗病毒抗原

使用VZV抗原檢測套組DermaQuick®VZV（MARUHO公司），短時間內即可檢驗出病毒抗原（圖4），但典型水痘或帶狀疱疹，透過問診和臨床表現即可做出診斷，不需要所有病例都進行抗原檢測。

圖4 DermaQuick®VZV 的原理

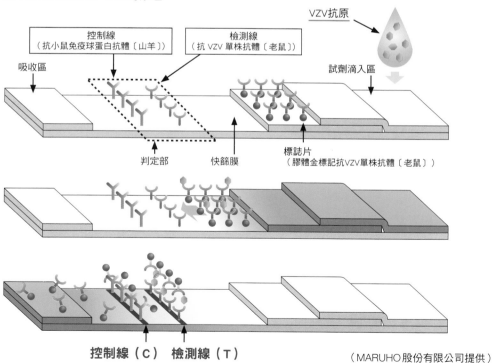

（MARUHO 股份有限公司提供）

鑑別診斷疾病

水痘	全身水疱四散，確認曾經感染過水痘。
單純疱疹	多為水疱數量少且疼痛輕微的輕症，但有時臨床上難以鑑別。
傳染性膿痂疹（P118）	水疱沒有中心臍窩。細菌培養結果為陽性。
螫刺症（P40、45）	丘疹和水疱呈散布狀，多有搔癢感。
接觸性皮膚炎	局部性紅斑、小水疱、因糜爛而強烈搔癢。紅斑界線分明。

治療＆生活衛教

- 基本治療方式為給予全身性抗疱疹病毒藥物（口服、點滴注射）。⇒處方箋①
- 依腎臟功能適當減少核酸類口服抗病毒藥物劑量（表2）。
- 即便是進行透析治療的患者也不需要減少Amenamevir藥物劑量。⇒處方箋②
- 疑似有眼部併發症、耳鼻部併發症或腦炎時，會同其他專科醫師共同進行治療。
- 給予全身性抗疱疹病毒藥物的話，不需要再使用抗疱疹病毒外用藥。但如果是為了保護皮膚，可以使用白色凡士林等外用藥物。
- 該疾病好發於高齡者，針對急性期的疼痛，建議使用乙醯胺酚。
- 急性期的疼痛導致晚上睡不著的話，建議前往疼痛專科尋求協助。
- 發病期間務必安靜休養。身體保暖、泡個熱水澡都有助於減輕疼痛。
- 避免接觸沒有感染過水痘或尚未接種疫苗的嬰幼兒。
- 50歲以上的成人，建議接種帶狀疱疹疫苗（表3）。

⇒處方箋①
Famciclovir 錠
6錠分3次服用；
Valaciclovir Hydrochloride 錠
6錠分3次服用，
每餐後口服

⇒處方箋②
Amenamevir 錠
2錠分1次服用，
早餐後服用

表2 使用於腎功能障礙帶狀疱疹病患的抗疱疹病毒藥物劑量

CCr（mℓ／分）	Aciclovir 錠	Aciclovir 注射液	CCr（mℓ／分）	Valaciclovir Hydrochloride 錠	CCr（mℓ／分）	Famciclovir 錠	Amenamevir 錠
＞50	1次800mg，1天5次	每8小時給予5mg/kg	≧50	每8小時給予1,000mg	≧60	1次500mg，1天3次	
25～50	1次800mg，1天5次	每12小時給予5mg/kg	30～49	每12小時給予1,000mg	40～59	1次500mg，1天2次	
10～25	1次800mg，1天3次	每24小時給予5mg/kg	10～29	每24小時給予1,000mg	20～39	1次500mg，1天1次	無減量設定
＜10	1次800mg，1天2次	每24小時給予2.5mg/kg	＜10	每24小時給予500mg（※1）	＜20	1次250mg，1天1次（※2）	

※1 針對血液透析患者每24小時給予250mg（當天進行完血液透析後）。
※2 針對血液透析患者於透析後直接給予。下次進行透析之前不再追加給藥。
Vidarabine：若CCr＜10mℓ／分，使用量減少至75%（透析患者於透析後使用）。
Amenamevir錠：並未在需要透析治療的腎功能不全患者身上進行實驗研究。

表３２種帶狀疱疹疫苗

活性減毒疫苗	用法、用量：以本劑隨附的溶劑（日本藥局給予注射用水）0.7mℓ泡製，通常一次注射 0.5mℓ，為皮下注射劑。 預防效果：60歲以上51.3%[1]（n:38,546） 不良事件發生率：58.1%[1]（n:3,345） 作為兒童的定期接種水痘疫苗 免疫不全患者不適合接種
次單位疫苗	用法、用量：以全量專用溶解液泡製抗原製劑，通常50歲以上成人注射0.5mℓ，間隔2個 月再注射第2劑，共2劑。為肌肉注射劑。 預防效果：50歲以上97.2%[2]（n:15,411），70歲以上91.3%[3]（n:29,305） 不良事件發生率：局部不良事件發生率80.8%，全身性（注射部位除外）不良事件發生 率64.8%[2]（n:4,876） 疼痛等不良事件發生率高，也可能出現劇烈疼痛，施打疫苗之前務必向接種者詳細說明 免疫不全患者需謹慎接種

轉介至皮膚專科的時機

- 無法精準做出診斷時。
- 出現散布性疱疹時。
- 有基礎疾病、併發症，需要住院治療時。

引用文獻

1) Oxman MN, Levin MJ, Johnson GR, et al: A vaccine to prevent herpes zoster and postherpetic neuralgia in older adults. N Engl J Med 2005; 352: 2271-84.

2) Lal H, Cunningham AL, Godeaux O, et al: Efficacy of an adjuvanted herpes zoster subunit vaccine in older adults. N Engl J Med 2015; 372: 2087-96.

3) Cunningham AL, Lal H, Kovac M, et al: Efficacy of the herpes zoster subunit vaccine in adults 70 years of age or older. N Engl J Med 2016; 375: 1019-32.

尋常性痤瘡（青春痘）

明和醫院皮膚科‧青春痘中心　黑川一郎、北佳奈子

疾病概要

●青春痘在醫學上稱為尋常性痤瘡。
●青春痘始於青春期，是一種慢性毛囊皮脂腺炎，多發生在臉部、前胸和背部。
●青春痘的初期是形成粉刺。
●在急性發炎期（丘疹、膿疱），主要的治療目標是炎症性皮疹，主要治療藥物為過氧化苯（BPO）製劑、口服或外用抗菌藥物。
●維持期的治療目標為粉刺，主要治療藥物為 Adapalene、BPO。

問診中應確認事項

□發病時期：多發生在青春期，少見隨季節更迭而惡化的情形
□發病部位：臉部、前胸和上背部，一般沒有自覺症狀
□青春期的青春痘好發於前額、鼻子皮脂分泌旺盛區域，也就是Ｔ字部位，多以粉刺方式表現
□另一方面，成人型青春痘多發生在下顎的Ｕ字部位，以炎症性皮疹方式表現

原因＆病型

１臨床症狀

　　粉刺的存在是診斷青春痘的重要指標。青春痘的前身是微粉刺，但一般肉眼看不見微粉刺。我們實際看得到的臨床症狀是白頭粉刺（白色青春痘，圖１）或黑頭粉刺（黑色青春痘，圖２）。

　　粉刺是角質、皮脂、細菌阻塞毛孔的狀態。隨著發炎演變成紅色丘疹（紅色青春痘，圖３）。也可能進一步演變成膿疱（黃色青春痘，圖３）。部分毛囊擴張後發展成囊腫、結節。當炎症性皮疹的發炎情況消退後，變成褐色丘疹（圖４）[1]並產生色素沉著，部分則會形成萎縮性疤痕（圖５）、增生性疤痕（圖６）。

　　這樣一連串過程稱為尋常性痤瘡，一般都沒有自覺症狀。

圖1 白頭粉刺（白色青春痘）

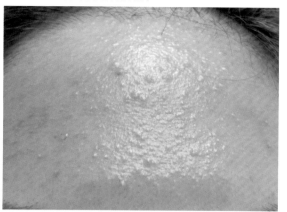

圖2 黑頭粉刺（黑色青春痘）

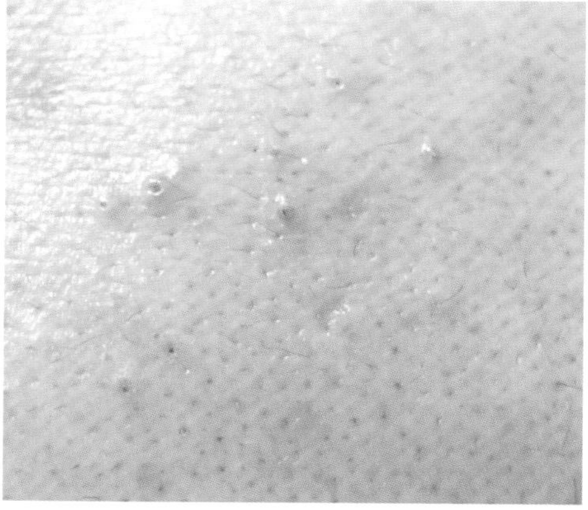

圖3 紅色丘疹（紅色青春痘）、
膿疱（黃色青春痘）
➡：膿疱（黃色青春痘）

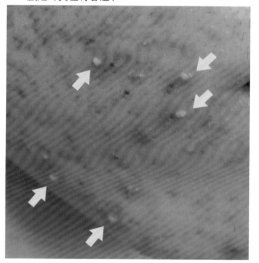

圖4 發炎後丘疹、發炎後色素沉著

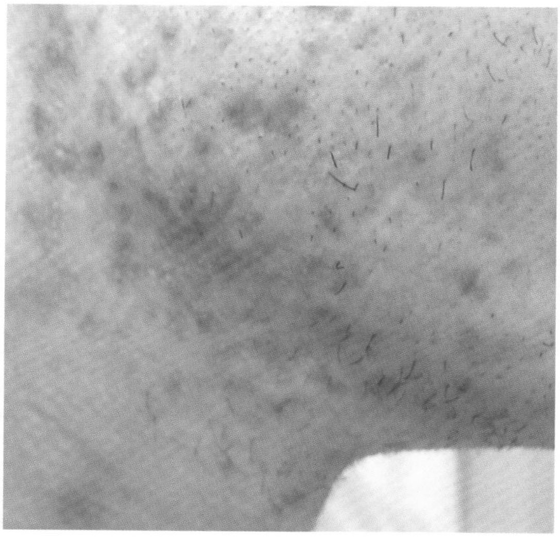

圖5 萎縮性疤痕

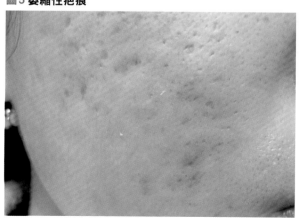

圖6 增生性疤痕

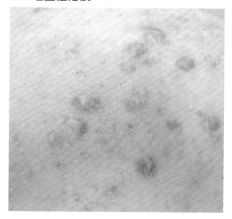

②原因

1. 皮脂分泌旺盛
2. 內分泌因素（雄激素）
3. 毛囊漏斗部角化異常
4. 造成青春痘的細菌增生與發炎

　　一般認為上面4個因素至關重要，尤其皮脂中的過氧化脂質更是與角化、發炎息息相關。內分泌因素中雄激素尤其重要。女性的話，雄激素由腎上腺和卵巢代謝轉化而來。

　　雄激素作用於皮脂腺的受體，促使皮脂分泌旺盛。毛囊漏斗部的角化和IL-α、絲聚蛋白前驅物、角蛋白過度增生有密不可分的關係。另一方面，基於粉刺開關（comedone switch）[*1]的概念，青春痘可能是因為位於漏斗部、皮脂腺開口部、毛囊外毛根鞘的幹細胞過度向皮脂導管或漏斗部分化而造成。

　　關於造成青春痘的細菌，根據近年來的研究顯示，最大問題並非細菌增生，而是這些細菌不再多樣化，導致微生物菌相失衡而引起青春痘。至於發炎，則與各種細胞激素有關。

> ＊1：毛囊皮脂腺導管的上皮細胞異常分化。

鑑別診斷疾病

聚合性痤瘡	多出現在前胸、背部、頸部、肩胛部。形成囊腫、結節、增生性疤痕。普遍頑固難以治癒。
毛囊炎	同毛囊位置長出紅色丘疹、膿疱。伴有輕微疼痛，沒有粉刺。
酒糟（P80）（丘疹膿疱型：II度）	臉部可見丘疹、膿疱，類似尋常性痤瘡，但沒有粉刺。另外，通常伴隨發紅、灼熱、刺痛感，溫度差異和外在刺激容易導致症狀惡化。伴有微血管擴張現象。
酒糟性皮膚炎（P80）	臨床表現類似酒糟肌，曾經使用外用類固醇藥物。
類固醇痤瘡	曾經服用全身性類固醇藥物。多發生在前胸和背部。可見分布均勻的紅色丘疹、小膿疱。一般沒有粉刺。

治療＆生活衛教

治療

- 痤瘡分為急性發炎期和維持期。原則上，發病後3個月內稱為急性發炎期，發炎情況改善之後稱為維持期。
- 在急性發炎期主要針對炎症性皮疹的紅色丘疹（紅色青春痘）、膿疱（黃色青春痘）進行治療。根據治療指引[2]，應該優先處理的是盡快減少炎症性皮疹的數量。主要治療藥物為過氧化苯（BPO）製劑、外用或口服抗菌藥物。⇒處方箋①
- 維持期的主要治療對象則為粉刺。主要治療藥物為 Adapalene、BPO 製劑，首要之務是控制粉刺。⇒處方箋②

肌膚保養

- 洗臉：建議洗臉次數為1天2次。最重要的基本洗臉方式為動作輕柔，先將雙手洗乾淨，以溫水打溼整個臉部，勿將洗面乳直接抹在臉上搓洗，先在手掌搓揉起

⇒處方箋①
Duac Combination Gel 凝膠
1天1次（針對皮疹部位，於洗澡後塗抹於皮疹及其周圍）。外用藥物效果不彰時，**使用抗菌藥物（追加口服 Vibramycin）**

⇒處方箋②
Adapalene
1天1次
（洗澡後塗抹）

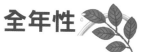

泡後再輕推於臉上清洗。沖洗時務必動作輕柔，並且毫無殘留地清洗乾淨。最後使用毛巾以輕壓方式擦乾，這也是非常重要的步驟之一。

●化妝：平常不化妝，必要時再化妝。使用不易誘發粉刺的化妝品。

●髮型：盡量不要留瀏海。

●生活衛教：規律均衡飲食，勿極端減重。若有可能造成青春痘惡化的飲食習慣（巧克力、堅果、蛋糕、高油脂食物等），請盡量避免攝取。

●指導患者不可自行擠壓痤瘡。

●避免紫外線照射，指導患者使用帽子或陽傘。天氣炎熱時，善用冷氣以保持適當溫度、溼度的環境。

轉介至皮膚專科的時機

●常規痤瘡治療方式的效果不佳時。

●因刺激性或過敏性接觸性皮膚炎等無法使用過氧化苯製劑、Adapalene 時→考慮採用化學換膚術、離子電泳法等自費治療[3]。

●患有聚合性痤瘡、化膿性汗腺炎等難治性痤瘡相關疾病時。

引用文獻

1 ）Nogita T, Nomura Y, Kurokawa l: Postinflammatory papule: A tentative new designation for acne vulgaris. Dermatol Ther (Heiderberg) 2021；11：1867-9.

2）林　伸和，赤松浩彦，岩月啓氏，ほか：尋常性痤瘡治療ガイドライン2017. 日皮会誌 2017；127：1261-302.

3）黒川一郎：ケミカルピーリング，イオン導入．Visual Dermatology 2021；20：168-9.

口罩皮膚炎

第一診所皮膚科・過敏科 **杉浦真理子、杉浦啟二**

疾病概要

- ●近年來因口罩皮膚炎來看診的患者日趨增加，已經是一種必須採取因應對策的疾病。
- ●治療與採取對策依使用的口罩類型、使用時間長短、職業、年齡、有無皮膚疾病、病型而有所不同。

問診中應確認事項

- □發病時期（佩戴口罩和症狀出現的相關性）
- □發病部位（是否和口罩佩戴部位一致）
- □發病時間（佩戴口罩時、佩戴後的症狀變化）
- □症狀（紅斑、丘疹、脫屑、乾燥、膨疹、搔癢）
- □使用的口罩材質（含耳繩部位，如不織布、棉布、聚氨酯、尼龍、橡膠等）
- □使用的口罩類型（N95、外科口罩、手作口罩等）
- □佩戴口罩的時間長短
- □症狀是否因口罩類型而有所改變
- □有無皮膚疾病（異位性皮膚炎、尋常性痤瘡、脂漏性皮膚炎、尋常性乾癬、壓迫性蕁麻疹、乳膠過敏等）
- □職業（醫療從業人員、照護人員、理髮師、美髮美容師、餐飲業、服務業等）

原因&病型

❶口罩材質引起的接觸性皮膚炎（圖1、2）

口罩材質多樣化，包含不織布、棉布、聚氨酯、尼龍等。

不織布具纖維網狀結構，原料除了尼龍、壓克力樹脂、聚酯纖維等化學纖維，也包含棉、羊毛、絲綢等天然材料。沒有透過傳統的編織方式，而是以加熱、機械、化學等技術將纖維定型成布狀。不織布口罩是指由外層不織布、內層不織布和中間具過濾功能的不織布所構成的口罩，藉由數種原料的組合來調整厚度與口罩內的空間大小。

製作布口罩的原料也非常多樣化，像是棉、絲綢、聚酯纖維等。

耳繩部分使用合成樹脂或橡膠。口罩長時間接觸皮膚，再加上流汗、悶熱、摩擦，進而引發刺激性接觸性皮膚炎或過敏性接觸性皮膚炎。主要症狀為伴有搔癢感的紅斑。

2 流汗及悶熱引起皮膚問題（圖3）

　　長時間佩戴口罩使皮膚一直處於密閉狀態，呼吸產生的熱氣和溼氣，以及汗水讓口罩內的密閉空間變得十分悶熱。根據資生堂的研究報告顯示，皮膚溫度從30度C上升至34度C時，皮脂分泌量增加2倍[1]。佩戴口罩的皮膚區域因溫度上升而分泌過多皮脂，可能因此引起尋常性痤瘡、脂漏性皮膚炎，或者造成症狀惡化。

3 摩擦引起皮膚問題（圖4、5）

　　口罩摩擦皮膚的部位因口罩形狀和大小而有所不同。摩擦刺激使皮膚形成紅斑和產生刺痛感。另一方面，摩擦也可能使尋常性乾癬的症狀惡化。

圖1 接觸性皮膚炎：病例1（藍色線為口罩輪廓）

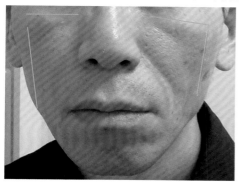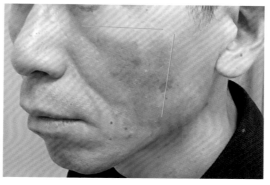

圖2 接觸性皮膚炎：病例2（藍色線為口罩輪廓）

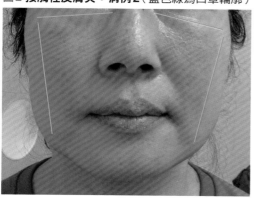

圖3 引起尋常性痤瘡（紅色箭頭）**和脂漏性皮膚炎**（藍色箭頭），**或者造成症狀惡化**

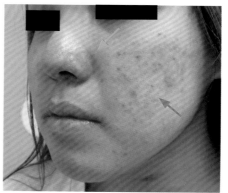

圖4 摩擦引起皮膚問題

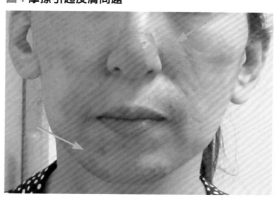

圖5 尋常性乾癬惡化

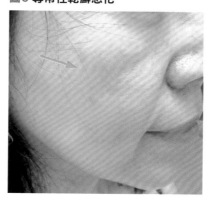

④壓迫性蕁麻疹

佩戴N95口罩時，在耳繩的壓迫部位可見膨疹症狀。

⑤接觸性蕁麻疹

耳繩的材質包含合成樹脂、橡膠等。接觸乳膠材質又流汗的話，必須注意可能引發乳膠過敏症。

應該進行的檢查項目

①斑貼測試

疑似過敏性接觸性皮膚炎時，進行口罩的斑貼測試。同時使用斑貼器®（S）（佐藤製藥）進行檢測，可以透過橡膠所含的化學物質（硫化促進劑），或是防腐劑引起的過敏反應來鎖定致病原因[3]。

②點刺測試

疑似接觸性蕁麻疹或乳膠過敏症時，進行點刺測試。

治療&生活衛教

皮膚保養
- 為了預防佩戴口罩引起皮膚問題，務必確實做好保溼，並且維持皮膚屏障功能。針對皮脂分泌旺盛的皮膚，使用不易誘發粉刺的乳液。針對嘴唇，使用凡士林或護唇膏加以保護[4]。
  另外，一整天必須佩戴口罩時，建議每隔數小時擦拭汗水，情況允許的話，建議稍微洗個臉。

外用類固醇藥物
- 針對溼疹症狀，給予外用類固醇藥物。⇒處方箋①症狀有所改善後，停止使用外用類固醇藥物，或者改用其他不含類固醇的外用藥物，並且慢慢將重點擺在皮膚保養上。

⇒處方箋①
Clobetasone Butyrate軟膏
1天塗抹2次

抗組織胺口服藥物
- 針對搔癢症狀，口服抗組織胺藥物。⇒處方箋②

⇒處方箋②
Desloratadine錠
1錠，1天口服1次

原有疾病的治療
- 佩戴口罩致使原有疾病惡化時，針對原有疾病進行治療。

口罩選用方法
- 選擇適合臉部大小的口罩尺寸，避免過度摩擦。依據佩戴口罩的環境選用合適的材質，避免刺激與悶熱。在口罩與皮膚之間墊一塊紗布，一旦口罩因汗水、悶熱而潮溼時，務必更換新的口罩。

轉介至皮膚專科的時機

●症狀反覆惡化，為了鎖定惡化因子，需要進行斑貼測試或點刺測試時。

引用文獻

1) 資生堂 dprogramホームページ（https://www.shiseido.co.jp/dp/mask_lp/）
2) Bothra A, Das S, Singh M, et al: Retroauricular dermatitis with vehement use of ear loop face masks during COVID-19 pandemic. J Eur Acad Dermatol Venereol 2020; 34: e549-52.
3) Ito A, Suzuki K, Matsunaga K, et al: Patch testing with the Japanese baseline series 2015: A 4-year experience. Contact Dermatitis 2022; 86: 189-95.
4) 野村有子：コロナ対策（マスクおよびアルコール消毒液，防護服など）による皮膚障害. 臨皮 2021；75：10-7.

成人食物過敏

昭和大學醫學部皮膚科學講座　豬又直子

疾病概要

● 成人食物過敏主要分為3種臨床類型，蕁麻疹或全身型過敏反應等立即性症狀、食物依賴型運動誘發過敏反應，以及花粉－食物過敏症候群[1]。

● 經皮致敏引發的食物過敏，可能因職業、美容相關、動物刺傷、飼養動物等因素而誘發。

● 因IgE媒介引起的食物過敏多半在進食後2小時內發病，但也有例外，像是野生動物肉品或海獸胃線蟲等引起的遲發性全身型過敏反應（delayed anaphylaxis），或者納豆引起的延遲發作性全身型過敏反應（late-onset anaphylaxis）[3]。

問診中應確認事項

□ 除了誘發皮膚症狀的型態，詢問呼吸器官症狀或意識障礙等其他臟器的症狀
□ 近期吃了哪些食物
□ 運動或口服非類固醇消炎藥（NSAIDs：感冒藥或退燒止痛藥等）等次要因素
□ 有無花粉熱
□ 職業：醫療從業人員、廚師等餐飲業工作人員、食品加工業人員、漁夫等
□ 是否飼養寵物（狗、貓、小鳥等），或者曾經被蜱蟲螫咬
□ 興趣：衝浪、爬山等

原因 & 病型

1 食物依賴型運動誘發過敏反應（FDEIA）（圖1）

　　單純攝取食物並不會誘發症狀，但加上進食後的運動、疲勞、服用NSAIDs等次要因素，才會進一步誘發食物過敏。根據食物的攝取量和次要因素的發生時機，可能於進食後4小時以上才出現症狀。致敏食物多為小麥（60%），其次是蝦子、螃蟹、水果等，種類非常多樣化[4]。好發年齡為青春期至青壯年期，尤其是高強度運動量大的國高中生。

　　近年來水果引起FDEIA的致病抗原吉貝素調節蛋白*[1]備受關注[5]。已確定水蜜桃含致敏原 Pru p 7，梅子含 Pru m 7，柳橙含 Cit s 7等，彼此會互相產生交叉反應。常見臨床表現為臉部，尤其是眼瞼部位腫脹、喉嚨緊縮（圖2）[5-7]。

*1：
gibberellin－
regulated
protein，GRP

圖1 小麥引起FDEIA（自身經手案例）

誤食小麥導致全身大範圍泛紅，小至紅豆，大至拳頭的膨疹散布全身，並且有融合情形。致敏原為omega-5麥醇溶蛋白（Tri a 19）。

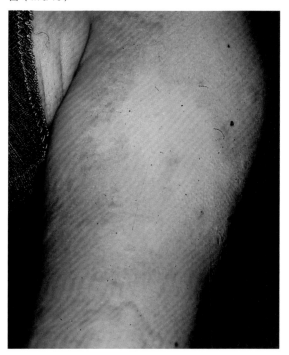

圖2 水蜜桃引起FDEIA（自身經手案例）

進行組合式誘發試驗（口服阿斯匹林0.5g後，進食½顆水蜜桃），誘發眼瞼腫脹、咽頭不適、全臉腫脹、頸部發紅、流鼻水。致敏原為水蜜桃所含的吉貝素調節蛋白（Pru p 7）。

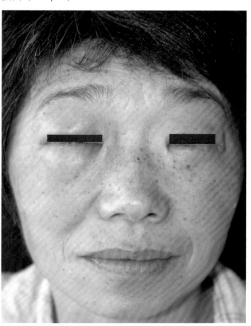

2 花粉－食物過敏症候群（PFAS）（圖3）

　　花粉致敏是導火線，又因為花粉和水果之間產生交叉反應而誘發水果過敏症。引起PFAS的是水果、蔬菜、豆類、香料類等植物性食品。最具代表的案例為先對樺木科植物花粉過敏，再進一步食用蘋果、水蜜桃等薔薇科水果而發病的薔薇科水果過敏症（表1）[8]。

圖3 水蜜桃引起PFAS（自身經手案例）

進行含於口中的試驗，誘發舌頭搔癢和腫脹。

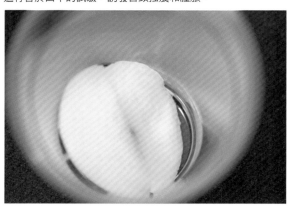
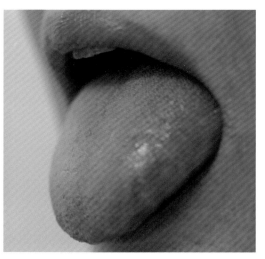

表1 花粉和乳膠產生交叉反應的植物性食品

花粉紛飛季節	花粉		可能產生交叉反應的植物性食品
春	山毛欅目 樺木科 樺木屬 檀木屬	白樺 日本檀木 旅順檀木	薔薇科 — 蘋果、水蜜桃、櫻桃、草莓、梨子、梅子、枇杷、杏仁
			獼猴桃科 — 奇異果
			繖形科 — 紅蘿蔔、芹菜、茴香、孜然、芫荽
			茄科 — 番茄、馬鈴薯
			胡桃科 — 胡桃
			其他 — 豆科：大豆（豆漿）、豆芽菜 花生、榛果、巴西堅果、椰子
	裸子植物	日本柳杉 檜木	茄科 — 番茄
夏	禾本科	鴨茅 梯牧草 草料	葫蘆科 — 哈密瓜、西瓜
			茄科 — 番茄、馬鈴薯
			其他 — 香蕉、柳橙、芹菜
秋	菊科 豬草屬	豬草	葫蘆科 — 哈密瓜、西瓜、櫛瓜、小黃瓜
			芭蕉科 — 香蕉
	菊科 蒿屬	日本艾蒿	繖形科 — 芹菜、孜然、茴香、芫荽等辛香料、紅蘿蔔
			其他 — 奇異果、花生
橡膠樹屬	乳膠		香蕉、栗子、酪梨、奇異果

（轉載改編自文獻8與豬又直子：J Environ Dermatol Cutan Allergol 2006）

一般而言，攝取原因食物後立即出現主要的口腔咽頭症狀，會於數小時內消退。但大約10％病例會出現口腔咽頭以外的症狀，約1～2％可能進展至全身型過敏反應[9、10]。PFAS主要過敏原為掌管病原相關蛋白PR-10和細胞骨架的前纖維蛋白，針對來自大豆PR-10的Gly m 4的特異性抗體檢查（ImmunoCAP®）目前已經納入保險給付項目。

3 乳膠－水果症候群（latex-fruit syndrome，LFS）

乳膠過敏症患者經口食用某些水果時會出現過敏症狀，這是因為水果所含某些成分和乳膠抗原產生交叉反應，這種情況稱為乳膠－水果症候群[1]。香蕉、酪梨、栗子、奇異果的誘發機率很高（**表1**），前三種誘發全身性症狀的風險非常高。針對該疾病的交叉反應抗原乳膠hevein（橡膠蛋白）Hev b 6.02進行特異性IgE抗體檢查（ImmunoCAP®）對診斷極有幫助。

4經皮致敏引起的食物過敏症（圖4）[11]

　　根據報告顯示，最近增加許多經皮致敏引起的食物過敏症，以下列出一些相關案例（**表2**）[2]供大家參考。除了職業、美容等因素，也包含被動物螫咬、飼養寵物而引起，種類非常多樣化。

圖4 蜂蜜護膚法引起經皮致敏的案例
透過蜂蜜經口誘發試驗，出現口腔咽部異樣感和眼瞼腫脹等症狀。

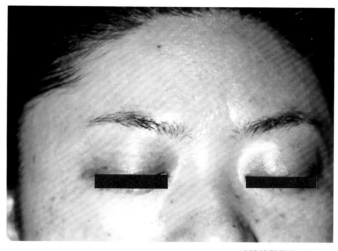

（轉載引用自文獻11）

表2 經皮致敏的相關食物過敏分類（案例）

類別	1. 異位性 皮膚炎 嬰幼兒	2. 職業相關	3. 美容相關	4. 動物或昆蟲 螫咬症相關	5. 飼養動物相關
好發年齡	嬰幼兒	成人	成人	成人	小兒～成人
主要 致敏途徑	經皮致敏	經皮致敏	經皮致敏	經皮致敏	經呼吸道 ＞經皮致敏
致敏抗原 誘發抗原	食品 ＝食品	食品 ＝食品	食品（成分） ＝食品	動物→ 與食品產生 交叉反應	動物→ 與食品產生交叉反應
案例	雞蛋和牛奶 過敏	廚師對魚類 過敏	水解小麥引起的 小麥過敏症 蜂蜜護膚引起的 蜂蜜過敏 含有膠原蛋白的 美容用品所引起 的膠原蛋白過敏	蜱蟲咬傷後 野生動物肉過敏 水母刺傷後 納豆過敏	Pork-Cat 症候群 Bird-Egg 症候群

（引用改編自文獻2）

應該進行的檢查項目

❶血液檢驗

用於進行特異性IgE抗體檢查的抗原包含疑似食品中含有複數抗原的過敏原，以及食品成分蛋白（allergen component）（**表3**）[3]。

根據抗原種類，過敏原的敏感度和特異度各有不同，可能出現偽陰性或偽陽性，近年來大多開始使用疾病特異性過敏原成分來測試。舉例來說，以小麥FDELA檢驗omega-5 gliadin、PFAS檢驗Gly m 4、LFS檢驗Hev b 6.02。另一方面，Gly m 4適合用於篩檢豆科，尤其是豆漿引起的全身型過敏反應，可作為有無PR-10致敏的參考依據。

表3 食物以外的抗原致敏後，因交叉反應誘發食物過敏

	主要原因食物	致敏來源	主要致敏途徑	交叉抗原	經口攝取至發病之間的時間
PFAS	水果、蔬菜、豆類	花粉	經呼吸道	PR-10 前纖維蛋白	立即
LFS	香蕉、酪梨、栗子等	乳膠	經呼吸道或經皮	Hev b 6.02	立即
α Gal 過敏	野生動物肉（牛肉、豬肉等）	蜱蟲	經皮	galactose α-1,3-galactose（α Gal）	遲發2～6小時
PGA 過敏	納豆	水母等刺絲胞動物	經皮	聚麩胺酸（poly-γ-glutamic acid，PGA）	遲發5～14小時
Pork－cat 症候群	野生動物肉（豬肉、牛肉等）	貓、狗等寵物類動物	經呼吸道	血清白蛋白貓 Fel d 2豬 Sus s 1	立即
Bird－egg 症候群	雞蛋（蛋黃＞蛋白）	經呼吸道或經皮	經呼吸道	血清白蛋白雞 Gal d 2	立即

PFAS：花粉－食物過敏症候群；LFS：乳膠－水果症候群；PGA：poly-γ-glutamic acid

（轉載改編自文獻3）

②點刺測試

點刺測試主要有2種方式，一為使用標準化的抗原檢測試劑（圖5），一為使用食品本身進行Prick-to-Prick Test[12]。

無法取得市售的抗原檢測試劑，或要診斷PFAS時，使用新鮮食品直接進行Prick-to-Prick Test，檢測結果有助於診斷（圖6）。這個方法為使用點刺針刺入食物後立即再刺入前臂屈側皮膚，並於15分鐘後進行判定。進行檢查之前，停用第一型組織胺接受器拮抗劑3天以上，停用Xolair（喜瑞樂）4週以上[13]。

圖5 點刺測試（使用抗原檢測試劑）

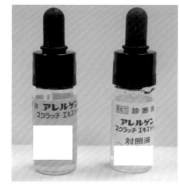
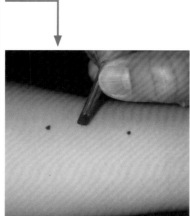
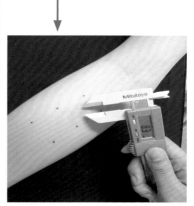

（轉載自文獻12）

**圖6 Prick-to-Prick Test
（使用非抗原檢測試劑）**

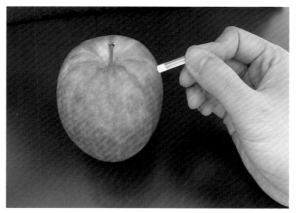

（轉載改編自文獻12）

❸誘發試驗

　　為了預防測試中誘發全身症狀，建議前往有專科醫師的醫療院所進行測試。針對FDEIA，進行食物和次要因素（運動或口服阿斯匹靈等）的組合式誘發試驗[4]。針對PFAS，口含新鮮抗原切片數分鐘後吐出來，進行「口含試驗」，或者將抗原接觸舌下後取出，進行觀察口腔症狀的「舌下投予試驗」等。

鑑別診斷疾病

膽鹼性蕁麻疹（P86）	無關飲食攝取，運動或入浴等刺激後，立即誘發點狀膨疹。
纖維素性唾液腺管炎	無關食品種類，進食後臉頰和下顎反覆出現腫脹現象即診斷為纖維素性唾液腺管炎。這是一種唾液腺管反覆發炎的疾病，主要特徵為腺管阻塞，從唾液腺管開口部排出白色繩索狀分泌物。

治療＆生活衛教

- 為了預防食物過敏再復發，原則上必須除去致敏食物，具體方式因臨床類型而有所不同[1]。而為了預防誤食，建議隨時準備口服抗組織胺藥物，針對有全身型過敏反應病史和高風險性病例，建議隨身攜帶腎上腺素注射筆。

FDEIA

- 本疾病的本質為食物過敏，所以只要確實避免攝取致敏食物，即可放心運動或服用NSAIDs。運動等次要因素，最好於攝取致敏食物的2小時後再進行，更謹慎一點的話，則是建議間隔4小時以上再運動[1、4]。

PFAS

- 引起PFAS的過敏原多半不耐熱，所以新鮮食材容易誘發過敏，而類似果醬等加工食品，因抗原已失去活性而多半沒有食用上的問題。

經皮致敏的情況

- 除了避免攝取致敏食物，也盡量不要讓皮膚接觸經皮致敏抗原。部分病例會因此獲得改善並緩解。

> **轉介至皮膚專科的時機**
> - 伴有呼吸困難或休克症狀的病例。
> - 找不出原因的情況下。
> - 需要皮膚測試等精密檢查的情況。
> - 有疑似原因，但檢查結果出現不一致的矛盾時。

引用文献

1) 日本小児アレルギー学会：食物アレルギー診療ガイドライン2021．協和企画，2021．https://minds.jcqhc.or.jp/docs/gl_pdf/G0001331/4/food_allergies.pdf．

2) 猪又直子：経皮感作とアレルギー　1．動物と経皮感作型食物アレルギー．日皮会誌 2021；131：491-7．

3) 猪又直子：II主要なアレルギー疾患の正しい診かた　15．食物アレルギー診療の実際（成人）．アレルギー診療必携ハンドブック，永田真 編，中外医学社，東京，2021．

4) 森田栄伸：特殊型食物アレルギーの診療の手引き，2015．

5) Inomata N: Gibberellin-regulated protein allergy: Clinical features and cross-reactivity. Allergol Int 2020; 69: 11-8.

6) Inomata N, Miyakawa M, Aihara M: High prevalence of sensitization to gibberellin-regulated protein (peamaclein) in fruit allergies with negative immunoglobulin E reactivity to Bet v 1 homologs and profilin: Clinical pattern, causative fruits and cofactor effect of gibberellin-regulated protein allergy. J Dermatol 2017; 44: 735-41.

7) Hotta A, Inomata N, Tanegashima T, et al: Case of food-dependent exercise-induced anaphylaxis due to peach with Pru p 7 sensitization. J Dermatol 2016; 43: 222-3.

8) 猪又直子：口腔アレルギー症候群．J Environ Dermatol Cutan Allergol 2010；4：125．

9) Mansoor DK, Sharma HP: Clinical presentations of food allergy. Pediatr Clin North Am 2011; 58: 315-26.

10) Sicherer SH, Sampson HA: Food allergy. J Allergy Clin Immunol 2010; 125(2 Suppl 2): S116-25.

11) Katayama M, Inomata N, Inagawa N, et al: A case of contact urticaria syndrome stage 3 after honey ingestion, induced by epicutaneous sensitization during skin care with honey. Contact Dermatitis 2016; 74: 189-91.

12) 猪又直子：増えている大人の消化管アレルギー 食物アレルギー　アレルギー検査．診断と治療 2021；109：907-12．

13) Noga O, Hanf G, Kunkel G: Immunological and clinical changes in allergic asthmatics following treatment with omalizumab. Int Arch Allergy Immunol 2003; 131: 46–52.

菊科植物引起的過敏性接觸性皮膚炎

藤田醫科大學BANTANE醫院綜合過敏科　**鈴木加余子**

疾病概要

● 因工作、園藝及花園等嗜好經常接觸菊科植物而發病。
● 空氣傳播接觸性皮膚炎導致沒有接觸的露出部位也可能出現皮膚炎。
● 透過斑貼測試結果確定診斷。

問診中應確認事項

☐ 工作中是否接觸菊科植物
☐ 是否因為嗜好而種植或觸摸菊科植物
☐ 從哪個部位開始出現皮膚症狀
☐ 皮疹部位是否感到搔癢

原因&病型

觸摸菊科植物的部位出現伴有搔癢症狀的紅斑、皮疹、小水疱（圖**1**）。研究報告顯示，菊科植物的致病抗原是倍半萜內酯類（sesquiterpene lactone）[1、2]。

圖1 實際病例

57歲男性。約10年前開始在殯葬中心從事必須接觸菊花的工作。於6年前開始出現皮膚炎現象，曾經因為臉部腫脹而無法工作。

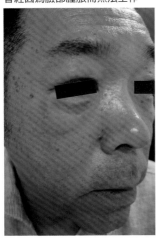
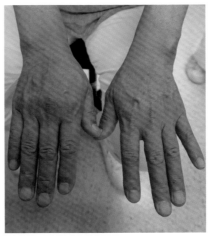
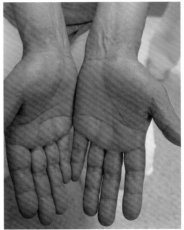

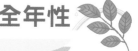

應該進行的檢查項目

❶斑貼測試

　　將患者帶來的菊科植物分成花瓣、葉、莖，各以直接或磨碎稀釋的水溶液（圖2）置於斑貼器上，然後貼在皮膚上，於閉塞條件下反應48小時，再根據國際接觸皮膚炎研究小組的基準進行判定。如果能夠順利取得，國外[1]銷售的菊科植物致病抗原倍半萜內酯類0.1％pet和小白菊內酯（Parthenolide）0.1％pet斑貼器有助於疾病診斷。

> ＊1：Smartpractice Canada：https://www.smartpracticecanada.com/；Chemotechnique MB Diagnostics AB：https://smartpracticecanada.com/；Chemotechnique MB Diagnostics AB：https://www.chemotechnique.se

圖2 斑貼測試

將患者帶來的菊科植物分成花、葉、莖，各自磨碎並以水稀釋，黏貼於皮膚上。
同時黏貼致病抗原的斑貼試劑，更有助於做出精準的診斷。

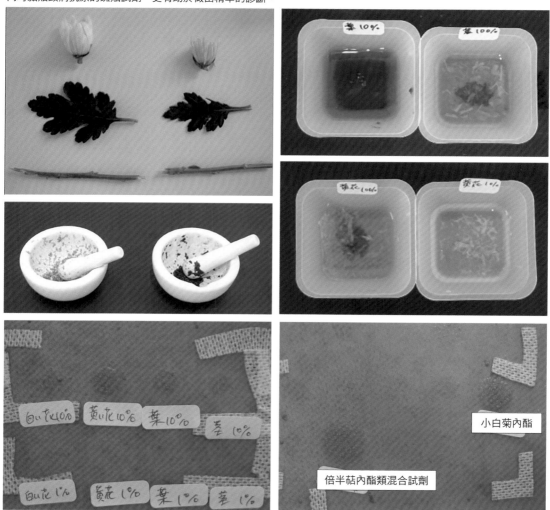

倍半萜內酯類混合試劑：Alantolactone 0.033％、Costunolide 0.33％、Dehydrocostus lactone 0.033％
小白菊內酯：夏白菊的葉子主要成分

鑑別診斷疾病

蜂窩性組織炎	臉部和手有腫脹情況時，需要與蜂窩性組織炎進行鑑別診斷，血液檢查出有發炎反應或有無搔癢症狀等有利於鑑別診斷。
單純疱疹、帶狀疱疹（P238）	產生小水疱的情況時，需要與疱疹病毒感染症進行鑑別診斷，皮疹的分布方式有助於鑑別診斷。而難以區別是單純疱疹或本疾病時，使用單純疱疹抗原檢測器（PRIMECHECK®HSV，Alfresa Pharma股份有限公司）進行判斷。
光敏感症（P14）	菊科植物引起空氣傳播接觸性皮膚炎時，露出部位形成皮膚炎這一點和光敏感症很相似，但空氣傳播接觸性皮膚炎可根據上眼瞼、耳後部、頦下部位形成皮膚炎進行區別。
其他製品或植物引起的過敏性接觸性皮膚炎	判斷為接觸性皮膚炎時，所有日常生活用品、植物、化學物質都可能是致病原因，需要加以鑑別。重要的是仔細問診與視診，不要疏忽植物引起的接觸性皮膚炎，並且藉由斑貼測試結果做出最終診斷。

治療&生活衛教

- 移除菊科植物，或者戴手套作業，盡量避免徒手接觸。使用外用類固醇藥物治療皮膚炎。⇒處方箋①
- 因工作性質關係必須接觸菊科植物，難以除去致病原因而導致病症難以根治時，雖有報告顯示可以採用攝取少量食用菊花的口服免疫治療[3、4]，然而實際上這個方法與療效尚未確立。
- 近來也有報告指出因接觸黏著劑成分丙烯酸異冰片酯（Isobornyl Acrylate）而引起接觸性過敏的患者，倍半萜內酯類檢測會呈陽性反應[5]。叮嚀患者也要多加留意丙烯酸樹脂（acrylic resin）。

⇒處方箋①
臉部塗抹
Prednisolone Valerate Acetate軟膏；
手部塗抹
Betamethasone Butyrate Propionate 軟膏

▶ 轉介至皮膚專科的時機 ▶

- 使用外用類固醇藥物治療導致皮膚炎反覆好轉又惡化時。
- 疑似工作性質導致皮膚炎時。
- 疑似其他類型的接觸性皮膚炎時。

引用文獻

1) DeKoven J, Houler MC: Asteraceae/Compositae family. Fisher's Contact Dermatitis 7th. Contact Dermatitis Institude. 2019, p572-79.
2) Lovell C, Paulsen E, et al: Asteraceae(Compositae). Contact Dermatitis 6th. 2021, p.948-52.
3) 久松　晃，寺木祐一，塩原哲夫：光線過敏を伴った菊皮膚炎の1例-経口トレランスによる治療の試み．臨床皮膚科 1995；49：979-82.
4) An N, Pourzal S, Luccioli S, et al: Effects of diet on skin sensitization by nickel, poisonivy, and sesquiterpene lactones. Food Chem Toxicol 2020; 137: 111137.
5) Herman A, Mowitz M, Aerts O, et al: Unexpected positive patch test reactions to sesquiterpene lactones in patients sensitized to the glucose sensor FreeStyle Libre. Contact Dermatitis 2019; 81: 354-67.

保健食品引起的皮膚炎

HARADA 皮膚科診所　**原田晉**

疾病概要

● 多數人認為保健食品不太會產生副作用，然而實際上的確有人對保健食品產生過敏反應。

● 在這個單元裡介紹蜂王漿及大豆蛋白飲誘發立即性過敏反應的病例供大家參考，不過久保田[1]、阿部等人[2]也提出過一些遲發性過敏反應的病例，這就表示保健食品引起的皮膚炎存在各式各樣的病型。

問診中應確認事項

□ 開始服用保健食品後，大概經過多久時間才出現皮膚症狀

□ 服用保健食品後，經過多久時間發現皮膚症狀

　　基於上述訊息，判斷皮膚症狀和服用保健食品是否有關聯性。

原因 & 病型

❶蜂王漿引起立即性過敏反應的病例[3]

　　28歲女性。僅試吃一口蜂王漿，頸部立即泛紅並出現搔癢、身體不適、腹痛、腹瀉等症狀。患者不記得過去是否吃過蜂王漿。

　　在點刺測試中，對實際飲用的蜂王漿、魁蒿、菊花（3+）呈陽性反應（圖1）。雖然對魁蒿的特異性IgE抗體呈陰性反應，但基於①初次攝取蜂王漿而發現症狀；②過去曾經發生和魁蒿產生交叉反應而引起蜂王漿過敏[4]，因此疑似本病例也是和魁蒿產生交叉反應而發病。

圖1蜂王漿過敏病例
點刺測試結果
實際飲用的蜂王漿、魁蒿、菊花（3+）
呈陽性結果。

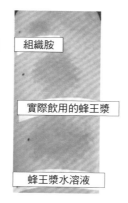
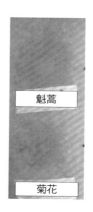

組織胺

實際飲用的蜂王漿

蜂王漿水溶液

魁蒿

菊花

②大豆蛋白飲誘發立即性過敏反應的病例[5]

35歲男性，第一次飲用大豆蛋白飲後立即發生呼吸困難現象，緊急被救護車送往醫院。

在點刺測試中，除了實際飲用的大豆蛋白飲，還對多種大豆製品呈現陽性反應（圖2）。特異性IgE抗體檢測中，日本橙木、白樺呈class 4陽性，Gly m 4（class 2大豆過敏原成分蛋白）呈class 3陽性，而即便是ELISA測試中，也對Gly m 4呈陽性反應（圖3）。

基於上述結果，本病例為日本橙木和白樺交叉反應，進而對Gly m 4產生過敏現象，因此診斷為飲用大豆蛋白飲誘發全身型過敏反應的class 2大豆過敏症。

圖2 大豆蛋白飲誘發過敏反應的病例：點刺測試結果
除了實際飲用的大豆蛋白飲，還對多種大豆製品呈現陽性反應。

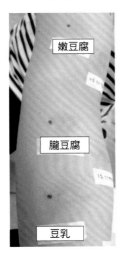
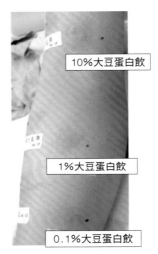
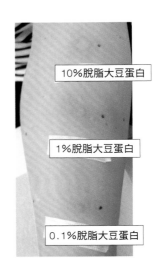

圖3 大豆蛋白飲誘發過敏反應的病例：ELISA測試結果
在ELISA測試中可見對Gly m 4產生顯著陽性結果。

（委託近畿大學農學部應用生命化學科森山達哉教授進行測試）

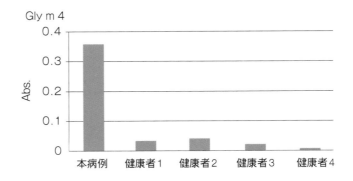

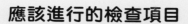

V

應該進行的檢查項目

　　根據問診結果疑似立即性過敏反應時，應針對該保健食品及其成分，以及可能產生交叉反應的過敏原進行點刺測試和特異性IgE檢查。另外，懷疑是遲發性過敏反應的情況下，針對該保健食品及其成分進行斑貼測試。

　　如果能夠合併進行淋巴球刺激試驗、免疫墨點法（Immunoblot）、ELISA等體外檢查法（in vitro），將有助於做出更精準的診斷。

治療＆生活衛教

　　確定診斷為保健食品引起過敏反應而造成皮膚炎時，應指導患者避免服用該保健食品，以及可能引起交叉反應的食物。

轉介至皮膚專科的時機

●為了鎖定過敏原因而必須進行檢查時。

引用文獻

1) 久保田由美子：健康食品・サプリメントによる皮膚障害の4例．アレルギー 2013；62：463．
2) 阿部日奈子，正木克宜，水野泰昭，ほか：ナイアシンサプリメント摂取後の数日間にわたり断続的に全身性紅斑が出現した1例．アレルギー 2022；71：64-5．
3) 原田　晋，森山達哉，田中　昭：初回摂取時に症状が発現したローヤルゼリーアレルギーの2例．アレルギー 2011；60：708-13．
4) Lombardi C, Senna GE, Gatti B, et al：Allergic reactions to honey and royal jelly and their relationship with sensitization to compositae. Allergol Immunopathol 1998；26：288-90．
5) 原田　晋，森山達哉，田中　裕：大豆プロテイン飲料摂取後にアナフィラキシー症状を発症したクラス2大豆アレルギーの男性例．皮膚臨床 2018；60：1969-74．

皮膚系心身症

若松町身心・皮膚科診所　**檜垣祐子**

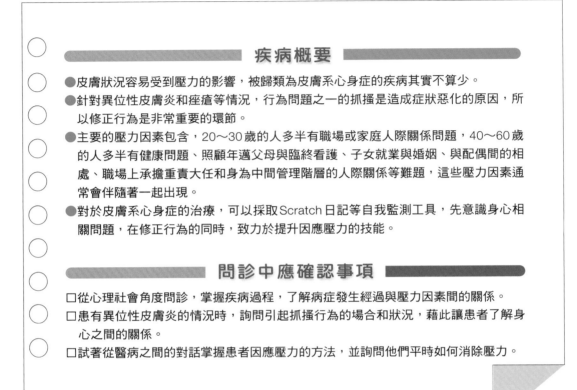

疾病概要

- 皮膚狀況容易受到壓力的影響，被歸類為皮膚系心身症的疾病其實不算少。
- 針對異位性皮膚炎和痤瘡等情況，行為問題之一的抓搔是造成症狀惡化的原因，所以修正行為是非常重要的環節。
- 主要的壓力因素包含，20～30歲的人多半有職場或家庭人際關係問題，40～60歲的人多半有健康問題、照顧年邁父母與臨終看護、子女就業與婚姻、與配偶間的相處、職場上承擔重責大任和身為中間管理階層的人際關係等難題，這些壓力因素通常會伴隨著一起出現。
- 對於皮膚系心身症的治療，可以採取Scratch日記等自我監測工具，先意識身心相關問題，在修正行為的同時，致力於提升因應壓力的技能。

問診中應確認事項

- ☐ 從心理社會角度問診，掌握疾病過程，了解病症發生經過與壓力因素間的關係。
- ☐ 患有異位性皮膚炎的情況時，詢問引起抓搔行為的場合和狀況，藉此讓患者了解身心之間的關係。
- ☐ 試著從醫病之間的對話掌握患者因應壓力的方法，並詢問他們平時如何消除壓力。

原因＆病型（疾患概念）

■何謂皮膚系心身症

　　心身症是指發病、病程與心理社會因素，尤其是壓力有密切關係，而且會造成器質性或功能性障礙的疾病。皮膚狀況容易受到心理社會因素的影響，所以被歸類為皮膚系心身症的疾病並不少（**表1**）。

　　其中最具代表性的異位性皮膚炎，是一種深受壓力影響的皮膚疾病，所以被歸類為狹義的皮膚系心身症。相對於此，廣義的皮膚系心身症包含皮膚寄生蟲妄想症等，精神疾病的症狀會表現在皮膚上。皮膚科診所首先要治療的疾病，應該是狹義的皮膚系心身症。

❷壓力因素

與皮膚系心身症有關的主要壓力因素依患者年齡層的不同而各具特徵,但多半是一些極為一般性的問題(圖1)。

20～30歲左右的患者中,除了職場人際關係和工作量負荷等職業相關問題之外,還有夫婦和家人之間關係不融洽、母親過度干涉等家庭問題。這種種壓力主要源自於人際關係。在40～60歲左右的患者中,首要壓力來源則是自身的健康問題,體力衰退、患有嚴重疾病等。除此之外,還有照顧年邁父母與臨終看護、子女就業與婚姻相關問題、與配偶之間的相處、職場上承擔重責大任和各種人際關係等難題,而這些問題通常會伴隨著一起出現。

需要注意的是並非有壓力就是心身症,而是患者本身意識到壓力問題與皮膚疾病的發生及經過有密切關係時,才能診斷為皮膚系心身症。

❸壓力反應

壓力因素作用下,任何人都可能產生一些共通反應。首先是每個人「看待事物的方法」(稱為心理過濾),以及據此產生的壓力反應。壓力反應包含身體反應、心理反應、行為反應,各自以身體症狀、情緒情感、行為舉止表現(圖2)。

異位性皮膚炎或青春痘等情況受到壓力因素的影響時,偶爾會引起行為問題的抓搔擠壓動作,進而造成症狀惡化,所以修正行為的治療占有一席重要地位。

表1 皮膚系心身症的分類

	疾病	行為問題
精神疾病的症狀 出現在皮膚上	精神官能性表皮剝脫 人為皮膚炎 拔毛症 皮膚寄生蟲妄想症	抓破行為 自殘 拔毛
與心理因素 有關的皮膚疾病 (狹義的皮膚系心身症)	異位性皮膚炎 慢性溼疹 青春痘 圓禿 慢性蕁麻疹 癢疹 搔癢症 乾癬 多汗症 天皰瘡	抓破行為 抓破行為 抓破行為 抓破行為 抓破行為

圖1 與皮膚系心身症有關的壓力因素

20～30歲左右:職場人際關係、工作量負荷、家庭內部問題。多數為人際關係問題。

40～60歲左右:健康問題、照顧及看護問題、子女就業和婚姻、與配偶間的相處、職場的重責大任和人際關係。這些因素多半會伴隨著一起出現。

⇒這些是非常一般性的問題,而不是皮膚疾病特有的問題。

❹抓破行為是造成惡化的因素

已知異位性皮膚炎患者面對壓力時會有不良行為反應，亦即抓破行為[1]。習慣性的反覆抓破行為易造成皮膚形成界線明顯的溼疹病變、指關節背側有色素沉著、指甲光亮（pearly nail）等獨具特徵的症狀（圖3）。另一方面，癢疹型的皮膚系心身症中，常見的抓破行為則為撕下痂皮的摳皮行為（picking）。仔細問診能夠了解除搔癢，而焦慮、焦躁不安等情緒不佳、緊張情緒告一段落也都是誘使抓破皮膚的原因。患者多半在不知不覺中一再重複抓破行為，而這也是造成症狀惡化的重要因素，因此透過之後介紹的Scratch日記等意識自己的抓破行為，將有助於減少這種行為並改善皮疹症狀。

成人青春痘患者中也常見頻繁觸摸、摩擦下巴等另一種類型的抓破行為，在這種情況下，使用Scratch日記也很有幫助（圖4）。

圖2 皮膚系心身症的組成與治療方法

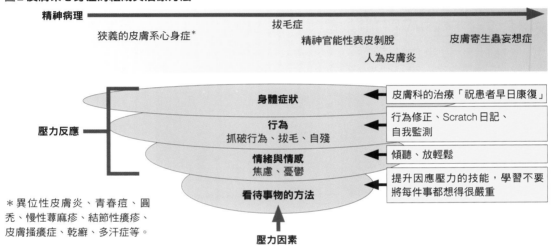

精神病理 ⟶

狹義的皮膚系心身症＊　　　　　　拔毛症　　　　　　　　　　皮膚寄生蟲妄想症
　　　　　　　　　　　　　精神官能性表皮剝脫
　　　　　　　　　　　　　　　人為皮膚炎

壓力反應

身體症狀 ← 皮膚科的治療「祝患者早日康復」

行為 抓破行為、拔毛、自殘 ← 行為修正、Scratch日記、自我監測

情緒與情感 焦慮、憂鬱 ← 傾聽、放輕鬆

看待事物的方法 ← 提升因應壓力的技能，學習不要將每件事都想得很嚴重

＊異位性皮膚炎、青春痘、圓禿、慢性蕁麻疹、結節性癢疹、皮膚搔癢症、乾癬、多汗症等。

↑ 壓力因素

圖3 異位性皮膚炎的臨床症狀

a 抓破行為導致皮膚形成界線分明的溼疹病變。

b 反覆摳皮所形成的癢疹型皮疹。

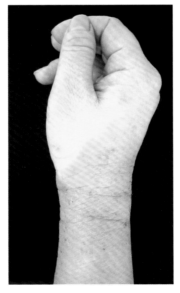

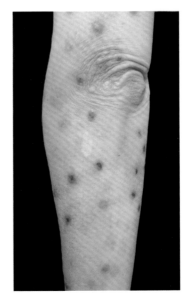

十劃

十一劃

十二劃

GAIRAI DE KANBETSU SHINDAN NI KOMATTARA KISETSU WO HINTO NI HIFU WO MIRU
by Akiko Yagami
Copyright © 2023 MEDICAL VIEW CO., LTD.
Originally published in Japan by MEDICAL VIEW CO., LTD.,
Chinese (in traditional character only) translation rights arranged with MEDICAL VIEW CO.,
LTD., through CREEK & RIVER Co., Ltd.

皮膚專科醫師彙整
依季節判斷皮膚疾患

出　　　　版／楓書坊文化出版社
地　　　　址／新北市板橋區信義路163巷3號10樓
郵 政 劃 撥／19907596　楓書坊文化出版社
網　　　　址／www.maplebook.com.tw
電　　　　話／02-2957-6096
傳　　　　真／02-2957-6435
編　　　　集／矢上晶子
翻　　　　譯／龔亭芬
責 任 編 輯／周季瑩
校　　　　對／黃穫容、邱凱蓉
內 文 排 版／楊亞容
港 澳 經 銷／泛華發行代理有限公司
定　　　　價／800元
出 版 日 期／2024年10月

國家圖書館出版品預行編目資料

皮膚專科醫師彙整：依季節判斷皮膚疾患 /
矢上晶子編集；龔亭芬譯. -- 初版. -- 新北市 :
楓書坊文化出版社, 2024.10　面；　公分

ISBN 978-986-377-999-5（平裝）

1. 皮膚科

415.7　　　　　　　　　　113010847